MONOGRAPHIE

sur

LA RAGE.

IMPRIMERIE DE MADAME HUZARD

(NÉE VALLAT LA CHAPELLE).

MONOGRAPHIE

SUR

LA RAGE.

Mémoire auquel le cercle médical de Paris décerna la première médaille d'or au concours proposé sur la rage par cette société, depuis 1813 jusqu'à 1817 ;

PAR A.-F.-C. DE SAINT-MARTIN,

DOCTEUR EN MÉDECINE DE LA FACULTÉ DE PARIS ; MEMBRE DU CERCLE MÉDICAL.

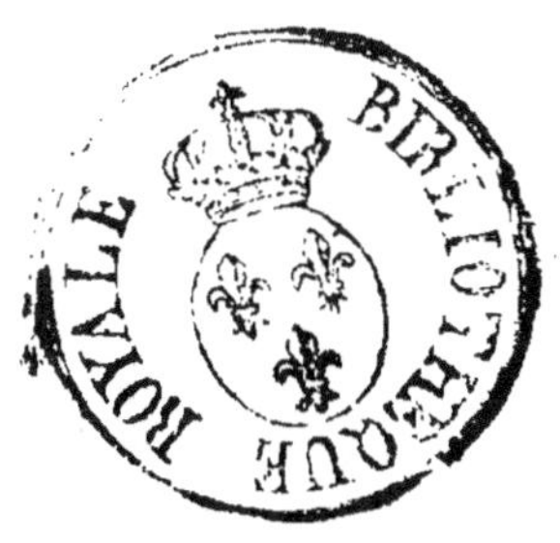

Duo sunt præcipui medicinæ cardines, ratio et observatio ; observatio tamen est filum ad quod dirigi debent medicorum ratiocinia.

BAGLIVI, lib. I, cap. II, § 3.

A PARIS,

CHEZ { Mme. HUZARD, LIBRAIRE, RUE DE L'ÉPERON, Nº. 7.
BÉCHET JEUNE, LIBRAIRE, PLACE DE L'ÉCOLE DE MÉDECINE, Nº. 4.

1823.

A LA MÉMOIRE

DE

J.-B.-C. VOILLE,

DOCTEUR EN MÉDECINE;

HOMMAGE

DE RESPECT ET DE RECONNAISSANCE.

A.-F.-C. De St.-Martin.

PREFACE.

MON père s'était long-temps occupé de recherches sur la rage. Il avait envoyé un mémoire sur cette maladie à la Société royale de médecine, lors du prix proposé par elle de 1778 à 1781, et ce mémoire mérita la première mention honorable de cette société savante (1). En choisissant la rage, lorsque je fus arrivé au moment des épreuves du doctorat, pour sujet de ma dissertation inaugurale, je n'eus pas d'autre but que celui de rendre hommage aux manes de mon père : ce désir fut seul capable de me faire braver les difficultés que présentait un tel sujet.

L'accueil favorable que les savans professeurs de l'École de médecine voulurent

____

(1) *Histoire de la Société royale de médecine*, an 1779, t. III, p. 4.

bien faire à mon essai (et qu'il me soit permis de nommer MM. Desgenettes, Pinel et Percy, et de leur témoigner publiquement toute ma gratitude de la bienveillance dont ils m'honorèrent); les encouragemens qu'ils me donnèrent, et les conseils de quelques-uns de mes amis, me firent envoyer un mémoire au Cercle médical, qui, quatre ans auparavant, avait proposé un prix sur la rage : j'étais loin d'espérer que cette société le jugerait digne de sa première médaille. Malgré un encouragement si flatteur, je n'osais croire encore que mon essai fût digne d'être publié; mais le mémoire de M. Gorcy, auquel fut décernée la seconde médaille, ayant été imprimé l'année dernière, et celui de M. Delondre, qui obtint la seconde mention honorable, l'étant depuis 1814, il ne m'était plus permis de laisser le mien inédit.

J'ajoute donc encore un traité à ceux

que nous possédons déjà sur la rage.
En 1777, Andry portait à trois cents le
nombre des auteurs qui avaient écrit sur
cette maladie ; mais, depuis, ce nombre
s'est considérablement augmenté. Sans
parler des instructions départementales,
peu importantes, des observations ou mémoires contenus dans les journaux, dans
les recueils, dans les collections de thèses,
dans les traités généraux de médecine, etc.,
MM. Andry (1), Portal (2), Le Roux,
Baudot, Bouteille, Bonel de la Brageresse,
Mathieu, Metzler (3), Enaux et Chaus-

(1) *Recherches sur la rage*, 1778, in-8°., et avec le
traitement fait à Senlis à quinze personne ; par M. Andry. Paris, 1780, in-12.

(2) *Observations sur la nature et sur le traitement de la
rage* ; par Antoine Portal. Yverdun, 1779, in-12.

(3) Les mémoires de ces six auteurs sont renfermés
dans le t. vi des *Mémoires de la Société royale de médecine*, uniquement consacré à cette maladie. Paris,
1784, in-4°.

sier (1), Bosquillon (2), De la Vergne (3), Girard (4), Lalouette (5), Delondre (6), Simon (7), Trolliet (8) et Gorcy (9), ont publié en France des ouvrages uniquement consacrés à l'étude de la rage. Com-

(1) *Méthode de traiter les morsures des animaux enragés et de la vipère ;* par Enaux et Chaussier. Dijon, 1785, in-12.

(2) *Mémoire sur les causes de l'hydrophobie ;* par E.-F.-M. Bosquillon. Paris, 1802, in-8°.

(3) *Observations sur la rage ;* par M. de la Vergne. Saint-Brieuc, 1808, in-8°.

(4) *Essai sur le tétanos rabien ;* par M. G. Girard. Lyon, 1809, in-8°.

(5) *Essai sur la rage ;* par M. J.-Fr. Lalouette. Paris, 1812, in-8°.

(6) *Essai sur la rage ;* par Antoine Delondre. Paris, 1814, in-8°.

(7) *Considérations médico-physiologiques sur la nature et le traitement de la rage ;* par J. Simon. Paris, 1819, in-8°.

(8) *Nouveau traité de la rage, observations cliniques, recherches d'anatomie pathologique, et doctrine de cette maladie ;* par L.-F. Trolliet. Lyon et Paris, 1820, in-8°.

(9) *Recherches historiques et pratiques sur l'hydrophobie ;* par M. Gorcy. Paris, 1821, in-8°.

ment un sujet sur lequel on a tant travaillé n'est-il pas encore éclairci? La raison s'en trouve dans la difficulté qu'il présente, et cette difficulté est due à plusieurs causes dont les principales sont :

1°. La rareté de la maladie, qui ne permet pas de réunir assez d'observations pour la faire connaître uniquement par soi-même ;

2°. Les dangers dont les expériences sur les animaux seraient accompagnées, le nombre infini qu'il en faudrait faire, les dépenses que nécessairement elles entraîneraient ; la crainte qu'inspire cette terrible maladie, même à l'observateur le plus sûr de lui; et cette crainte est si grande qu'elle a souvent produit ou été l'objet de profondes mélancolies, lorsqu'on n'avait aucune cause réelle d'inquiétude ;

3°. L'impossibilité de connaître si une plaie qui vient d'être faite contient le

germe de la rage , et par suite l'impossibilité de savoir quels sont les résultats du
traitement qu'on emploie ;

4°. Enfin la contradiction qui existe
entre les auteurs et entre les observations
qu'ils ont rapportées.

Voilà les principales causes qui rendent
ce sujet si difficile , pour ne pas dire impossible , à éclaircir complétement , sur-tout
dans un mémoire de commande. Aussi la
Société royale de médecine fut obligée
en 1781, quoiqu'elle n'eût demandé que
de faire connaître le meilleur traitement à
employer contre la rage , et d'étayer son
opinion par des observations , fut obligée,
dis-je , de retarder l'époque à laquelle elle
devait décerner le prix proposé depuis
1778, et de n'accorder alors qu'un encouragement , ou une mention honorable ,
aux auteurs des mémoires qui lui en parurent dignes : pareille chose est encore
arrivée au Cercle médical , après avoir

remis trois fois le même sujet au concours. Et si jamais un hasard heureux, ou des expériences courageuses conduisaient à la connaissance parfaite de cette maladie et de son traitement, l'intérêt de l'humanité et la gloire qui rejaillirait sur l'auteur de cette belle découverte, dont le nom occuperait dans la postérité une place à côté de celui de Jenner, ne permettraient pas de la laisser un instant inconnue, et d'attendre un concours pour la publier!

Qu'on ne s'attende donc point à trouver dans ce mémoire ni dans tous ceux qui ont été envoyés au Cercle médical, des faits capables de résoudre complétement les questions proposées, ni un traitement spécifique de la rage. J'avais moi-même, dans le résumé de ma dissertation, annoncé tout ce qui lui manquait, en finissant par dire : *Je suis loin de regarder ce sujet comme éclairci ; ce n'est que par un nombre considérable d'expériences*

qu'on peut arriver à ce résultat satisfai-
sant. Je ne me suis point trouvé dans
des circonstances favorables pour les
faire , et d'ailleurs je n'aurais pas eu le
temps nécessaire pour les achever , et
pour présenter des conclusions certaines
à la société savante qui encourage ces
recherches : puisse un autre avoir été plus
heureux ! je n'en aurai point d'envie.

La connaissance des meilleurs ouvrages
sur la rage ; un esprit méthodique ; la comparaison des diverses opinions émises ; la
réfutation des erreurs auxquelles des noms
distingués donnaient un certain poids ;
une théorie fondée sur des observations
authentiques; des conséquences découlant
d'elles-mêmes des faits exposés ; un traitement basé sur l'expérience , et sur la
nature de la maladie, autant du moins
qu'il nous est possible de la connaître :
voilà tout ce qu'on pouvait exiger des
mémoires envoyés au concours, et si l'on

trouvait ces choses dans celui-ci, le but que je me m'étais proposé serait complétement rempli.

Je ne suis point entré dans plusieurs discussions, qui n'eussent conduit à aucun résultat, puisqu'on n'a point les données nécessaires pour les résoudre : de quel avantage eût-il été de répéter ici ces observations pour et contre, qui ne prouvent rien, et qu'on trouve exposées dans tous les traités sur la rage? Je n'ai cité que celles dont l'authenticité ne peut être mise en doute, et qui servent de base aux opinions que j'ai adoptées : pour que le lecteur soit plus en état de juger si les conclusions qui m'ont paru découler de ces faits sont justes, je ne me suis point borné à les indiquer, je les ai rapportés tels ou à-peu-près tels que les observateurs nous les ont laissés.

Tout ce qui m'a paru inutile, ou ne présenter qu'un faible intérêt, a été élagué de ce mémoire. Si quelques opinions extraordinaires, et qui n'ont pas besoin d'être réfutées s'y trouvent, elles ont pour but de faire voir jusqu'où peut aller la folie humaine lorsque, quittant *le fil de l'expérience et du raisonnement*, on s'abandonne aux écarts de l'imagination. Mais combien d'erreurs ai-je passées sous silence! Combien ai-je laissé d'hypothèses dans l'oubli qu'elles méritent! J'ai surtout peu insisté sur celles des anciens auteurs, et je me suis d'autant plus attaché à combattre les opinions modernes qui m'ont paru erronées, qu'elles se couvraient de noms plus capables de leur donner du poids et de les faire bientôt généralement adopter.

J'ai cherché à donner le certain, le probable, le douteux et le faux pour ce qu'ils sont, et je ne me suis permis aucune explication des choses qui ne sont point à la portée du jugement humain.

Je n'ai pas fait parade d'une vaste érudition, mon âge ne la comporte pas; mais ce que j'ai cité, je l'ai lu, et j'ai essayé à citer et à interpréter exactement les passages des auteurs.

Parlerai-je de l'ordre que j'ai suivi? Il est simple. C'est celui que j'avais adopté dans ma thèse, et dans le mémoire présenté au Cercle médical, qui m'a paru encore le plus convenable. Après avoir tracé l'historique de la maladie dans le premier chapitre, j'ai réuni dans le second la synonymie, les définitions, les classifications, et les divisions de la rage; l'examen des causes remplit le troisième chapitre; le quatrième comprend l'histoire générale de la maladie, sa description, ses variétés, sa marche, sa durée, sa terminaison : la rage nous ayant offert trois périodes, j'étudie, au cinquième chapitre, le diagnostic dans chacune d'elles. A la première période, se trouve naturellement

placée la description de la rage du chien,
du loup, etc., puisque ce n'est que d'a-
près les signes présentés par l'animal qui
a fait la morsure, qu'on peut juger des
dangers qu'elle entraîne. Le sixième chapitre contient le pronostic de la maladie,
étudié de même dans ses trois périodes ;
dans le septième, j'examine les résultats
de l'autopsie cadavérique ; dans le huitième, je cherche la cause des principaux
symptômes de la rage, son siége et sa nature ; enfin le neuvième chapitre est consacré au traitement : j'indique celui qui
convient dans chacune des trois périodes,
et je ne le divise point, comme on l'a fait
jusqu'ici, en préservatif et curatif, ces
épithètes me paraissent peu convenir au
traitement de la rage : celui que l'on
nomme préservatif ne préserve pas toujours, et le curatif ne guérit presque jamais, s'il guérit quelquefois.

Je me suis, autant que je l'ai pu, conformé, dans cet essai, aux principes de l'analyse. J'ai tâché d'arriver du simple au composé, du connu à l'inconnu, des faits aux conclusions et aux théories; enfin j'ai essayé de me conformer en tout au sens de l'épigraphe que j'ai choisie, et qui m'a paru la boussole la plus sûre pour ne pas s'égarer dans le vague des hypothèses, quel que soit d'ailleurs le sujet que l'on traite en médecine.

Ma thèse contenait le germe de toutes les opinions développées ici; je les avais précisées et étayées de faits dans le mémoire que je présentai au Cercle médical en 1816. Depuis ce temps, une nouvelle théorie s'est élevée dans la science; il fallait, pour être au niveau de la médecine actuelle, ou faire cadrer cette théorie avec la maladie que j'étudiais, ou la réfuter dans son application à la rage. J'ai donc été obligé d'entrer dans de longues discussions sur les virus, sur les altérations organiques qu'on remarque à la suite de cette maladie , et sur sa nature : les trois chapitres où ces sujets sont traités , ont été beaucoup augmentés , et les détails de physiologie pathologique qu'on y trouvera sont entièrement nouveaux , comme il sera facile de le voir. J'ai aussi rendu plus complets l'historique et le traitement de la rage ; cette dernière partie sur-tout n'avait été qu'exquissée.

Si j'ai fait tout ce qui était en moi pour rendre cet essai digne d'être mis au jour , je ne me dissimule pas ce qui lui manque : le sujet était au-dessus de mes forces , et je ne puis entrer en matière sans réclamer l'indulgence du lecteur.

INTRODUCTION.

Les membres du Cercle médical de Paris, désirant acquérir de nouvelles lumières sur le caractère de la rage, proposèrent, en 1813, sur ce sujet, un prix consistant en une médaille d'or de la valeur de trois cents francs ; le concours devait être fermé en 1814. Les mémoires qui furent envoyés ne remplirent pas les conditions du programme ; le concours fut, pour cette cause, prorogé jusqu'au mois d'avril 1815, et ensuite, pour la même raison, jusqu'au premier janvier 1817 : à cette époque sept mémoires furent envoyés à la Société ; aucun n'ayant encore complétement rempli ses intentions, elle se détermina à retirer ce sujet du concours. La commission nommée pour examiner les mémoires en distingua plusieurs, dont deux lui parurent mériter un encouragement : en conséquence, sur le rapport de sa commission, la Société décerna, le 8 janvier

1818 (1), à chacun d'eux une médaille d'or de la valeur de cent francs.

La première à M. de Saint-Martin, docteur en médecine de la Faculté de Paris, résidant à Mayenne ; la seconde à M. Gorcy, médecin en chef de l'hôpital militaire d'instruction de Metz, médecin en chef d'armée, officier de l'ordre royal de la Légion-d'Honneur, membre de plusieurs sociétés savantes. Elle accorda aussi une mention honorable au mémoire de M. Druge, docteur en médecine à Vienne (Isère), et à celui de M. De-londre, d. m. p., demeurant à Paris.

Il s'agissait de déterminer, avec plus de précision qu'on ne l'avait encore fait , 1°. en quoi consiste la maladie connue sous le nom de rage ; 2°. quels sont les signes qui la caractérisent chez l'homme et chez les animaux; 3°. s'il y a des circonstances où la rage se déclare spontanément chez l'homme ; 4°. s'il existe plusieurs espèces de

____

(1) Voyez le *Moniteur* du 9 février 1818, et les journaux de médecine de ce temps.

rage, et quelles sont ces espèces ; 5°. si elles sont toutes contagieuses pour l'homme, et la manière dont elles se communiquent ; 6°. si l'on doit attribuer les accidens qui suivent les morsures faites par les animaux enragés, à un virus particulier, à la nature de la morsure, à la lésion physique des parties mordues, ou à la terreur ; 7°. si les liquides et les solides présentent quelques altérations particulières à cette maladie, soit pendant la vie, soit après la mort ; 8°. quel est le mode de traitement le plus convenable, soit comme préservatif, soit comme curatif.

J'entrepris d'abord de répondre, dans un chapitre particulier, à chacune des questions indiquées ; je m'aperçus bientôt que je tombais dans des redites continuelles et inévitables ; en outre les différentes parties de mon travail n'avaient aucune liaison entre elles. Ces raisons me firent penser que mon mémoire présenterait plus d'ensemble et d'intérêt, si je traitais méthodiquement de la maladie qui en fait le sujet : c'est d'après ces vues qu'il a été rédigé. J'ai dû m'appesantir particulièrement sur ce qui est relatif à chacune des questions, et d'abord j'y ai répondu brièvement, renvoyant, pour les faits sur lesquels sont basées mes réponses, aux pages où ils se trouvent dans le cours du mémoire.

Première question. En quoi consiste la maladie connue sous le nom de rage? *Réponse :* La rage consiste dans une exaltation excessive de la sensibilité, avec aberration de cette même faculté. (*Voyez* ch. II , § II; ch. VIII , § II.)

Deuxième question. Quels sont les signes qui caractérisent la rage chez l'homme et chez les animaux? *Réponse :* Les frissonnemens, les convulsions, la fureur, déterminés par les sensations les plus légères, par celles même qui sont imperceptibles dans l'état de santé : l'impossibilité de la déglutition, l'hydrophobie, l'envie de mordre, l'écume à la bouche, le retour irrégulier d'intervalles lucides : tels sont les signes qui caractérisent la rage dans l'homme comme dans les animaux. (*Voyez* ch. IV, § I; ch. V, § III; ch. VI, § I; ch. VIII, § I.)

Troisième question. Existe-t-il des circonstances où la rage se développe spontanément chez l'homme? *Réponse :* oui, la rage se développe quelquefois spontanément chez l'homme. (*Voyez* ch. ii, § III; ch. iii, § I et VI.)

Quatrième question. Existe-t-il plusieurs espèces de rage, et quelles sont ces espèces? *Réponse :* Non, il n'existe qu'une seule espèce de rage. (*Voyez* ch. ii, § III; ch. iii, § VI.)

Cinquième question. Sont-elles toutes contagieuses pour l'homme, et de quelle manière se communiquent-elles? *Réponse :* 1°. La rage est contagieuse pour l'homme; mais, par des circonstances inconnues et particulières aux animaux enragés et aux individus mordus, toute morsure n'est pas contagieuse, quoiqu'elle paraisse faite dans les circonstances les plus favorables à la contagion. (*Voyez* ch. iii, § II et VI.) 2°. L'introduction du virus au-dessous de l'épiderme, ou au moins son application sur les membranes muqueuses, paraît être nécessaire pour inoculer la maladie, et il est probable que la bave des animaux enragés peut seule produire cet effet.(*Voyez* ch. iii, § III, IV et VI.)3°. Quant au mode de développement, qui me semble rentrer dans cette question,

2*

du moins pour les cas où la rage est la suite
de la contagion, je crois avoir prouvé que l'absorption d'un virus est nécessaire pour déterminer
la maladie, et qu'elle ne dépend point alors, comme
beaucoup d'auteurs l'ont cru, de la nature de la
plaie, ou de l'irritation que le virus exerce sur
les nerfs de la partie qui l'a reçu. (*Voyez* ch. III,
§ III, IV et VI; ch. VIII, § II.)

Sixième question. Doit-on attribuer les accidens
qui suivent les morsures faites par les animaux
enragés à un virus particulier, à la nature de la
morsure, à la lésion physique de la partie mordue, ou à la terreur? *Réponse :* Les accidens qui
suivent les morsures des animaux enragés sont le
plus souvent produits par un virus particulier; ils
peuvent quelquefois dépendre de la nature de la
morsure, de la lésion physique des parties, ou
de la terreur inspirée au blessé : ceci au reste a
besoin de développemens très-étendus. (*Voyez*
ch. III, § I et VI.)

Septième question. Les liquides et les solides
présentent-ils quelques altérations particulières à
cette maladie, soit pendant la vie, soit après la

mort? *Réponse* : 1°. L'état actuel de la science ne permet pas de décider si , pendant la vie, les solides et les liquides présentent des altérations particulières à cette maladie : rien n'est constamment changé dans les propriétés physiques des organes et des fluides ; seulement la sécrétion plus abondante du mucus bronchique ou de la salive , et la contagion qui suit son inoculation , mettent hors de doute que l'une ou l'autre de ces sécrétions a éprouvé une altération quelconque dans sa nature ; mais nous n'en savons pas davantage : aucune expérience chimique n'a été tentée sur ce sujet; en eût-on fait plusieurs, il est probable qu'elles ne nous auraient rien appris.(*Voyez* ch. iii, § VI; ch. viii, § I et II). 2°. Après la mort on n'a trouvé aucune altération constante et particulière à la rage, ni dans les solides ni dans les liquides. (*Voyez* ch. vii, § I et II.)

Huitième question. Quel est le mode de traitement le plus convenable, soit comme préservatif, soit comme curatif, de la rage? *Réponse:* 1°. Comme préservatif, le traitement le plus convenable est celui qui, détruisant le virus et les parties sur

lesquelles il a été déposé, prévient ainsi son action d'une manière certaine ; les caustiques et les
corps incandescens remplissent parfaitement ce
but : la cautérisation de la plaie est donc le premier moyen que l'on doit employer ; les antispasmodiques, les sudorifiques et le mercure paraissent être ensuite préférables aux autres médicamens vantés. (*Voyez* ch. IX, § II.) 2°. Quand
la maladie est développée, c'est sur-tout aux
sédatifs du système nerveux, à la saignée et aux
narcotiques qu'on doit avoir recours : l'expérience
et le raisonnement se réunissent pour les faire
employer de préférence à tous les remèdes préconisés dans cette terrible maladie.(*Voyez* ch. IX,
§ III et IV.)

MONOGRAPHIE

SUR

LA RAGE.

CHAPITRE PREMIER.

NOTIONS HISTORIQUES SUR CETTE MALADIE.

§ Ier. *Généralités.*

Les maladies auxquelles l'humanité est exposée reconnaissent une foule de causes différentes tant par leur nature que par leur manière d'agir. L'action des unes est immédiatement suivie du développement des maladies auxquelles elle peut donner lieu : les violences extérieures, les coups, les chutes, les intempéries des saisons, les passages subits d'une température à une autre, les écarts extrêmes de régime, etc., sont de ce genre. D'autres causes agissent d'une manière plus lente et moins marquée : ainsi le climat, les habitations, les habitudes, le genre de vie, la civilisation, la forme des gouvernemens, les religions, etc., apportent peu-à-peu des changemens à la constitution humaine, la modifient, la perfectionnent ou la détériorent , la disposent à contracter des maladies auxquelles elle n'était pas primitivement exposée, ou, au contraire, éloignent d'elle celles qui déjà la tourmentaient.

Les maladies dues aux causes du premier genre ont existé de tous temps et en tous lieux : rien ne peut en préserver l'humanité. Les autres, ayant paru à diverses époques et chez différens peuples, pouvaient être prévenues par des moyens simples. Il suffisait d'éloigner les causes qui tendaient à les produire. Ainsi il eût été de la plus haute importance pour le bonheur et le perfectionnement de l'espèce humaine, de pouvoir reconnaître ces causes, et de bien déterminer leur action sur le physique et sur le moral, pour s'opposer aux modifications nuisibles qu'elles tendaient à opérer, et pour favoriser au contraire celles qui étaient avantageuses.

Les savans de l'antiquité ne pouvaient manquer de faire tous leurs efforts pour arriver à des connaissances d'une si grande utilité : quelle foule d'observations dignes d'admiration renferme, sur ce sujet, le traité *De l'eau, de l'air et des lieux*, que nous a laissé le père de la médecine! Mais, malgré la profonde sagacité et le génie observateur des anciens , beaucoup de choses ont dû leur échapper. L'expérience et

l'observation, en médecine comme dans les autres sciences, ne marchèrent que pas à pas : déjà
la constitution humaine avait éprouvé de très-
grands changemens, lorsque les premiers philosophes furent en état d'examiner l'influence
des institutions et de la civilisation sur la santé.
Il fallait d'ailleurs une immense réunion d'observations pour arriver à reconnaître les diverses
espèces de maladies ; pendant long-temps, chaque fait étant isolé, et ne se rattachant point
aux autres, l'on ne pouvait pas distinguer
les maladies anciennes de celles qui commen-
çaient à paraître : par ces raisons, l'origine de
ces dernières reste presque toujours couverte
pour nous d'un voile impénétrable, et se perd
dans la nuit des temps ; souvent nous en sommes
réduits à de simples conjectures, et à suivre l'esprit humain dans sa marche lente vers la découverte de la vérité.

Ce que nous disons de ces maladies en général
s'applique particulièrement à la rage qui va nous
occuper. 1°. A-t-elle été connue des anciens?
2°. A-t-elle existé de tous temps, ou est-elle survenue seulement après l'action de causes prédisposantes?

Ces questions, quoique déjà discutées depuis
long-temps par plusieurs auteurs, au nombre
desquels se trouvent Plutarque et Cœlius Au-

relianus, n'ont point encore été résolues. Nous allons tâcher d'éclaircir, autant que possible, ce sujet obscur; et pour y parvenir nous séparerons ces deux questions, bien distinctes l'une de l'autre. Cœlius Aurelianus et les autres auteurs dont il rapporte les sentimens, les ont à tort confondues. S'ils ne les avaient pas regardées comme nécessairement liées et inséparables , cette sorte d'indécision qu'on remarque dans les jugemens de cet écrivain, et les faux raisonnemens sur lesquels s'appuyaient les médecins dont il parle, auraient bientôt disparu. Pour éviter toute confusion, cherchons à déterminer l'époque à laquelle la rage a été connue, avant d'examiner si l'homme a toujours été sujet à cette maladie.

§ II. *Examen de la première question.*

A quelle époque la rage a-t-elle été connue ? C'est à la Grèce que nous devons nos premières connaissances : tout ce qui est antérieur aux grands hommes dont le nom illustra à jamais ce berceau des sciences , est pour nous presque dans le néant. Avant ce temps, nous ne voyons qu'au travers d'un prisme la vérité et le mensonge confondus ensemble. Quelques allégories , quelques hiéroglyphes plus ou moins inintelligibles, sont à-peu-près les seuls monumens qui nous restent des temps qui précédèrent l'époque mémorable où les sciences et les arts naquirent ensemble, comme par enchantement, sous le beau ciel d'Athènes. Veut-on étudier un sujet scientifique quelconque et suivre depuis sa naissance les progrès successifs que l'esprit humain lui a fait faire? C'est à l'époque dont nous parlons qu'il faut remonter. Si l'on voulait pénétrer plus loin, on s'égarerait infailliblement dans le vaste champ des conjectures, et si l'on restait en deçà, on n'aurait que des connaissances imparfaites : c'est donc dans les écrits de cette époque qu'il faut chercher les premières notions qu'il soit possible d'obtenir sur la rage.

Homère, l'un des premiers écrivains dont les ouvrages nous soient parvenus et qui vivait à-peu-près neuf cents ans avant Jésus-Christ, se sert, dans plusieurs endroits de son *Iliade*, des termes qui désignèrent par la suite la madie dont nous nous occupons. Au huitième chant, Agamemnon encourage Teucer et l'anime contre Hector; Teucer lui répond : « J'ai lancé huit flèches et percé huit vaillans guerriers; mais je n'ai pu atteindre (en parlant d'Hector) *ce chien enragé* : κύνα λυσσητηρα (1).

______

(1) *Iliade*, chant VIII, vers 299 du texte.

De cette phrase, citée par Cœlius Aurelianus (1) et par Plutarque (2), peut-on conclure
qu'Homère connaissait la rage ? N'est-il pas possible que, par l'adjectif λυσσητηρα, il ne voulût
exprimer que la fureur ? Les passages suivans
pourront éclaircir ces questions.

Achille furieux, retiré dans sa tente, refuse
de combattre; Ulysse cherche à lui faire prendre
les armes, et l'y engage par ses discours : « Hector, dit-il, dans une fureur terrible, jette de tous
côtés des regards féroces ; protégé par Jupiter et
dévoré par la rage, λυσσα, il méprise les hommes
et les dieux (3) ». Ailleurs Calchas parle en ces
termes aux deux Ajax : « Je crains que nous ne
soyons battus ici, où Hector enragé, λυσσωδης,
aussi terrible que la flamme, conduit les
Troyens (4). »

Cela suffit pour savoir dans quel sens Homère
s'est servi du terme λυσσα et de ses composés. Il
est évident qu'il les emploie pour exprimer la
fureur, la haine, le désir de la vengeance, réunis
ensemble, comme dans notre langue on se sert

---

(1) Cœlius Aurel., *Acut. morb.*, lib. iii, cap. **xv**,
p. 262. Edidit Haller, *Lausannæ*, 1774, 2 tom. in-8º.

(2) Plut., *Symp.*, lib. viii, *quœst.* 9.

(3) *Iliade*, chant ix, vers 239 du texte.

(4) *Iliade*, chant xiii, vers 53 du texte.

encore du mot rage. Nous pensons, toutefois, que
c'est un sens figuré d'un nom primitivement
donné à la maladie du chien ; le premier passage cité, où Teucer appelle Hector chien enragé, tend du moins à le faire croire, et par
la suite le substantif λυσσα et ses composés,
furent particulièrement employés pour désigner
la rage des animaux. Il est donc probable d'a-
près cela qu'Homère connaissait celle du chien ;
mais rien ne peut faire présumer qu'il ait connu celle de l'homme.

Cœlius Aurelianus parle de deux anciens
Grecs qui, suivant quelques médecins, avaient
observé la rage. L'un est Ménandre, poëte co-
mique, dont les écrits ont été perdus. Ce n'est
qu'au moyen d'une interprétation louche et dé-
tournée, qu'on peut appliquer à cette maladie
le passage de cet auteur, que cite Cœlius Aurelianus (1); mais ce dernier dit positivement
que Démocrite avait indiqué la cause, le siége
et le traitement de la rage ; il rapporte même
ses opinions sur ces trois points (2). Les écrits
du philosophe d'Abdère ne sont point non plus
parvenus jusqu'à nous, et il est à croire que si

-----

(1) Cœlius Aurel. , *lib. cit.* , p. 262.

(2) Cœlius Aurel., *lib. cit.* , cap. xiv, p. 257 ; cap. xv,
p. 261 ; cap. xvi, p. 267.

les phrases citées se trouvaient dans un ouvrage attribué à ce savant, il n'avait voulu parler que de la rage des animaux et non de celle de l'homme, ou que le livre était apocryphe et plus récent : ce qui suit du moins nous semble le prouver.

Hippocrate, qui, comme Démocrite, florissait plus de quatre cents ans avant la naissance de Jésus-Christ, n'a pas connu la rage, quoiqu'il s'occupât plus particulièrement de la médecine. Un passage de ses écrits cité par Cœlius Aurelianus (1) comme se rapportant à cette maladie, d'après le sentiment de quelques auteurs, est celui-ci : « Les phrénétiques boivent peu ; ils sont tremblans; facilement irrités et effrayés par le moindre bruit (2). »

Nous ne déciderons point si les malades auxquels se rapporte cette phrase étaient véritament hydrophobes, on peut le croire. Plusieurs autres sentences de ce livre (3), de celui des

---

(1) Cœlius Aurel., *lib. cit.*, cap. xv, p. 262.

(2) *Phrenitici parùm bibunt; ex levibus strepitibus facilè irrit..tur ac percelluntur; tremuli sunt.* Hippocrat., *Prædictio* x.1, *libri primi,* § 11, *Prædict.* Ed. Foës. (La même idée, et presque les mêmes mots se retrouvent dans les *Prénotions* de Cos.)

(3) *Faucium gracilium dolores suffocantes convulsionem minantur, tùm verò præcipuè si ex capite originem ducunt.* *Præd.* civ, *lib.* 1, ed. Foës.

Prénotions de Cos (1) et du livre des *Prëno-tions* (2), plusieurs aphorismes peuvent également se rapporter à la rage (5) : toujours il est

---

(1) *In febribus derepentè suffocari, et deglutire non posse, citrà tumorem malum est. Collum convertere non posse, neque deglutire, ut plurimùm lethale est. Coacæ Prænotiones*, fol. 431, A. edente Cornario. *Lugduni*, 1564. (N'ayant pas à ma disposition l'édition de Foës, je transcris ici celle de Cornarius; on trouvera les mêmes prédictions dans la première édition, sous les nᵒˢ. 277 et 278.) *Anginæ in quibus neque in collo, neque in faucibus, quicquam apparet, sed quæ vehementem suffocationem ac spirandi difficultatem adferunt, eodem aut tertiò die necant. Prænotio* CCCLXIII, *Coac. Prænot.*, ed. Foës.

(2) *Anginæ horrendissimæ sunt, et citissimè accidunt, quæ neque in faucibus quicquam conspicuum faciunt, neque in cervice. Hæ enim eodem die suffocant, secundo item ac tertio et quarto. Lib. prænotionum*, art. 23, v. 3.

(3) *Ex iis qui strangulantur et resolvuntur, nundùm autem sunt mortui, non se recolligunt, quibus spuma circà os fuerit.* Hipp., *Aphoris.* sect. 2, aphor. 43. Ed. Lorri.

Si à febre detento, tumore in faucibus non existente, suffocatio ex improviso superveniat, lethale. Sect. IV, aphor. 34.

Si a febre detento, collum derepentè inversum fuerit, et vix deglutire possit, tumore non existente, lethale. Sect. IV, aphor. 35.

Ces deux derniers aphorismes se trouvent répétés à la septième section par presque tous les éditeurs.

certain que le père de la médecine avait été frappé des dangers imminens auxquels étaient exposés les malades qui, affectés d'angines, avec difficulté de respirer, avec strangulation, impossibilité d'avaler, etc., n'offraient aucune tumeur visible, soit dans la gorge, soit à l'extérieur du cou ; il y revient souvent dans ses écrits, et partout il annonce la mort comme devant suivre promptement cet état, sur-tout s'il est accompagné d'écume à la bouche ; mais peut-on de là conclure que cette maladie était la rage, et qu'il la connaissait ? Non, sans doute : on peut seulement présumer que, de son temps, l'homme était sujet à la contracter , et il est évident qu'Hippocrate l'avait méconnue, puisque, s'il l'a observée , il l'a confondue soit avec l'angine, soit avec la phrénésie, nom qu'il donne à nos fièvres ataxiques et à toutes les maladies dans lesquelles le délire est très-prononcé (1).

____

(1) **Deux** aphorismes de la huitième section paraîtraient cependant annoncer qu'Hippocrate connaissait la rage ; mais tous les médecins pensent que cette section a été ajoutée aux *Aphorismes* du père de la médecine , et qu'elle n'est point de lui. Voici toutefois ces deux aphorismes : *Et tenebricosâ vertigine laborans , et lucem aversans , et somno ac ardore multo detentus, desperatus.* Aphor. 15. — *Et qui in rabiem actus furit intrepide* (καὶ λυσσαων ἀτρέμα)*, et non agnoscit, et neque audit, neque*

On doit en dire autant de Polybe : il a remarqué (1) que ceux qui fuient, qui craignent l'eau,
et qu'il nomme φεύγυδροι , meurent promptement : puisqu'il se borne à désigner l'hydrophobie comme un symptôme bientôt suivi de la
mort, sans indiquer la cause à laquelle il est dû,
il est plus que probable qu'il ne la connaissait
pas.

Mais si à cette époque, quatre cents ans avant
Jésus-Christ, on ignorait que l'homme pouvait
contracter la rage, on savait parfaitement que les
chiens étaient sujets à cette maladie : Xénophon,
contemporain d'Hippocrate et de Polybe, dit, dans
un discours adressé aux soldats qui soutinrent
cette fameuse retraite des dix mille, pour réprimer les excès auxquels ils s'étaient portés contre
les Cérasontins : « Quoiqu'ils (les Cérasontins)
n'eussent commis aucun crime, ils craignaient
cependant que, tels que des chiens, nous ne fus-
sions devenus enragés » (2) : c'est assez positif;
mais veut-on d'autres preuves?

Peu de temps après, Aristote écrivait : « Les

---

intelligit, jam moribundus est. Aph. 16 , ed. Lorri. Ces
aphorismes ne se trouvent pas dans la plupart des édi-
tions des œuvres d'Hippocrate.

(1) Cœlius Aurel., *loc. cit.*, p. 262.

(2) *Cyropéd.*, liv. v, t. ii, p. 79 : trad. de Larcher;
in-12.

chiens sont sujets à la rage, elle les rend furieux ;
tous les animaux qu'ils mordent en cet état deviennent enragés, excepté l'homme : Πλην αν-
θρωπυ (1). »

Ce passage a subi diverses altérations suivant les
opinions des interprètes et des commentateurs.
Léonicus a fait imprimer dans l'édition des *Juntes*
πριν au lieu de πλην ; il pensait que le texte avait
été altéré par les copistes, et qu'Aristote avait
seulement voulu dire que les animaux mordus
enrageaient et mouraient plutôt que les individus de l'espèce humaine. Niphus pense qu'Aristote entendait que l'homme échappait à la mort
par les remèdes ; il parle d'un médecin qui voulait qu'on lût πλην χηνος, excepté l'oie ; et c'est
probablement d'après cela que quelques auteurs
ont avancé que l'oie seule était exempte de la
rage. Fracastor croit que le texte n'est pas altéré,
mais qu'on doit entendre que tous les animaux
mordus enragent (ce qui serait une autre erreur), mais non tous les hommes (2). Scaliger,
ne pouvant s'empêcher de reconnaître l'erreur
commise par Aristote, s'écrie, dans son chagrin
de le trouver faillible : *Utinam non excepisset*

---

(1) Aristote, *Histoire des animaux*, liv. viii, ch. xxii :
trad. de Camus, t. 1, p. 512 et 513.

(2) Fracastor, *De morb. contag.*, lib. ii, cap. x.

hominem philosophus (1)! et Matiole aime mieux croire le texte altéré que de penser qu'Aristote se soit trompé (2).

Sans avoir égard à ces diverses interprétations, dues à la vénération des auteurs pour Aristote, et à la persuasion dans laquelle on a été pendant tant de siècles que ce grand homme n'avait pu commettre d'erreurs, on doit conclure, du passage cité, qu'il croyait l'espèce humaine exempte de la rage, et que telle était l'opinion de son temps : ceci, joint à ce que nous avons déjà dit, sera une preuve suffisante que ni Démocrite, ni Hippocrate, ni Polybe, ni Aristote, ni d'autres avant lui, n'ont connu cette maladie dans l'homme. En effet, comment pourrait-on concevoir que ce dernier philosophe, placé dans les circonstances les plus avantageuses pour tout apprendre, puisant aux véritables sources, étudiant ce que ses devanciers avaient écrit, et mettant tous ses contemporains à contribution; comment, disons-nous, pourrait-on concevoir que cet étonnant génie eût ignoré que l'homme était exposé à contracter la rage, si quelqu'un avant lui eût fait cette observation (3)?

----

(1) Aristote, *Hist. des anim.*, édit. citée, t. II : note du passage cité.

(2) Mat. , *Com. in Dios.;* lib. VI, cap. XXXVI.

(3) Je dois répondre aux objections qu'on pourrait

Voilà tout ce que les Grecs nous ont laissé sur
la rage : les sciences, après avoir brillé du plus

---

faire à cette opinion, si l'on ne remontait pas aux véritables sources de la vérité. Un auteur moderne, remarquable par son excellent esprit et sa vaste érudition,
M. Kurt Sprengel, dit, en parlant de la médecine des
Égyptiens avant Psammétique : « Horapollo rapporte une
observation prouvant que la dissection des chiens enragés occasionnait l'hypocondrie, ou la manie (a) ». Je
pense qu'on ne peut rien conclure de ce que dit Horapollo ; il cherche à expliquer les hiéroglyphes des anciens,
et il dit qu'ils représentent le chien pour désigner le pro-
phète, le magistrat, le rire, la rate, etc. ; il en donne
des raisons plus ou moins valables, et voici l'explication
originale relative à la rate : « *Volentes signare splenum
canem pingunt, quoniam hunc inter cœtera animalia ca-
nis levissimum habet : et sive ei mors, sive rabies acciderit,
ex splene id contingit. Enim verò et qui ejus funus pro-
curant, ubi morituri sunt, magnâ ex parte splenetici
fiunt. Si quoniam grave illo habitu et vapore qui ex in-
ciso dissectoque cane provenit, inficiuntur (b).* »

Cette explication étant, comme l'on voit, d'Horapollo, on n'en peut rien conclure, ni sur l'ancienneté de
la rage, ni sur l'époque à laquelle on l'a connue ; l'on
doit rapporter ce qu'il dit à lui seul et à sa manière de
voir, mais non pas au temps des hiéroglyphes, qu'il
explique comme bon lui semble.

M. Kurt Sprengel, en examinant la médecine des an-

(a) K. Sprengel, *Hist. pragm. de la méd.* ; trad. de Jourdan:
Paris, 1715 ; t. x, p. 59.

(b) Horapollo, *Hieroglyph.* ; lib. x, cap. xxxix, p. 54.

vif éclat sur leur terre natale, la quittèrent bientôt, ou plutôt les guerres civiles, le despotisme

---

ciens Grecs, dit encore : « Actéon, qui eut Chiron pour
maître, mourut de l'hydrophobie; c'est la plus ancienne
trace que nous trouvions de cette cruelle maladie, etc. (a)x.
M. Sprengel cite, à ce sujet, Euripide et Apollodore.
Euripide rapporte ainsi la mort d'Actéon : c'est Cadmus
qui parle à Penthée :

« *Video Acteonis miserum interritum ,*
» *Quem crudovori canes, quos aluit,*
» *Discerpserunt , præstantiorem in venatione*
» *Quàm Diana sit in silvis , gloriantem se esse.*
» *Quod ne tibi accidat,* etc. (b)! »

Mais nulle part je ne vois qu'Euripide ait parlé de la
rage d'Actéon. Pour Apollodore, voici ce qu'il dit :

Posteà verò suis à canibus in Cytherone devoratus est,
eumque in modum interiit, ut verò Acusilaüs ait, Jovis
irâ, quòd Semelem precatus esset, sed, ut plerique, quòd
Dianam lavantem vidisset, aiuntque a deâ extemplò
in cervum commutatum fuisse ; atque quinquaginta illius
canibus insequentibus rabiem injectam fuisse, ut per eam
dominum non agnitum devorarent (c). Ainsi, supposant
cette fable réelle, ce serait aux chiens d'Actéon que
Diane aurait donné la rage pour leur faire dévorer leur
maître ; mais nulle part il n'est question que ce fameux

(a) Ouvr. cité ; t. I, p. 117.

(b) *Bach.* , v. 335 du texte grec , et suiv.

(c) Apol. , *Biblioth.*; l. III, p. 288 du recueil dont voici le titre :
C. Jul. Hygini, Augusti liberti, fabularum liber, etc. *Parisiis,*
1578 , 1 t. in-8°.

et la crainte des tyrans les en chassèrent ; elles s'exilèrent, après la mort du conquérant de l'Asie, à Alexandrie, où les Ptolémées leur accordèrent une protection toute particulière ; mais ceux qui les cultivèrent, entraînés par un faux esprit, abandonnèrent l'étude de la nature et la marche

---

chasseur soit mort hydrophobe, si ce n'est dans l'ouvrage de M. Sprèngel. Apollodore, au reste, ne serait point une autorité suffisante pour détruire, par une simple assertion, les preuves que nous avons réunies relativement à l'ignorance de la rage à l'époque dont il est question.

Enfin il reste une autre erreur à faire connaître. On lit dans plusieurs traités, que Platon et Euripide furent envoyés en Égypte pour être traités de la rage, et les auteurs citent Diogène de Laërce dans la *Vie de Platon*. Voici ce qu'on y trouve : « Il (Platon) fut voir les prêtres d'Égypte, qui le lavèrent dans l'eau de la mer ; ce qui lui donna occasion de dire que la mer lave tous les maux des hommes, et lui fit approuver ce que dit Homère, que tous les Égyptiens sont médecins (a) ». Il n'est pas plus question de rage dans le texte grec, et le terme, $\nu o\sigma\acute{\eta}\sigma\alpha\nu\tau\alpha$, dont l'auteur se sert, n'a jamais été employé pour désigner cette maladie plutôt que toute autre (b) : ainsi donc rien de ce qui est relatif à Platon, rien de ce que disent Euripide, Apollodore et Horapollo, ne prouve que la rage fût connue avant Aristote.

(a) Diogène de Laërce, *Vie des philos.*; t. 1, p. 192 : trad. française de 1758. Paris, Didot.

. (b) *Voyez* p. 168 de l'édition grecque et latine de Meibomius, imprimée à Amsterdam, en cIɔ Iɔ ᴇ viiic.

analytique tracée par Hippocrate, pour courir après de vaines subtilités ; de misérables sophismes prirent la place de l'observation ; les formes qu'Aristote avait données au raisonnement paraissent même avoir contribué à ce changement funeste, qui depuis a régné presque constamment dans les écoles jusqu'au temps de la philosophie moderne. Au reste, aucun des ouvrages des médecins d'Alexandrie n'est parvenu jusqu'à nous ; les flammes consumèrent quatre cent mille volumes contenus dans la bibliothèque du Bruchium, où leurs écrits étaient déposés (1) ; et nous ne connaissons de leurs opinions que ce que des écrivains plus modernes nous en ont conservé.

On ne trouve rien sur la rage depuis Aristote jusqu'à Celse, et cet espace occupe à-peu-près trois cent cinquante ans. C'est sur-tout à Cœlius Aurelianus et à Galien qu'on doit avoir recours pour savoir quels furent, pendant ces trois ou quatre siècles, les médecins qui écrivirent sur cette maladie. Les plus anciens de ceux qu'ils citent, sont Artémidore de Sida, Caridème, tous deux de la secte d'Érasistrate ; et Andréas de Cariste, de celle d'Hérophile : tous les trois vivaient un peu plus de deux cents ans avant

____

(1) Kurt Sprengel, *Hist. prag. de la médecine* : trad. française de Jourdan ; Paris, 1815, t. 1, p. 467.

Jésus-Christ. Les deux premiers pensaient, contre les sentimens de quelques autres médecins,
que la rage n'était point une maladie nouvelle (1). Pour Andréas, il lui donnait le nom de
κονόλυσσος; mais il n'a point fait un traité sur cette
maladie, comme le dit M. Sprengel (2) en s'appuyant à tort sur le texte de Cœlius Aurelianus (3).

Parmi les autres médecins cités par Cœlius
Aurelianus et Galien, comme ayant parlé de la
rage depuis Andréas jusqu'à Celse, on remarque
Gajus, Asclépiade, Thémison, Héras de Cappa-

---

(1) *Et enim quidam aiunt novam esse hydrophobicam
passionem, quidam negaverunt ; et alii omninò, ut Artemi-
dorus sidensis ; alii specialiter, ut Caridemus, sectator
Erasistrati. Item non novam esse passionem plurimi dixe-
runt*, etc. (Cœlius Aurelianus, cap. xv, p. 261.) Je cite
ce passage, qu'on a entendu de deux manières opposées,
suivant qu'on a fait rapporter les noms de Caridème et
d'Artémidore à *quidam aiunt*, ou à *quidam negaverunt*.

(2) Kurt Sprengel, *Hist. de la médecine*, t. i, p. 456.

(3) Voici ce texte : *Andreas cynolysson vocavit, ve-
luti ex rabie caniná morbum conceptum. Acut. morb.*,
lib. iii, cap. ix, p. 251. Ed. Haller, *Lausannæ*, 1774,
in-8°. Le même Andréas est cité à la page 256, c. xii,
relativement au diagnostic de la rage et de la panta-
phobie ; mais nulle part Cœlius Aurelianus ne dit que ce
médecin ait écrit un livre sur chacune de ces maladies,
comme l'a avancé l'auteur de l'*Histoire pragmatique
de la médecine*.

doce, et plusieurs autres ; Cœlius Aurelianus cite un Démétrius qui croyait que la rage pouvait être chronique (1); nous ignorons de quel Démétrius il veut parler : si c'est de celui d'Apamée, la plupart des historiens le croient antérieur de cinquante ans à Andréas, à Caridème et à Artémidore.

Quoi qu'il en soit, on ne peut douter qu'à l'époque où ces derniers vécurent, deux cents à deux cent vingt ans avant Jésus-Christ, la rage de l'homme ne fût connue; mais elle l'était depuis très-peu de temps, puisqu'ils pensaient, contre l'avis de beaucoup d'autres médecins, que cette maladie n'était point nouvelle. Ainsi Plutarque est dans l'erreur lorsque, s'étayant de l'opinion d'Athénodore, il dit qu'elle n'a paru pour la première fois que du temps d'Asclépiade et de Pompée, cent ans avant Jésus-Christ (2). Mais est-il vrai, comme il le croit, que l'homme a été, presque jusqu'à cette époque, exempt de la rage, quoique les chiens en fussent atteints, et que ce ne fut qu'après l'action de causes prédisposantes et de changemens apportés à sa constitution, qu'il fut susceptible de la contracter? Telle est la se-

---

(1) Cœlius Aurelianus, *lib. cit.*, cap. xi, p. 254.
(2) Plut., *Symp.*, lib. viii, quest. 9.

conde question que nous nous sommes proposée
et que nous allons essayer de résoudre.

§ III. *Examen de la seconde question.*

Il nous paraît prouvé, par ce qui vient d'être
dit, que la rage de l'homme n'a été connue que
deux cents ans à-peu-près avant Jésus-Christ ;
mais avant cette époque, le virus lyssique était-
il sans action pour l'espèce humaine ? Voilà à
quoi se réduit cette question. Quelques auteurs
y répondent encore par l'affirmative, et lors de
mes épreuves pour le doctorat (12 août 1816),
un professeur dont tout le monde connaît la
vaste érudition et l'excellent jugement, M. Percy,
émit cette opinion. Il se fondait, 1°. sur ce que
les anciens n'ont rien dit de cette maladie, et
sur les paroles d'Aristote citées précédemment ;
2°. sur ce que, même à présent, quelques pays
en sont exempts; 3°. enfin sur ce que Plutarque
pense qu'elle parut pour la première fois du
temps d'Asclépiade.

Bien que nous ne puissions pas avoir de
preuves irrévocables du contraire, et que notre
opinion, opposée à celle de M. Percy, ne soit
fondée que sur des probabilités et de purs raisonnemens, elle nous paraît cependant devoir
être admise de préférence : 1°. nous avons fait
voir l'erreur de Plutarque, et il est prouvé que

la rage de l'homme était connue avant l'époque où il pense qu'elle parut pour la première fois.

2°. Dans les pays où l'on croit que l'homme n'est point sujet à la rage, les chiens n'en sont pas non plus attaqués, et en Grèce, du temps même d'Homère, ils enrageaient : Aristote dit positivement que tous les animaux qu'ils mordaient dans cet état, contractaient la maladie ; aucune cause cependant n'avait pu agir sur eux et les y disposer : pourquoi l'homme, plus sensible, plus facilement affecté, et maintenant plus exposé à cette contagion que la plupart des animaux, en eût-il seul été exempt ? Pourquoi des causes prédisposantes eussent-elles été nécessaires pour qu'il contractât une maladie naturellement contagieuse pour le reste des mammifères ?...... Malgré la difficulté qu'on aura à répondre à ces questions, nous ne nous dissimulons pas la force de l'objection de M. Percy.

3°. Si les anciens n'ont point connu la rage de l'homme, on ne peut raisonnablement en conclure qu'elle n'existait pas ; les descriptions et les sentences d'Hippocrate que nous avons citées peuvent se rapporter à cette affection ; les malades dont parle Polybe qui craignaient l'eau et qui mouraient promptement, étaient sans doute enragés. Mais la cause de cette maladie ayant échappé aux yeux clairvoyans des premiers observateurs , ils durent la confondre avec la phrénésie, l'angine , ou toute autre affection. Cette opinion est d'autant plus probable que la rage ne se développant ordinairement qu'un ou deux mois après la morsure, dont il ne reste plus alors aucune trace, il était difficile d'apercevoir le rapport qui existait entre elles. La rareté de la maladie a dû aussi contribuer à la faire méconnaître pendant long-temps ; et si l'on est surpris qu'Aristote ne se soit pas aperçu que l'espèce humaine n'était pas plus exempte de la contagion que les animaux, l'étonnement cessera dès qu'on fera attention que ceux-ci étant sujets à un très-petit nombre de maladies , on n'a pu, chez eux comme dans l'homme, confondre la rage avec l'une d'elles. D'ailleurs on ignorait alors que l'hydrophobie et l'impossibilité de boire fussent, dans les animaux, les symptômes les plus constans de cette affection ; la fureur seule avait frappé, ce que prouvent les passages ctiés d'Homère et de Xénophon (1); et comme, dans beaucoup de maladies, l'homme

---

(1) Homère , Xénophon et Aristote, pour désigner la rage , se servent du terme λυσσα et de ses composés. Le mot ὑδροφοϐια n'a été employé que depuis ce dernier, et seulement lorsqu'on s'aperçut de la crainte de l'eau qu'éprouvaient les enragés : c'est dans les ouvrages de Celse qu'on le trouve pour la première fois.

éprouve un délire furieux, ce symptôme ne pouvait, chez lui, conduire à connaître la cause qui l'avait produit, lorsque l'hydrophobie et l'impossibilité de boire ne paraissaient avoir aucun rapport avec la rage du chien.

Ces raisons nous paraissent suffisantes pour faire croire que l'espèce humaine était non-seulement sujette à cette maladie du temps d'Aristote et d'Homère, mais même à une époque antérieure à toutes nos connaissances, bien pourtant qu'elle n'ait été observée et caractérisée dans l'homme que deux cents ou deux cent cinquante ans avant notre ère.

§ IV. *Marche de l'esprit humain depuis Aristote jusqu'à nos jours.*

Les premiers écrits sur la rage n'ont point échappé aux ravages du temps, et l'ouvrage le plus ancien de ceux qui nous sont parvenus, où il est fait mention de cette maladie, est celui de Celse.

Cet auteur vivait au commencement de notre ère : ce qu'il dit est court, mais juste ; il indique, comme traitement préservatif de la maladie, l'application d'une ventouse sur la morsure, puis la cautérisation de la plaie avec un fer rouge, si la partie le permet ; si elle ne le permet pas, il conseille la saignée et les caustiques, ou corrosifs, pour panser la plaie. Dix – huit siècles ont à peine ajouté quelque chose d'utile à ce traitement. Celse pense que quand la crainte de l'eau, nommée, dit – il, par les Grecs ὑδρο-φοβία (1), survient, il reste peu d'espoir de conserver le malade, et que le seul remède à employer est l'immersion imprévue dans l'eau froide ; immersion à laquelle doit succéder, pour en prévenir les accidens, un bain d'huile tiède (2).

Vers le milieu du premier siècle, Dioscoride et Pline parlèrent assez longuement de la rage. Dioscoride ajouta des vérités utiles à ce qui avait été écrit ; il a le premier donné une description assez exacte de la rage du chien et même de celle de l'homme ; il dit que la maladie se développe ordinairement quarante-deux jours après la morsure, qu'il l'a vue tarder six mois et un an, et qu'on prétend qu'elle est survenue après sept ans. Il ajoute que les grandes

---

(1) C'est là, ainsi que je l'ai dit, qu'on trouve ce mot pour la première fois ; les auteurs grecs dont les ouvrages sont perdus s'en étaient, on le voit, déjà servis avant Celse : ainsi il est faux que ce soit Galien, comme l'ont avancé quelques médecins, qui ait donné ce nom à la rage.

(2) Corn. Cels., *De re med.*, lib. v, cap. 11, § xii, p. 278 et 279. Ed. Valart, *Parisiis*, 1772, Didot, in-12.

plaies sont moins dangereuses que les petites,
parce que le sang qui coule abondamment entraîne le venin avec lui. Il donne, comme symptômes de la rage, l'hydrophobie, la rougeur du
corps et de la face, les sueurs, les douleurs vives,
l'aversion de la lumière, l'aboiement, le désir de
mordre. Il conseille le traitement préservatif de
Celse ; il veut qu'on fasse des scarifications, qu'on
enlève les lambeaux, qu'on agrandisse la plaie,
qu'on la panse avec des substances irritantes, et
qu'on ne la laisse cicatriser qu'après quarante
jours (1). Il avoue qu'il n'a vu personne échapper
à la maladie développée, bien qu'on cite deux
guérisons (2). Dioscoride aurait dû s'en tenir là,
et ne pas ajouter au traitement simple et lumi-
neux de Celse une foule de médicamens inertes
qui sont encore la base de quelques-uns des

---

(1) Dios., lib. vi, cap. xxxvi, xxxvii, xxxviii et
xxxix.

(2) « L'une est rapportée, dit-il, par Eudemus, et
l'autre est celle du médecin Thémison, qui enragea après
avoir été mordu par un chien enragé, ou, suivant d'autres, après avoir soigné un de ses amis attaqué de cette
maladie, qu'il contracta par sympathie. Cœlius Aurelianus (cap. xi, p. 254) parle aussi de Thémison, et dit
que c'est Eudemus qui a rapporté l'histoire de la maladie
de ce médecin. Les deux guérisons dont parle Dioscoride, se réduisent donc à une, et l'on voit combien elle
est douteuse, pour ne pas dire plus.

remèdes donnés aujourd'hui comme secrets (1)
et comme d'infaillibles spécifiques.....

Quant à Pline, il semble avoir pris à tâche de
recueillir toutes les inepties écrites avant lui, et
toutes les erreurs populaires de son temps sur
la rage. Il indique, comme moyens préservatifs
de cette maladie, la chair, le bouillon de chien
enragé et même sa salive en boisson; la cendre
du poil de sa queue mise dans la plaie; le foie
cru de petits chiens , *du même sexe que celui
qui a mordu;* la cendre de queue de musaraigne,
il faut que cet animal, pris vivant, n'ait point ensuite été tué (2); le bouillon de blaireau, de
coucou , d'hirondelle (3) , et cent autres remèdes pareils. Le foie du chien enragé mangé
cru, et même cuit, est, dit-il, un médicament
bien plus efficace; la cervelle de coq a la singulière propriété de préserver pour un an seulement (4); le sang menstruel dont on a teint
un linge, placé sous la coupe dans laquelle on
donne à boire au malade, dissipe sur-le-champ

---

(1) Dios. *loc. cit., atque* lib. 1 , cap. cxlv ; lib. ii,
cap. xxxviii et cxlvi ; lib. iii , cap. lxxxix.

(2) Caii Plin. , *Hist. mund.* , lib. xxix , cap. v.

(3) *Id.* — lib. xxviii , cap. x.

(4) *Id.* — lib. xxix , cap. v.

l'hydrophobie(1), etc., etc.(2); enfin il rend lui-même justice à tous ces remèdes, et n'en montre pas moins une crédulité sans bornes; il dit:« Jusqu'à présent la morsure du chien enragé a été incurable; mais, depuis peu, la mère d'un soldat, ayant vu en songe de la racine de rosier sauvage, avec l'ordre d'en envoyer à son fils pour qu'il en bût, lui écrivit et le pria d'obéir à l'oracle. Quand il reçut la lettre de sa mère, il éprouvait déjà la crainte de l'eau. Il fit ce qu'elle ordonnait et il fut guéri, ainsi que tous ceux qui depuis ont employé le même moyen (3) ». Enfin il conseille la cautérisation de la plaie (4).

C'en est assez, et peut-être trop, pour faire voir dans quel esprit cet auteur a écrit.

Galien, dans ses *Livres de matière médicale*, répète une partie des erreurs de Pline et de Dioscoride (5); il nous a conservé les recettes dont se servaient plusieurs médecins pour pré-

---

(1) Caii Plin., *Hist. mund.*; lib. xxviii, cap. vii.

(2) Id. — lib. viii, cap. xli; lib. xx, cap. xiii; lib. xxiii, cap. ii, vii, viii; lib. xxiv, cap. xv; lib. xxv, cap. ii; lib. xxviii, cap. i, vi, vii, viii, x; lib. xxix, cap. ii, v; lib. xxx, cap. iii; lib. xxxi, cap. viii, xi; lib. xxxii, cap. v; lib. xxxiv, cap. xv.

(3) Plin., lib. xxv, cap. ii.

(4) Plin., lib. xxxiv, cap. xv.

(5) Gal., *De simp. med. facul.*; lib. vi, xi.

venir la rage (1). Il veut faire voir combien est absurde le système des méthodistes, qui pensent qu'on doit traiter les maladies sans s'informer de leurs causes, et il prend pour exemple la différence qui doit exister dans le traitement d'une morsure simple et de celle d'un animal enragé, qui dans le principe ne présente aucun symptôme grave (2). Il décrit la rage du chien; conseille de scarifier, de cautériser la morsure; il fait prendre ensuite plusieurs remèdes, et sur-tout la thériaque (3). Il pense que l'application de la bave du chien enragé sur la peau suffit pour déterminer la rage (4).

Cœlius Aurelianus traite plus au long de cette maladie qu'on ne l'avait fait jusqu'à lui. Dans huit chapitres séparés, il parle 1°. de la synonymie et des causes; 2°. de la définition; 3°. de la description; 4°. du diagnostic de la rage : 5°. il cherche à déterminer si c'est une maladie de l'esprit ou du corps; 6°. quel lieu elle affecte; 7°. si elle existe depuis long-temps ou si elle est nouvelle; 8°. enfin quel traitement lui con-

---

(1) *De comp. med. per gen.*, lib. 1, cap. xvi et xvii. — Id., *De antid.*, lib. 11, cap. xi, xv, xvi.

(2) Gal., *De sectis.* — Id., *De constit. art. med.*, cap. xix.

(3) Id. *De theria. ad piso.*, cap. xiv.

(4) Id. *Loc. af.*, lib. vi, cap. v.

vient (1). Il a remarqué, ou du moins écrit , le premier, que l'hydrophobie pouvait survenir sans contagion (2); car Arétée n'avait point observé ce fait, comme l'ont à tort avancé quelques médecins : seulement il avait dit qu'il suffisait de respirer l'haleine des chiens enragés pour contracter leur maladie (3).

Cœlius Aurelianus rapporte la rage au *strictum*. Fidèle au système des méthodistes, il n'indique point le traitement de la morsure et ne parle que de celui qu'on doit employer lorsque la maladie est développée. Il conseille la saignée pour diminuer l'ardeur de la fièvre ou la crainte de l'eau ; il engage à recevoir le sang avec la main , et à faire détourner le malade , pour qu'il ne soit pas effrayé et agité par le bruit de la chute du liquide (4). Il indique une foule

______

(1) Cœlius Aurel. , *Acut. morb.* , lib. III , cap. IX, x, XI , XII , XIII , XIV , XV, XVI, ed. Haller, *Lausannœ,* 1774, in-8°., p. 250 à 270.

(2) Id. , cap. IX , p. 252.

(3) *Et à rabido cane qui in faciem , dùm spiritus adducitur, tantummodò inspiraverit , et nullo pacto momorderit, in rabiem homo agitur.* Aret., cap. *De caus. et sig. acut. morb.;* lib. I , cap. VII , *De angind.* Voyez p. 4 du *Medicœ artis principes post Hipp. et Gal.*

(4) Cœlius Aurel. , *lib. cit.* , cap. XVI , p. 265.

4 *

d'autres précautions semblables qui doivent diminuer la violence des douleurs ; il conseille aussi tous les moyens relâchans. Il cite les remèdes employés par plusieurs médecins contre la rage , et les opinions émises sur cette maladie par ceux qui l'ont précédé. C'est à lui sur-tout qu'on doit avoir recours si l'on veut connaître les divers sentimens des auteurs dont les écrits ne nous sont pas parvenus ; mais on sait combien Cœlius Aurelianus , quoique avec un esprit très-méthodique , connaissait peu l'art d'écrire ; son style est souvent inintelligible , et il paraît , dans plus d'un endroit des lieux cités , se contredire lui-même.

Depuis cet écrivain jusqu'au quinzième siècle, et cet espace comprend douze cents ans, on ne fit aucun progrès dans la connaissance de la maladie qui nous occupe. A peine trouve-t-on dans les ouvrages des auteurs de cette longue période quelques idées dignes d'être mentionnées ; et l'on n'en doit point être surpris, puisqu'alors la culture des sciences et de l'esprit humain était presque totalement oubliée. La plupart des auteurs de ce temps se bornent à répéter ce qu'ont dit les Grecs et les Latins, et à ajouter quelques recettes ridicules au nombre immense de celles qui déjà avaient été vantées contre la

rage : parmi ces écrivains sont, Oribase (1),
Myrepsus (2), Sérapion (3), Arnaud de Villeneuve (4), etc. Mais les seuls qui méritent d'être
lus, sont : Ætius, Paul d'Egine, Avicenne et
Actuarius.

Ætius décrit la rage de l'homme et du chien ;
il indique la dilatation et la cautérisation de la
plaie, faites le plus tôt possible, comme le moyen
le plus certain de prévenir la maladie ; il veut
ensuite qu'on panse avec l'ail et autres irritans,
et qu'on ne laisse pas cicatriser trop tôt l'ulcère.
Il donne, le premier, un conseil dangereux pour
reconnaître si la morsure a été faite par un chien
enragé : il veut qu'on couvre pendant un jour
la plaie de noix pilées, et qu'on les donne ensuite à un coq ou à une poule : si l'animal les
mange et qu'il ne meure pas, le chien n'était
pas enragé ; s'il ne les mange pas, ou s'il meurt
après les avoir mangées, le chien était enragé ;
on ne doit cicatriser la plaie et regarder la guérison comme complète, que lorsque ces noix
sont mangées sans danger. Il dit, ainsi que Paul

______

(1) Orib., *Synop.*, lib. iii, cap. *De antid.* — Id. *De
morb.*, lib. iii, cap. lxxii.

(2) Myrepsus, *De propomat.*, sect. xxxviii, cap.
clxxxix.

(3) Sérapion, *Tractatus* l, cap. xvii.

(4) Arnaud de Villeneuve, lib. iii, cap. ix.

d'Egine, que les hydrophobes croient voir un chien dans l'eau, et il explique ainsi la crainte qu'ils ont de ce liquide (1). Outre les recettes qu'il indique au chapitre que nous venons de citer, on en trouve encore dans plusieurs endroits de ses ouvrages (2).

Paul d'Egine répète une partie de ce que Dioscoride et Ætius ont écrit : il est le premier qui ait dit que la morsure des personnes hydrophobes donnait la rage. Il ne parle de la cautérisation que comme d'un moyen proposé par quelques médecins, et rapporte une partie des recettes de ses devanciers (3).

Avicenne parle assez longuement de cette maladie, mais il n'ajoute de nouveau à ce qui avait été dit qu'une erreur remarquable par sa singularité : il traitait les morsures des chiens enragés par les cantharides à l'intérieur ; à la suite de ce traitement ses malades étaient affectés de rétention d'urine, ou leurs urines étaient noires, sanguinolentes, et mêlées, dit-il, *de morceaux*

---

(1) AEtius, *Tetrab.* II, *sermo* II, cap. XXIV.

(2) AEtius, *Tetrab.* I, *serm.* I, et *serm.* II, cap. XLIX. —Id., cap. CLXII. —Id., cap. CLXXIII. —Id., *Tet.* IV, *serm.* I, cap. LXXXXVI. — Id., *serm.* III, cap. XIII.

(3) Paul d'Égine, *De re med.*, lib. V, cap. III ; lib. IV, cap. LIV.

*de chair admirables, semblables à des animaux,
et sur-tout à de petits chiens* (1).

Depuis, Gentilis, son commentateur, et
Pierre d'Abbano n'ont pas craint de dire que
c'étaient de véritables chiens développés par le
venin, que le médicament faisait rendre ; et le
crédule Matiole le répète encore dans ses *Com-
mentaires sur Dioscoride* (2), sans pourtant y
ajouter une foi entière.

Un auteur de la fin du treizième siècle, Actuarius, mérite de fixer l'attention par quelques observations justes, et par le traitement qu'il adopte.
Il dit que les grandes plaies et celles qui sai-
gnent beaucoup sont les moins dangereuses,
et il en donne une explication saine. Il conseille
pour traitement de dilater la plaie; d'enlever les
lambeaux ou le pourtour avec l'instrument tranchant; de faire beaucoup saigner en appliquant
une ventouse ; enfin de brûler avec le fer rouge,
puis de panser avec les applications salées et
l'ail, pour entretenir la suppuration et pour
empêcher que la cicatrice ne se fasse trop promptement. Il indique en outre plusieurs antidotes,
et regarde ceux composés de plantes aroma-
tiques comme les plus efficaces (3).

---

(1) Avic., lib. iv, fen vi, tract. iv.
(2) Mat., *in Dios.*, lib. vi, cap. xxxvi.
(3) Actuarius, *Med.*, lib. vi, cap. viii.

Nous arrivons au quatorzième siècle, et aucun des auteurs qui ont vécu jusqu'à cette époque, ne nous a conservé d'histoires particulières d'enragés, ni d'observation assez complète pour mériter ce nom. Les deux siècles suivans ne nous offrent presque rien qui ait trait à cette maladie, et ce n'est qu'au commencement du seizième, que les premières observations de rage ont été publiées ; mais l'amour du merveilleux, le peu d'habitude qu'on avait d'observer, la manie des hypothèses et de tout expliquer, la terreur qu'inspirait la rage, les erreurs dont on était imbu à son égard, le traitement cruel auquel étaient soumis les malheureux hydrophobes, enfin la disposition des esprits de ce temps à recueillir les croyances vulgaires et les dictons comme des vérités démontrées, font que leurs observations, rarement exactes et complètes, sont presque toujours incroyables, et ne peuvent inspirer aucune confiance.

Quoi qu'il en soit, beaucoup d'écrits furent alors publiés sur cette maladie, et la plupart des auteurs de cette époque ne recommandent que des compositions empiriques et inutiles, ou des moyens superstitieux, pour s'opposer au plus terrible de tous les maux ; d'autres fois ils basent leur traitement sur des théories erronées, sur les explications d'une fausse chimie,

ou d'une physiologie mécanique : l'exposition de
toutes ces erreurs grossirait inutilement ce mémoire ; nous ne ferions d'ailleurs que répéter ce
qu'on trouve dans les traités modernes. Cepen-
pendant au milieu de ce débordement de formules empiriques, la plupart des médecins distingués conseillèrent encore la cautérisation
comme le meilleur moyen de prévenir la rage ;
mais leur voix ne fut point entendue, on n'en
suivit pas moins une aveugle routine ; le traitement de cette maladie fut même en grande partie abandonné au charlatanisme de guérisseurs
ignorans, ou ne consista plus qu'en pratiques
superstitieuses : chacun avait son remède qu'il
regardait comme infaillible, ou adoptait un de
ceux que la mode préconisait.

Enfin un médecin de Montpellier, Astruc,
fixa en quelque sorte les opinions, en faisant
soutenir par Fournier (1), son élève, que le mercure, déjà conseillé à l'intérieur par Ravelly (2),
était le spécifique de la rage et qu'il fallait, pour
la guérir ou la prévenir, déterminer la salivation. Peu de temps après, Desault (3) et quel-

____

(1) *Dissert. med. de hydroph.*, in-12. Montpel., 1719.

(2) Ravelly, *Traité de la maladie de la rage;* in-12.
Metz, 1696.

(3) *Dissertation sur la rage*, in-12; par Pierre Desault.
Bordeaux, 1738.

ques autres, conseillèrent les frictions mercurielles , et, en 1748, Sauvages (1) défendit la
même opinion, dans une thèse à laquelle l'A-
cadémie de Toulouse décerna un prix. Bien que
les idées théoriques, qui firent adopter ce traitement, n'aient aucun fondement, la plupart
des médecins, depuis cette époque, traitèrent
néanmoins, par les frictions mercurielles, les
personnes mordues par des chiens enragés : presque tous publièrent les heureux résultats de cette
pratique ; quelques-uns cependant l'attaquèrent,
conseillèrent la cautérisation, et prouvèrent que
le mercure n'était pas plus un spécifique de la
rage que tant d'autres remèdes.

Les choses en étaient là lorsqu'en 1778 le
zèle de la Société royale de médecine donna
lieu à de nouvelles recherches, en proposant un
prix au mémoire qui ferait connaître le meilleur traitement de la rage : MM. Andry et Portal
publièrent deux ouvrages pour faciliter le travail des concurrens. Le prix devait être décerné
en 1781 ; mais aucun des mémoires n'ayant
rempli les intentions de la Société, elle remit
le même sujet au concours, et ne donna qu'en
1783 le prix proposé. L'année suivante, elle

---

(1) *Dissertation sur la nature et la cause de la rage ;*
in-4°., par F. Boissier de Sauvages. Toulouse , 1749.

fit imprimer une partie des mémoires qu'elle avait reçus : ils forment le tome sixième de sa Collection, et c'est le dépôt le plus précieux de faits et d'observations que nous ayons sur la rage. La Société regarda le traitement local et la cautérisation de la plaie comme de la plus haute importance; elle semble ensuite donner aux frictions mercurielles la préférence sur tous les autres moyens. Depuis ce temps, les médecins sont tous d'accord, et pensent que la cautérisation est le préservatif unique. Si quelques-uns, comme M. Bosquillon, se sont éloignés de cette idée, c'est parce qu'ils ont nié l'existence du virus lyssique, et conséquemment l'existence de la rage comme maladie *sui generis*.

Mais malgré cet assentiment presque général de ceux qui cultivent l'art de guérir, le traitement qu'ils adoptent est bien loin d'être toujours employé : la superstition et la sottise conservent encore leur empire. Dans toute la France, une foule de charlatans, qu'épargne la vindicte publique, mais non le mépris, distribuent encore leurs inutiles arcanes, prétendus secrets (1), et de la plupart desquels on peut

____

(1) Tout individu qui tient un remède secret est un imposteur : il profite de la crédulité et se joue de la vie

cependant voir les formules dans l'ouvrage de M. Andry. Si la chose me semblait utile, je pourrais en dévoiler plusieurs autres; mais à quoi bon grossir cet essai de ces ineptes compositions ?

Espérons que la sollicitude du gouvernement mettra un frein à ce vil charlatanisme, et que les morsures des animaux enragés, traitées seulement par des mains habiles, ne seront plus

---

de ses semblables. Etant étranger à la médecine, peut-on savoir si le moyen qu'on emploie est utile ou dangereux? Sur mille de ces remèdes, s'il en est un qui soit doué de quelque efficacité, peut-on se flatter de posséder précisément celui-là; et eût-on un spécifique certain, ne serait-ce pas le devoir de tout honnête homme de le faire connaître sur-le-champ? Que le lecteur caractérise le vil égoïsme qui, pour ne pas découvrir un tel remède, laisserait mourir misérablement dans les tourmens de la rage tant de personnes chaque année.

Que dire encore de ceux qui débitent leurs arcanes après avoir reconnu leur nullité, ou même leurs dangers? Une telle conduite est sans doute, aux yeux de la raison, plus criminelle que de fabriquer de la fausse monnaie. Cependant le faux-monnoyeur se cache dans l'obscurité; il est puni de mort s'il est découvert: le charlatan, au contraire, se montre au grand jour; il fait le plus de bruit possible pour avoir un plus grand nombre de témoins de son opprobre; enfin il met impunément aux yeux de tous, en circulation, une fausse monnaie empoisonnée.

accompagnées d'autant de dangers ; espérons
que les résultats malheureux des traitemens les
mieux indiqués ne seront plus perdus pour la
science, et que l'impulsion donnée aux esprits
depuis la fin du dix-huitième siècle, impulsion
due, en grande partie, au savant auteur de la
Nosographie philosophique (1) et à Bichat, con-

---

(1) Ce que je disais en 1816, dans ma dissertation inaugurale, je le dis encore aujourd'hui : la science a une
obligation infinie à M. Pinel ; il a éloigné de la médecine
une foule d'explications mensongères ; il a rattaché, plus
qu'on ne l'avait fait jusqu'à lui, les maladies aux organes;
il a montré la nullité de toutes ces formules composées ,
de cette quantité de remèdes dont on gorgeait les malades,
et il a facilité par là l'étude des médicamens sur l'économie; sur-tout il a appris à observer , à douter , à porter
une logique plus sévère dans l'étude de la médecine ; enfin à ne voir que les faits et leurs conséquences; il a ainsi
préparé la révolution qui s'opère actuellement dans la
science , et on l'attaque avec les armes qu'il a fournies.
Qu'il n'ait pas fait ce qu'on peut faire maintenant , qu'il
ait commis des erreurs, nul doute : qui peut n'en jamais
commettre? Mais est-il juste de reprocher à un auteur de
n'avoir pas fait plus qu'il n'a fait, de n'avoir pas cru la
science assez avancée pour lui donner d'autres bases que
celles qu'il lui a données, enfin de n'avoir pas vu ce que
personne encore n'avait vu? Qu'on juge M. Pinel à l'é-
poque où il écrivait, qu'on compare son ouvrage à ceux
du même temps, qu'on lise ceux qui ont été écrits depuis,
et l'on verra si l'on doit penser qu'il n'a pas donné une

duira bientôt à une connaissance exacte d'une des maladies sur lesquelles il importe le plus d'avoir des notions précises.

* * *

CHAPITRE II.

SYNONYMIE, DÉFINITIONS, DIVISIONS, CLASSIFICATIONS DE LA RAGE.

§ Ier. *Synonymie.*

Les Grecs ont nommé la maladie qui nous occupe λυττα et plus souvent λυσσα : ce nom se trouve, comme nous l'avons vu, dans Homère. Plus tard, lorsque la rage fut connue chez l'homme, et qu'ils s'aperçurent que l'horreur de l'eau en était un symptôme presque inséparable, ils l'appellèrent ὑδροφοβια, de ὑδωρ, eau, et de φόβος, crainte ; mais ce nom ne se trouve que dans les *OEuvres* de Celse pour la première fois, les ouvrages plus anciens où on l'avait ainsi nommée, ayant été perdus. Quelques auteurs dont les écrits ne nous sont pas non plus parvenus, lui donnèrent les noms de hygrophobia, de ὑγρὸς, humide, liquide, et de φόβος, crainte ; phobo-

---

heureuse impulsion à la médecine, un bon esprit et une émulation salutaire à ses élèves.

dipsa ou phobodipsos , de φόβος et de δίψα , soif;
Andréas lui donna celui de κυνόλυσσος ou κυνόλυσσα,
de κυων , génitif κυνος, chien , et de λυσσα, rage.
Mais c'est à tort que tous les auteurs, même les
plus modernes, M. Gorcy entre autres (1), disent
que les Grecs nommaient la rage *phobodipson,
cunolysson, pheugydron* : ces mots sont à l'ac-
cusatif, et gouvernés par le verbe actif latin auquel ils sont joints dans Cœlius Aurelianus.
Quand on veut faire connaître les noms donnés
à une maladie dans la langue grecque, on doit
les mettre au nominatif, autrement il n'y aurait
plus de raison pour que chacun ne se servît pas
indifféremment de tous les autres cas, suivant
son caprice.

Les auteurs latins conservèrent à la rage le nom
d'*hydrophobia* , que Cœlius Aurelianus change
en *aquifuga* (2) ; ils la nommèrent aussi *rabies ;*
mais les noms *aerophobia , pantaphobia* ne paraissent pas avoir été employés pour désigner
la rage, comme on le croit généralement, puisque
Cœlius Aurelianus nous dit en quoi cette maladie diffère de celles qu'on a désignées par ces
mots (3).

---

(1) Gorcy, *Recherches sur l'hydrophobie* , p. 182, in-8°.
Paris, 1821.
(2) Cœlius Aurel., *lib. cit.* , cap. IX , p. 251.
(3) *Lib. cit.* , cap. XII , p. 256.

Le génie différent des langues modernes, et les idées hypothétiques de quelques médecins, lui ont fait donner, dans nos derniers temps, divers noms que nous croyons pouvoir nous dispenser de rapporter : il nous suffit de dire que presque tous les écrivains français l'ont désignée par les noms de *rage* ou d'*hydrophobie*, et que ces deux noms sont généralement adoptés. Quoiqu'il paraisse assez indifférent de lui donner l'un ou l'autre ; cependant la dernière dénomi-notion, n'indiquant qu'un symptôme qui se remarque quelquefois dans d'autres maladies, il nous paraît plus convenable d'assigner à celle dont nous traitons le nom de rage ; il répond d'ailleurs au λυσσα des Grecs et au *rabies* des Latins, qui semblent avoir primitivement et spécialement été employés pour la désigner.

§ II. *Définitions.*

Dirons-nous avec Cœlius Aurelianus que la rage est une soif vive, avec crainte des boissons, sans aucune autre cause qu'une certaine passion dans le corps (1) ; avec Avicenne, que c'est une conversion de la complexion à une mélancolie maligne et vénéneuse (2) ; avec Fortis, que c'est

----

(1) *Lib. cit.*, cap. x, p. 252.
(2) Avic., lib. iv, fen vi, tract. iv, cap. v.

une intempérie sèche et habituelle de toutes les parties solides. du corps, avec dépravation de l'imagination, occasionnée par le venin du chien, naturellement sec et chaud, etc. (1). Ces idées hypothétiques, ces mots vides de sens n'ont pas besoin de réfutation, et nous laissons toutes les définitions semblables, qu'il serait facile de réunir, mais dont on ne pourrait tirer aucun avantage.

Lorsqu'une réunion de symptômes, qui pour nos sens constitue une maladie, dépend de l'altération d'un organe, altération qu'on peut constater après la mort, il suffit, pour définir cette maladie, de dire en quoi consiste la désorganisation, et d'énoncer les phénomènes morbides qui en sont à-peu-près inséparables : il en est de même lorsqu'une irritation détermine sur une partie quelconque une inflammation plus ou moins aiguë; mais lorsqu'un appareil de symptômes toujours les mêmes et constamment suivis de la mort, ne laissent après eux dans les organes aucune altération constante à laquelle on puisse rapporter le trouble antérieur des fonctions et la funeste terminaison de la maladie, comme cela a lieu dans la rage (*voyez* ch. VII), il est plus difficile de donner une

---

(1) Fortis, *Consult. et resp. medic.*, t. I, cent. I.

définition exacte de cette maladie. En réfléchissant aux moyens d'y parvenir, on s'aperçoit
bientôt que deux voies seules peuvent y conduire : la première consiste à énoncer brièvement
les symptômes principaux qui la caractérisent :
c'est en suivant cette voie que MM. Enaux et
Chaussier définissent la rage *une maladie convulsive et spasmodique, accompagnée d'un excès
de sensibilité, qui se termine ordinairement par
un délire furieux, quelquefois sans fièvre* (1).
Mais les définitions de ce genre ne sont que de
courtes descriptions, et n'apprennent point
quelle est la nature de l'affection..

Le second moyen, bien préférable, exige une
connaissance parfaite de la maladie ; il consiste
à faire connaître, outre ses symptômes patho-
gnomoniques, la cause physiologique à laquelle
ils sont dus. M. Lalouette paraît avoir tenté de
définir ainsi la rage, mais il s'est égaré pour
avoir voulu pénétrer trop avant, et aller au-delà
de ce que disent les symptômes : il pense que
la rage *est une exaltation trop excessive de la
sensibilité, causée chez l'homme par une dépravation de l'humeur de la transpiration, qui, portée sur le tissu muqueux de la peau, exerce son
action sur les expansions nerveuses dont il est*

---

(1) Enaux et Chaussier, *Méthode de traiter les morsures des animaux enragés.*

recouvert (1). Cette cause, à laquelle M. Lalouette attribue la maladie, n'est prouvée par aucun fait; elle n'est qu'une idée hypothétique de l'auteur, et ne peut dès-lors servir de base à une dé‑finition.

Après un examen attentif des symptômes de la rage, nous croyons pouvoir les rapporter tous à deux lésions de la sensibilité, son exaltation et sa perversion : partant de là, nous la défi‑nissons *une exaltation excessive de la sensi‑bilité, avec aberration de cette même faculté: d'où résultent, d'une part, les douleurs, les spasmes, les convulsions, la fureur, déterminés par les sensations les plus légères ; d'autre part, l'hydrophobie, l'envie de mordre, les illusions des sens, les terreurs paniques,* etc. La rage n'ayant point encore été décrite, ce n'est pas ici le lieu de donner les raisons qui nous font préférer cette définition à toutes les autres, nous les renvoyons aux réflexions sur les symptômes et la nature de la maladie (ch. viii de ce mé‑moire); mais elle nous semble convenir jusqu'à ce qu'on connaisse d'une manière positive l'ac‑tion du virus lyssique (2) sur l'économie, con‑naissance sans doute encore loin de nous.

------

(1) *Essai sur la rage,* p. 73.

(2) Les adjectifs rabique, rabiéique, rabifique, ra‑

§ III. *Division.*

Quelques auteurs ont distingué la rage mue ou commençante, et la rage blanche ou déclarée ; mais ce ne sont que des périodes de la même maladie, et non deux maladies différentes. Belloste fait deux espèces de rage, suivant la saison dans laquelle elle paraît ; il croit qu'elles n'ont pas la même cause prochaine, et nomme australe celle qui se développe en été, et septentrionale celle qui paraît en hiver (1) : s'il avait remarqué que cette maladie se montre souvent au printemps et à l'automne, il aurait sans doute fait aussi une rage orientale et une rage occidentale, pour correspondre aux quatre points cardinaux.

Hunauld (2) et les auteurs des articles *Rage*, dans le *Dictionnaire économique* de Chomel,

---

bieux, rabien, sur lesquels on n'est point d'accord, puisque aucun d'eux n'est généralement adopté, ne sont pas exacts : le seul conforme à l'étymologie, rabiéique, est dur à l'oreille et d'une prononciation difficile ; il sera avantageusement remplacé par celui que nous employons ici.

(1) Belloste, *Chirurgien d'hôpital*, t. 1, p. 526. Paris, 1733, 2 vol. in-12.

(2) *Entretiens sur la rage*, p. 365. 1 vol. in-12, Paris, 1746.

dans la *Maison rustique* et dans l'*Encyclopédie* par ordre alphabétique , distinguent sept espèces de rage des chiens, qu'ils nomment rage chaude, rage courante, rage mue, rage tombante , rage endormie, rage efflanquée, rage rhumatique : selon eux , les deux premières seulement sont incurables , les cinq dernières guérissent souvent, et les animaux qui en sont atteints ne mordent point. Il est manifeste que ces auteurs ont confondu avec la rage plusieurs autres maladies auxquelles les chiens sont exposés, et qu'en outre ils ont fondé quelques espèces sur tel ou tel symptôme dominant ; ce qui ne suffit pas pour les constituer. Cette division , n'étant point basée sur une exacte observation , a bientôt été abandonnée des médecins.

Enfin, la plupart des auteurs, ayant égard à la cause occasionnelle de la rage, ont séparé celle qui est la suite de la contagion, de celle qui se développe sans contagion préalable. La première a été désignée par le nom de rage simplement, ou par ceux de rage canine , rage contagieuse ; la seconde a été nommée par eux rage spontanée ; enfin ils ont rapproché de la rage les diverses maladies dans lesquelles se remarquait l'horreur de l'eau , et ils les ont réunies sous le titre d'hydrophobie symptomatique ; locution essentiellement vicieuse, puisque l'hydropho-bie ne peut jamais être considérée que comme un symptôme, si l'on ne donne pas ce nom à la rage elle-même ; et dans ce dernier cas, on ne peut rapprocher de cette maladie toutes celles où se remarque l'horreur de l'eau, qui n'est pour elles qu'un épiphénomène.

Ainsi, la seule division de la rage qui mérite de fixer notre attention est celle établie suivant sa cause ; cette maladie est ou n'est pas due à la contagion; mais malgré cette différence de cause, la nature de la rage est-elle toujours la même ? Est-ce une seule maladie ou deux affections de nature hétérogène qui seulement présentent quelques symptòmes identiques ? Bien que ces questions ne soient pas résolues, et que dans ce moment-ci la plupart des médecins aient une opinion contraire à celle que nous avons adoptée, nous ne croyons pas devoir en changer jusqu'à ce que l'expérience ait définitivement prononcé en faveur de l'une ou de l'autre opinion, et nous regardons la rage dite spontanée comme de même nature que celle qui reconnaît la contagion pour cause (1).

---

(1) J'avais déjà émis la même opinion en 1816.(*Voyez* ma *Thèse inaug.*, p. 18.) Elle a été adoptée par M. Gorcy, comme on le verra plus loin.

Dans les espèces d'animaux les plus disposés à cette maladie, dans les chiens et les loups, qu'elle survienne spontanément ou qu'elle soit le résultat de l'inoculation du virus, sa nature est toujours la même : dans les deux cas, elle est contagieuse, et jamais aucun auteur n'a pensé qu'il y eût entre ces maladies la plus légère différence autre que la cause productive. Pourquoi admettrait-on le contraire pour la rage de l'homme? M. le docteur Honoré, dans son rapport sur les mémoires envoyés au Cercle médical, a, d'accord avec la Commission, pris une opinion contraire, et il pense que la distinction de la rage spontanée et de la rage communiquée est fondée sur les différences essentielles de cause, d'invasion, de marche, de durée, de terminaison, de traitement : examinons ces différences.

1°. La cause n'est pas la même : cela suffit-il pour constituer deux espèces de maladies? La variole, la peste, etc., qui se développent spontanément, sont-elles d'une autre nature que celles qui sont la suite de l'inoculation? Et d'ailleurs si la différence de cause suffisait pour établir deux espèces de rage, on devrait le faire pour celle des chiens comme pour celle de l'homme.

2°. L'invasion est différente, la rage spontanée se développe immédiatement après l'action d'une cause excitante, et est presque sur-le-champ à son *summum*; elle n'a point pour l'ordinaire de symptômes précurseurs. Il est vrai que la rage dite spontanée, étant due à une disposition primitive, n'a point et ne peut avoir cette période d'incubation nécessaire au virus pour produire une disposition secondaire; elle se développe immédiatement après une cause occasionnelle, physique ou morale, et il en est de même de la maladie dont la contagion est la cause éloignée : une commotion violente, une douleur vive, un chagrin profond, la frayeur, la colère, déterminent instantanément la rage lorsqu'il existe une disposition à cette maladie, que cette disposition soit ou ne soit pas la suite de la contagion.

3°. Les symptômes, la marche, la durée, la terminaison (1) de la maladie dans les deux

---

(1) Ce que je ne fais qu'avancer ici relativement aux symptômes, à la marche, à la durée, à la terminaison de la rage, je le prouverai par des observations à l'article des causes, où se trouvera naturellement leur place; mais si des faits nouveaux, se trouvant en contradiction avec cette opinion, faisaient voir que c'est une erreur, que la rage des chiens est toujours de même nature, qu'elle soit ou non spontanée, et qu'il n'en est pas de même de celle de l'homme, il me semble qu'on pourrait en tirer la

cas sont les mêmes, ainsi que le traitement, lorsqu'elle est développée; seulement la cautérisation est employée, non pour guérir la rage, mais pour prévenir l'introduction du virus dans

---

conclusion générale, que les maladies virulentes ne se développent point d'elles-mêmes dans l'espèce humaine, qui, primitivement exempte de ces affections, ne les aurait contractées qu'après des communications avec les animaux auxquels elles étaient naturelles. La découverte de la vaccine rend cette opinion probable ; la rage ajouterait aux probabilités : pourquoi n'en serait-il pas de même de la variole, de la siphylis ? Et si cette dernière ne paraît se développer naturellement dans aucune espèce, il est possible qu'ayant revêtu dans l'homme une forme différente de celle qu'elle a dans les animaux, elle soit devenue méconnaissable : d'ailleurs il ne serait pas absurde, quoi qu'en dise M. Jourdan, en défendant une opinion plus extraordinaire (*Journal universel des Sciences médicales*, t. II, p. 105), de penser, avec van Helmont, Heydentryk Overcamp, Laurent Roberg et Jean Linder, que des communications où ne se trouvaient plus les rapports voulus pour la nature, auraient primitivement produit la siphylis dans les climats chauds.

Ces idées sur les virus rendraient facilement raison, si elles étaient fondées, de l'existence des maladies virulentes, qui autrement reste inconcevable pour nous, à moins qu'on n'admette leur développement spontané.

Lorsque j'écrivais cette note je savais n'émettre qu'une hypothèse, à l'appui de laquelle je n'aurais pu rapporter

l'économie, et par suite la disposition à contracter cette maladie.

Nous pensons, d'après tout cela, qu'il n'y a qu'une espèce de rage, et en attendant que des

---

aucun fait : une observation recueillie, depuis cette époque, par le docteur Hufeland, publiée dans son journal et insérée dans la *Bibliothèque médicale*, lui fait assigner à la siphylis l'origine que je lui supposais ; je transcris le passage relatif à ce sujet, qu'il serait important d'éclaircir : « Une petite fille âgée de trois ans
» joue, assise sur un tabouret, avec un chien ; le chien,
» qu'elle serre contre son corps, est placé entre ses cuisses
» écartées : l'instinct vénérien s'éveille chez l'animal, et
» il exerce le coït. On accourt aux cris de l'enfant, et
» l'on arrive assez à temps pour être témoin de l'acte.
» Les parties génitales sont lésées, se tuméfient et s'en-
» flamment ; il s'y forme de petits ulcères qui ont tout-à-
» fait l'aspect de chancres. Ils résistent long-temps aux
» moyens ordinaires, et ne cèdent qu'à l'usage interne
» et externe du mercure. M. Hufeland regarde comme
» de son devoir de publier ce fait, sur lequel il pourra
» donner de plus amples détails, d'une part, afin de
» prévenir les parens et les instituteurs des dangers
» physiques et moraux qui peuvent résulter de l'habitude
» que l'on a généralement de laisser des chiens et des
» enfans seuls ensemble ; d'une autre part, pour de-
» mander si la première origine de la maladie véné-
» rienne ne pourrait pas être le résultat d'une sodomie
» exécutée sous un concours particulier de circonstances.
» Un fait à peu près semblable, publié par Ruggieri,

expériences exactes éclairent complétement ce sujet encore obscur, nous ne devons pas omettre une observation consignée dans la thèse de M. Bunoût (1) : bien qu'on ne puisse rien conclure d'un fait isolé, cette observation tend cependant à faire croire que la rage spontanée de l'homme est contagieuse.

Première observation.

« Madame B....., âgée de trente-quatre ans,
» d'un tempérament bilioso-sanguin et d'une
» forte constitution, apprit, le premier juillet
» 1812, la mort de son mari, capitaine de dra-
» gons, tué au champ d'honneur le 28 mai de
» la même année. L'impression qu'elle reçut
» de cette nouvelle fut si vive, qu'elle resta pen-
» dant une heure dans un état de stupeur,
» presque sans aucun mouvement et sans pa-
» role, laissant échapper seulement de fois à

» il y a quelques années, dans les journaux de médecine
» français, et où, par l'effet de l'allèchement d'un
» chien, des ulcères de mauvais caractère se dévelop-
» pèrent aux parties génitales de deux vieilles demoi-
» selles, semblerait venir à l'appui de cette opinion. »
Biblioth. méd., t. LXXII, p. 258.

(1) *Collection des thèses de la Faculté de médecine de Paris;* in-4°., an 1814, n°. 17.

» autre quelques profonds soupirs; au bout de
» ce temps, on vit couler quelques larmes, et
» bientôt elle se leva brusquement de dessus
» son siége et entra dans sa chambre en dé-
» plorant son sort : alors ses larmes prirent un
» libre cours, et la nuit se passa ainsi en pleurs
» et en lamentations.

» Le lendemain, ses parens l'engagent à
» prendre une tasse de café au lait, elle refuse
» plusieurs fois en disant qu'elle n'a besoin de
» rien, qu'elle ne désire rien, si ce n'est la
» mort; enfin elle cède à leurs instances; elle
» en boit à-peu-près la moitié et refuse de
» prendre le reste, *à cause de la difficulté*
» *qu'elle éprouve à avaler.* Le reste de la journée,
» elle se livre *à ses tristes réflexions, recherche*
» *la solitude, se plaint d'éprouver un sentiment*
» *de chaleur et de constriction à la gorge,* et ne
» prend pour toute nourriture qu'un verre de
» bouillon vers les quatre heures après midi.
» Elle éprouve vers le soir, en se mettant au
» lit, de légers soubresauts des tendons, se
» plaint d'un grand malaise, et passe la nuit
» dans une agitation continuelle et des rêves
» effrayans : elle croit voir son mari poursuivi
» et taillé en pièces par les ennemis.

» Le matin, elle se trouva beaucoup plus fa-
» tiguée que la veille, *le sentiment d'ardeur et*

» *de constriction à la gorge est plus intense, la*
» *soif devient plus vive, mais la déglutition des*
» *liquides ne se fait que difficilement.*

» Un médecin est appelé. Après avoir ques-
» tionné la malade sur ce qu'elle avait éprouvé
» jusqu'à ce moment, sur ce qui avait causé sa
» maladie, et lui avoir demandé, ainsi qu'aux
» personnes présentes, si elle n'a jamais été
» mordue par aucun animal (ce à quoi elle ré-
» pond par la négative), il ordonne une potion
» antispasmodique, et pour boisson une infu-
» sion de fleurs de tilleul et de sureau, dans
» chaque tasse de laquelle il fait ajouter quel-
» ques gouttes d'ammoniaque ; il ordonne aussi
» quelques lavemens. La garde-malade fait ob-
» server au médecin, avant qu'il sorte, que ma-
» dame B.... a un chien très-caressant qui lui
» lèche souvent la bouche, mange même quel-
» quefois avec elle, mais qu'il se porte bien,
» boit et mange comme à son ordinaire (ce qu'il
» fit en présence du médecin, qui voulut s'en
» convaincre). La malade boit deux cuillerées
» de la potion conseillée, et une tasse de la ti-
» sane avec beaucoup de difficulté. *Bientôt*
» *l'horreur pour les liquides se manifeste, leur*
» *vue la fait frissonner ; le délire et les convul-*
» *sions ne tardent pas à paraître ; la moindre*
» *agitation de l'air renouvelle les symptómes :*

» elle avale encore quelques alimens solides; ce
» qui engage le médecin à lui prescrire des bols
» avec le musc, le camphre et l'opium, et à lui
» faire administrer des lavemens narcotiques.
» Tous ces médicamens ne produisent aucune
» amélioration dans son état; elle continue d'al-
» ler de plus mal en plus mal; elle refuse toute
» espèce d'alimens : alors une chaleur brûlante
» se fait sentir à la gorge, le délire devient fu-
» rieux, la face colorée, les yeux étincelans, le
» regard farouche; *se manifestent en même temps*
» *l'expuition fréquente d'une salive écumeuse,*
» *l'aversion de la lumière, la fureur et les convul-*
» *sions à l'aspect des liquides et des corps bril-*
» *lans ;* le pouls est plein et fréquent. Enfin,
» après avoir passé une nuit cruelle, elle meurt,
» le 8 juillet, sur les dix heures du matin, dans
» un état de faiblesse extrême.

» Le chien dont nous avons parlé continua
» de prodiguer ses caresses à sa maîtresse, qui
» les reçut jusqu'au cinquième jour de l'inva-
» sion de sa maladie, époque où l'aversion de
» ce qu'elle avait de plus cher se manifesta.
» *La santé de cet animal ne fut nullement alté-*
» *rée jusqu'au 22 juillet : alors tous les symp-*
» *tômes de la rage se manifestèrent, et marchè-*
» *rent avec tant d'intensité, qu'il succomba le 26,*
» *c'est-à-dire huit jours après sa maîtresse.* »

Bien que cette observation manque de quelques détails utiles ; qu'on soit fâché de ne pas connaître le nom du praticien qui l'a recueillie, ni les symptômes qui précédèrent la mort de l'animal, on ne peut cependant douter, comme quelques médecins l'ont fait, de son authenticité. Elle ne prouve pas, au reste, que le chien ait contracté la rage par l'absorption du virus : il est possible qu'il ait été attaqué de cette maladie sans contagion préalable, et d'un seul fait de ce genre on ne peut tirer de conclusion générale ; mais il ne doit point être perdu pour l'histoire de la rage.

§ IV. *Classification.*

Les nosologistes, suivant la méthode adoptée par chacun d'eux, et suivant les idées qu'ils se sont faites de la rage, ont rangé cette maladie dans divers ordres de différentes classes ; il serait inutile d'indiquer la place qu'ils lui ont assignée sans faire connaître les vues qui les ont déterminés, et par suite les principes sur lesquels sont basées les nosologies. Comme ce travail serait trop long, et déplacé dans ce mémoire, nous préférons renvoyer à leurs cadres nosologiques. Quant à la place qu'elle doit réellement occuper, il serait prématuré de la chercher avant d'avoir de cette maladie une connaissance aussi exacte que possible dans l'état actuel de la science : ainsi je remets cet examen au chapitre relatif à la nature de la rage. (*Voy.* ch. VIII de ce mémoire.)

CHAPITRE III.

CAUSES DE LA RAGE.

§ I. *Observations à ce sujet.*

L'obscurité repandue sur les causes de la rage par les sentimens opposés des médecins, nous forcera de ne marcher que pas à pas et conduits par l'observation, afin de dissiper autant qu'il sera en notre pouvoir les nuages qui couvrent ce sujet.

Deuxième observation.

« Aubert, âgé de douze ans, d'un tempéra-
» ment bilieux, d'une complexion délicate et
» grêle, est saisi d'hydrophobie *sans avoir été*
» *mordu d'aucun animal et sans aucune cause*
» *évidente*, dans le mois d'août 1754. *Il a une*
» *telle horreur de l'eau, qu'il ne peut vaincre sa*
» *répugnance pour boire ;* il est extrémement
» inquiet et agité dans son lit. Son visage est
» pâle, ses yeux sont égarés ; *cependant il rai-*

» *sonne bien et meurt du deuxième au troisième*
» *jour* (1).

Cette observation d'un auteur avantageusement connu et estimé, Raymond, de Marseille,
laisse désirer beaucoup de détails utiles , mais
n'en présente pas moins les caractères propres à
la rage, et elle ne peut être rapprochée d'aucune
autre espèce de maladie.

Troisième observation.

« Un religieux âgé de trente-trois ans, d'un
» naturel triste et d'une constitution maigre ,
» était légèrement indisposé depuis deux ou trois
» jours, lorsque, le 1er. janvier 1755, des dou-
» leurs aux reins et aux extrémités inférieures
» l'empêchèrent de se lever. M. Pinchenier, ap-
» pelé dans la matinée, trouva le pouls du ma-
» lade un peu élevé et fréquent, la peau moite
» et sans chaleur extraordinaire, la langue gri-
» sâtre, *la respiration gênée; l'air du malade est*
» *embarrassé et décontenancé;* il se plaint d'une
» ardeur d'uriner.

» Tout le jour, on le pria inutilement de boire
» ou de prendre du bouillon, il refusa cons-
» tamment, sous prétexte d'aversion pour le

____

(1) Andry, *Recherches sur la rage ,* pag. 19, in-12.
Paris, 1780.

6

» bouillon et de manque de soif. Le soir, il de-
» mande un potage; *mais ce n'est qu'avec beau-*
» *coup de difficulté qu'il en avale quelques*
» *cuillerées*, et il en fut fortement travaillé jus-
» qu'à ce qu'il les eût rejetées : cela ne fut rien
» cependant en comparaison des agitations, des
» efforts pour vomir, de l'oppression et de la
» suffocation qui suivirent l'administration d'un
» lavement; ces tourmens continuent et vont
» toujours en augmentant pendant la nuit. *Le*
» *malade ne peut rien avaler ; la seule proposi-*
» *tion de la tisane et du bouillon le met en con-*
» *vulsion ; il se plaint du mouvement, de l'agi-*
» *tation de l'air, occasionnés par ceux qui l'ap-*
» *prochent, il s'en dit suffoqué ; il n'avait pas*
» *moins d'horreur pour la lumière, et il fallut, le*
» *lendemain matin, le priver du jour en le logeant*
» *dans une chambre peu éclairée.* Il pria alors
» qu'on lui accordât un peu de vin : je lui pré-
» sentai moi-même, dit l'auteur, ce vin tant dé-
» siré; mais mon étonnement fut à son comble
» en voyant tout-à-la-fois, ce que je ne saurais
» bien exprimer, *sa joie et son empressement à*
» *boire, et l'horreur qui l'en empêchait. Sa main*
» *portait la tasse vers la bouche, mais ne pou-*
» *vait arriver qu'à moitié chemin, et rétrogradait*
» *alors par un mouvement involontaire plus*
» *prompt et plus rapide que celui qui l'avait*

» *avancée : la bouche, qui allait au-devant de la*
» *tasse, la repoussait, dès qu'elle allait y toucher,*
» *par un frémissement des lèvres et par un vio-*
» *lent hurlement.*

   » Le malheureux eut beau renouveler plu-
» sieurs fois ses efforts, et entrer dans une sorte
» de colère pour faire arriver la tasse jusqu'à sa
» bouche ; il eut beau fermer les yeux et s'y
» prendre de toutes les manières, il ne put en
» venir à bout. On essaya de porter la tasse à la
» bouche du malade ; mais elle fut repoussée
» de sa part avec un contre-coup, des frémis-
» semens, des mouvemens convulsifs extraor-
» dinaires au cou et à la face, des sifflemens au
» gosier et des hurlemens : il ne fut pas possible
» de faire entrer une seule goutte de liquide,
» quoiqu'il parût s'y prêter de tout son pouvoir
» et qu'il marquât la meilleure volonté et le
» désir le plus ardent de l'avaler. On revint plu-
» sieurs fois à la charge avec aussi peu de succès.
» L'intérieur de la bouche, le gosier, le cou,
» ne présentent aucun gonflement ; on assure
» au malade que rien ne s'oppose à la dégluti-
» tion : il s'arme d'un nouveau courage ; ap-
» proche, avec une sorte de fureur, la tasse de
» ses lèvres ; elle y touche cette fois, mais elle
» est repoussée avec force, et jetée en l'air. *Des*
» *convulsions de tout le corps, des grimaces*

» *effroyables, accompagnées d'une oppression*
» *extrême, d'efforts incroyables de vomissement,*
» *avec menace de suffocation, firent croire que*
» *quelques gouttes de liquide étaient entrées dans*
» *la bouche.* Au lieu de vomir, il ne rejeta que
» deux ou trois crachats blancs et épais ; et cet
» orage fut calmé en moins d'un quart d'heure.
» Le pouls était ce jour plus fréquent que la
» veille, mais sans élévation ; il était intermit-
» tent à chaque sixième ou septième pulsation,
» faible, inégal, irrégulier ; l'oppression et la
» suffocation furent toujours en augmentant ;
» les hurlemens commencèrent vers midi ; les
» transports qui l'agitaient devinrent plus fré-
» quens et plus violens ; toujours ils étaient ac-
» compagnés d'efforts incroyables pour vomir,
» qui ne produisaient d'autre évacuation que
» celle de crachats blancs et épais. Les tendons
» du poignet, dans un sautillement continuel,
» couvraient presque le pouls, dont la fréquence
» et la faiblesse augmentèrent de plus en plus.
» Pendant la nuit, les hurlemens du malade ef-
» frayèrent tous les voisins ; son visage se défit ;
» la bouche fut couverte de bave vers minuit ;
» enfin il expira vers cinq heures du matin,
» quarante-huit heures après le début de sa
» maladie. Il conserva la raison jusqu'à la fin ;
» dans les momens de relâche, il faisait ses

» excuses aux assistans des transports qui l'en-
» traînaient malgré lui; il pria le frère qui le
» tenait embrassé de ne le point quitter et de
» le serrer fortement dans ces instans. Il lui dit
» une fois qu'il craignait de le mordre ; il lui
» dit aussi qu'il était peut-être enragé, mais
» qu'il ne savait pas comment il pouvait l'être ;
» et en effet personne de sa famille, ni d'autres,
» ne lui ont entendu dire qu'il eût été piqué
» ou mordu par aucun animal (1). »

Cette observation intéressante présente, suivant nous, tous les caractères de la rage, suite
de la contagion. Après quelques jours de maladie, le sujet ne peut se lever ; aucune cause
appréciable n'a agi sur lui, et la maladie se développe seulement par la disposition individuelle ; dès le début, la respiration est gênée ;
le malade est décontenancé, embarrassé ; il n'a
pas soif et éprouve de l'aversion pour le bouillon. Le soir du premier jour, il avale avec beaucoup de difficulté ; un lavement détermine des
agitations, de la suffocation ; le mal augmente
pendant la nuit; la déglutition est tout-à-fait
impossible; l'idée seule du bouillon suffit pour
produire des convulsions; l'agitation de l'air le
suffoque; il ne peut supporter la lumière. Le

---

(1) *Journal des savans*, décembre 1757.

second jour, tous les symptômes augmentent : le contact d'un liquide détermine des convulsions de tout le corps, des frémissemens, des mouvemens convulsifs extraordinaires des muscles du cou et de la face, une oppression extrême, une suffocation imminente. Ces symptômes deviennent de plus en plus violens et se renouvellent plus fréquemment. Pendant la seconde nuit, la bouche est couverte de bave, et le malade expire au bout de quarante-huit heures de maladie, après avoir montré, dans les intervalles de ses accès, cette crainte de mordre, ce repentir de s'être livré malgré lui à ses transports, cette sollicitude attachante qu'on remarque si souvent dans les enragés.

Une chose n'aura pas échappé à la sagacité du lecteur, c'est l'état de l'estomac pendant tout le cours de la maladie : quelques cuillerées de potage, dès le soir du premier jour, déterminent des accidens graves, jusqu'à ce qu'elles soient rejetées par le vomissement ; pendant tous les accès de convulsions, quelle que soit la cause qui les produise, on remarque des efforts violens pour vomir, mais sans aucun résultat. Comment doit-on considérer ce fait ? Attribuera-t-on ces efforts de vomissement à une cause morbifique inconnue, qui agit en même temps sur tous ou presque tous les organes, ou à une irritation concomitante? Est-ce une complication ou bien une sympathie? Il serait difficile de décider cette question importante, à laquelle se rattachent une partie des principes de la physiologie patholo-gique : on peut adopter l'une ou l'autre opinion, suivant sa manière de voir en médecine , sans que cela puisse changer l'idée qu'on doit se for-mer de la maladie dont l'histoire vient d'être rapportée.

Il n'en serait pas de même si, de ce que ces efforts de vomissement ont eu lieu dans tout le cours de la maladie, on voulait en conclure que tous les autres symptômes étaient produits par la même cause, par une inflammation de l'es-tomac. Mais les gastrites, quelques formes nom-breuses qu'elles puissent revêtir, ne présentent jamais les caractères que nous avons rapprochés : d'ailleurs le début sans soif, avec la peau moite et peu chaude, annonce que ce n'est point cette maladie ; il en est de même de la marche extrê-mement rapide et de l'augmentation prompte des symptômes ; des accès de convulsions , et de la suffocation déterminés par un lavement, par la seule idée des liquides ; de la mort survenue au bout de quarante-huit heures sans que le malade ait accusé aucune douleur locale : tout cela ne permet pas de confondre cette affection avec une gastrite, et nous pensons qu'on doit la regarder comme une rage dont elle a tous les caracteres essentiels. On pourra s'en convaincre en comparant cette observation à celles qui suivront, dont la contagion aura été le principe, et dans lesquelles on observera presque toujours cet état de l'estomac.

Quatrième observation.

« Le fils du fournier de Talend, âgé de vingt-
» deux ans, ressentit le soir, 8 septembre 1765,
» une ardeur d'urine qui lui donna des mouve-
» mens convulsifs; il voulut boire de l'eau, *mais*
» *à mesure qu'il l'approchait de ses lèvres il*
» *sentait croître une répugnance dont il ne pou-*
» *vait rendre raison*........ Cet état persista la
» nuit et le lendemain; ce jour au soir, chaleur
» brûlante dans l'estomac et à la gorge ; visage
» rouge et enflammé; yeux égarés comme ceux
» d'un homme étonné et rempli d'inquiétude ;
» *la vue de l'eau à une certaine distance ne l'ef-*
» *fraie pas moins ; dès qu'on l'approche de sa*
» *bouche, tout son corps entre en convulsion ;*
» *pour le faire boire on couvre l'eau, et le peu*
» *qu'il en avale avec un chalumeau lui donne*
» *des mouvemens convulsifs. Le troisième jour,*
» *dernier degré de l'hydrophobie, écume à la*
» *bouche, fureur ;* quatre personnes tiennent
» le malade dans son lit ; il est dans un état dé-

» plorable ; bientôt insensibilité presque com-
» plète du pouls; refroidissement des extrémités;
» mort vers trois heures du soir. Cet homme
» n'avait été mordu par aucun animal : un tra-
» vail forcé , sur-tout la veille du jour où cette
» maladie se déclara, dans une carrière dessé-
» chée et exposée au soleil le plus ardent, paraît
» en être la seule cause (1).

Nous ne répéterons pas pour cette observation
ce que nous avons dit à la suite de la précédente,
on peut l'appliquer à celle-ci.

Cinquième observation.

« Un jeune homme de trente ans, d'un tempé-
» rament mélancolique, asthmatique depuis plu-
» sieurs années , s'étant livré pendant quelques
» jours à des exercices de corps très-violens dans
» un grand magasin de papier, où il respira beau-
» coup de poussière, se découvrit presque tout en
» sueur. Il fit, le 31 mai 1757 , durant la plus
» grande chaleur du jour, une marche forcée à
» deux lieues de Paris; pendant ce voyage, il éter-
» nua presque continuellement. De retour, *diffi-*
» *culté de respirer et d'avaler, tristesse , inquié-*
» *tude;* le malade se met au lit, y reste tout le

---

(1) *Mémoires de la Société royale de médecine* : observation de Le Roux , p. 6 de son *Mém.*

» jour sans vouloir rien prendre. Le soir, aug-
» mentation très-grande de la difficulté de res-
» pirer, crainte de suffocation. Un chirurgien
» appelé fait une saignée du bras et ordonne
» de la thériaque délayée dans l'eau ; le malade,
» après l'avoir refusée, consent enfin à la pren-
» dre ; *il l'avale avec la plus grande difficulté, et*
» *à l'instant suffocation, roidissement des bras et*
» *des mains, cris ;* il prie qu'on le secoure en lui
» tirant les doigts avec force. Cet accident passé,
» il revient à son premier état, et passe ainsi
» la nuit. Le matin, nouvelle saignée qui ne
» soulage pas plus que la première. A onze
» heures, M. Lavirotte voit le malade ; la respi-
» ration ne se fait point par le nez et cependant
» le malade craint d'avoir la bouche ouverte.....
» *Il y porte la main dès qu'on ouvre la porte de*
» *la chambre, et crie que l'irruption de l'air va*
» *l'étouffer ; l'haleine même de ceux qui lui*
» *parlent l'incommode beaucoup, il se retourne*
» *pour l'éviter.* Ses yeux sont hagards ; son pouls
» est dur, concentré, pas plus agité que dans
» l'état naturel ; la gorge ne présente aucun ves-
» tige d'inflammation ; point de céphalalgie ;
» douleur à l'estomac, éructations ; la nuit pré-
» cédente, il avait eu quelques nausées..... *A la*
» *vue de l'eau qu'on lui présente dans une cuil-*
» *ler à café, les yeux se tournent, les membres*

(91)

» *sont agités de mouvemens convulsifs, les mus-*
» *cles du cou se roidissent,* le cartilage thyroïde
» s'élève et s'abaisse avec une vivacité singulière.
» Après quelque temps de calme, il essaie, sans
» horreur, d'avaler un peu de mie de pain, mais
» tous ses efforts sont inutiles; un demi-bain
» proposé n'effraie pas le malade; mais lors-
» qu'on *apporte de l'eau, il éprouve un frémis-*
» *sement convulsif universel et une sueur froide*
» *considérable.* Il eut de la peine à entrer dans
» l'eau ; il y resta une heure et quart et demanda
» alors, avec beaucoup d'agitation, à en sortir:
» on craignit une syncope et on le retira; il se
» trouva un peu soulagé, et dit que dans l'eau
» sa gorge était moins serrée, sa respiration
» plus facile; qu'il lui semblait alors que son
» mal commençait à descendre, mais qu'il lui
» était impossible d'y rester davantage. Le
» spasme augmenta bientôt. Une saignée du
» pied semble le rendre un peu plus tranquille.
» Le malade demande un bouillon; *mais il en*
» *détourne la vue, il y trempe seulement un*
» *doigt et le porte sur sa langue; à l'instant il*
» *jette des cris affreux; il est pris de convulsions si*
» *violentes que six personnes ont de la peine à le*
» *tenir; sa tête sur-tout est agitée d'une manière*
» *épouvantable; son visage est gonflé, sa bouche*
» *ouverte; il cherche à mordre et rejette une bile*

» *noirâtre;* le cou tuméfié égale presque la tête
» en grosseur. Pouls très-petit, très-vif, serré et
» convulsif; sueur froide et gluante. Après trois
» heures de cet état terrible, les forces et l'agi-
» tation diminuent, les cris cessent, et la mort
» a lieu dans le même jour, second de la mala-
» die. Cet homme assura, et ceux qui vivaient
» avec lui depuis plusieurs années confirmèrent
» qu'il n'avait jamais été mordu ni piqué par
» aucun animal (1). »

Outre les symptômes propres à la rage que présente cette observation, on remarque, chez l'individu qui en est le sujet, ceux d'un coryza violent, caractérisé par les éternuemens fréquens et l'impossibilité de la respiration par le nez; il paraît dû à la poussière à laquelle le malade avait été exposé plusieurs jours pendant un travail forcé, ou à une chaleur forte, suivie de refroidissement. La grande oppression, la gêne extrême de la respiration pouvaient aussi en partie dépendre de son asthme habituel; mais ni l'une ni l'autre de ces maladies n'a pu produire l'appareil des symptômes observés par M. Lavirotte et qui sont ceux de la rage.

---

(1) *Journal des savans:* observation de Lavirotte; août 1757, p. 81.

(93)

Sixième observation.

« Un jeune homme, après avoir abandonné
» sa maîtresse dont il avait été éperdument
» amoureux, devint jaloux d'un nouvel amant
» auquel elle s'était attachée, et il fit ce qu'il
» put pour supplanter son rival; mais ses pro-
» testations furent inutiles : la femme, obsti-
» née dans ses refus, lui ôta toute espérance.
» Alors, dans un de ces momens passionnés
» où l'on ne connaît que la fureur, le jeune
» homme se mordit au doigt du milieu de la
» main jusqu'à s'emporter la peau. Le lende-
» main, il sentit des élancemens au doigt
» mordu, avec une douleur qui s'étendait à tout
» le bras. La tête se prit; *il eut des mouvemens*
» *convulsifs qui se succédèrent d'un moment à*
» *l'autre; il fut saisi de l'horreur de l'eau; il*
» *refusa tous les alimens ; l'air même le suffo-*
» *quait : il menaçait de mordre tout le monde,*
» *et le quatrième jour il mourut dans les accès*
» *de la rage la plus confirmée* (1). »

Cette observation manque de détails qu'il
serait intéressant de connaître; mais on ne
peut rapporter la maladie qu'à la rage. A-t-elle

______

(1) *Mém. de la Soc. roy. de méd.*, t. vi, p. 59. : observation de Gallet Duplessis.

été produite par une qualité vénéneuse de la salive, par la fureur, ou par l'irritation, dont la morsure fut suivie ? Il serait difficile de décider entre ces trois causes : la dernière nous paraît la plus probable; mais quelle que soit l'idée que l'on ait à cet égard, on ne peut s'empêcher d'admettre, dans l'individu sujet de l'observation , une disposition peu commune à contracter la maladie qui nous occupe, et c'est la raison qui nous a engagés à rapporter ce fait consigné dans les *Mémoires de la Société royale de médecine.*

Septième observation.

« Le nommé Audibert, serrurier et auber-
» giste, demeurant sur le chemin des Étroits,
» près de Lyon , éprouve, le lundi 6 août 1804,
» une hydrophobie spontanée, pour laquelle,
» dit l'auteur, je lui donnai des soins, et dont
» voici l'histoire fidèle.

» Cet homme, âgé de 27 ans, s'était livré,
» depuis sa plus tendre enfance, à toutes sortes
» d'excès; il avait essuyé plusieurs maladies vé-
» nériennes dont il avait toujours été impar-
» faitement guéri ; ajoutez à cela que les morts
» violentes ne sont pas rares dans sa famille.
» Peu de jours avant la maladie dont il est mort,
» quelques ouvriers de sa profession lui avaient

» proposé, pour vider une ancienne querelle
» de corps, de s'enfermer avec eux dans une
» chambre et de se battre à coups de poing
» les uns contre les autres, comme les boxeurs
» anglais, jusqu'à ce qu'ils tombassent à terre
» de fatigue et d'épuisement. Audibert accepta
» la partie, et pendant trois heures que dura
» ce combat à outrance, il gourma et fut
» gourmé : je me suis assuré qu'il n'avait point
» été mordu par ses adversaires ; mais il pré-
» sentait, quelques jours après, sur différentes
» parties de son corps, et notamment sur la
» région épigastrique, des traces de contusions
» violentes. Le lendemain de cette scène, il
» retourna à la forge et travailla avec ardeur.
» Dans un moment où il était baigné de sueur,
» il se jette dans la Saône pour égoutter un
» bateau, et y demeure plus d'une heure ayant
» de l'eau jusqu'aux genoux. Audibert éprouva
» du malaise, quelques frissons passagers, et
» sur-tout une douleur très-vive au coude
» gauche. Le samedi 4 août, même état ; le di-
» manche 5 août, la douleur, par intervalles,
» est excessive ; le malade cependant reste levé
» tout le jour, et sert à table les différentes per-
» sonnes qui viennent dans son auberge, et boit
» même, sans trop de discrétion, du vin avec
» ses amis, interrompant la conversation par

» des gémissemens, des soupirs que lui arra-
» chait la force de la douleur : il se couche à
» l'heure ordinaire ; mais le lendemain 6 août, à
» quatre heures du matin, il est saisi tout-à-coup
» d'une vive frayeur ; il réveille sa femme en
» lui disant que s'il n'est pas secouru promp-
» tement c'est fait de lui ; *qu'il éprouve un ser-*
» *rement dans le cou qui l'étouffe et l'empéche*
» *d'avaler. Dès-lors, impossibilité de boire et*
» *horreur pour l'eau lorsqu'on lui en présente ;*
» *dans certains momens, il a peur et cherche à*
» *s'enfuir.* Il est, dans son lit, assis sur son séant,
» et fort agité ; ses angoisses sont inexprimables ;
» il craint la mort et annonce qu'il mourra
» dans la journée. J'avais beau lui prodiguer
» les assurances de guérison et, pour l'en per-
» suader davantage, user de tout l'ascendant que
» pouvait me donner sur lui le triste ministère
» que je remplissais alors, rien ne put dissiper
» cet affreux pressentiment, et je le trouvai si
» bien établi que ce signe seul suffit pour me
» faire prévoir la mort du malade. L'inquiétude
» était si grande que, dans l'espace de deux
» heures, Audibert fit changer huit fois la place
» de son lit ; il éprouve toutes les demi-heures,
» et quelquefois seulement toutes les heures,
» un accès de fureur, dans lequel il ne cherche
» point à mordre, mais il maltraite sa femme

» qu'il aimait beaucoup, et qu'il avait épousée
» depuis peu de temps. Il n'épargne pas non
» plus les assistans, et les coups tombent sur
» tous ceux qui se présentent à lui; mais il
» semble que, par *une perversion affreuse de sa*
» *sensibilité, les personnes qu'il a le plus aimées*
» *sont précisément celles qui lui inspirent le plus*
» *d'horreur. Chaque accès se termine par une*
» *convulsion générale d'autant plus longue et*
» *plus forte, que le malade approche davantage*
» *du terme de sa vie. Expuition continuelle*
» *d'une salive blanche et épaisse que le ma-*
» *lade crache de tous côtés et qu'il affecte*
» *même de cracher le plus près possible des per-*
» *sonnes qui l'entourent; loquacité continuelle;*
» *yeux effrayés dans l'intervalle des accès, et*
» *étincelans à leur approche. Le bruit l'affecte*
» *douloureusement, et lorsqu'on ouvre ou qu'on*
» *ferme une porte, il applique involontairement*
» *la main contre l'oreille qui correspond à l'en-*
» *droit d'où vient le bruit. Le courant d'air qu'on*
» *pousse sur lui, en s'approchant de son lit trop*
» *brusquement, le fait frissonner.* Il se plaint
» de sentir autour de lui une odeur insuppor-
» table, et d'avoir dans la bouche un goût af-
» freux. *Le pouls et la langue n'offrent aucune*
» *altération sensible;* la voix est grosse, mais
» non pas enrouée; la respiration est précipi-

7

» tée et inégale. Je ne dois pas oublier de dire
» que le malade eut une sueur générale et si
» abondante, que, dans l'espace de dix heures,
» il mouilla trente-neuf chemises sans compter
» beaucoup d'autres linges, tels que draps et
» serviettes.

» Tels sont les symptômes que ce malheu-
» reux éprouva jusqu'à quatre heures de l'a-
» près-midi : il mourut à cinq heures. Dans la
» dernière heure de sa vie, son état changea un
» peu, et voici ce que j'observai : *il pouvait*
» *boire alors et même demandait à boire; il pre-*
» *nait lui-même la tasse qui contenait le liquide*
» *et la portait à sa bouche en frissonnant; il ava-*
» *lait à la régalade, en fermant les yeux, quel-*
» *ques gorgées de boisson, puis repoussait la*
» *tasse avec horreur.* Une minute après avoir bu
» il rendait par les urines, et presque sans dé-
» composition, le liquide qu'il avait pris. Les
» pupilles étaient très-dilatées ; son haleine ré-
» pandait autour de son lit une odeur acide
» semblable à celle des enfans qui ont des vers.
» Le malade n'avait point eu de délire jusqu'a-
» lors; mais quoiqu'il répondît encore juste à
» toutes les questions qu'on lui faisait, il parlait
» seul, et dans ses monologues il adressait des
» provocations et des menaces aux champions
» avec lesquels il s'était battu, comme s'ils

» eussent été présens. A cinq heures du soir, il
» éprouva un dernier accès de fureur et de
» crise, *il s'élança hors du lit avec impétuosité,*
» *et mourut debout dans un état de convulsion.*
» J'appris qu'après sa mort il avait rendu par
» la bouche beaucoup de sang corrompu et que
» le cadavre avait conservé long-temps de la
» chaleur. Je fis aussi des recherches auprès des
» parens d'Audibert et des compagnons de sa
» jeunesse et de ses plaisirs, pour savoir s'il
» avait été mordu par quelque animal irrité :
» ceux qui avaient le plus vécu avec lui et dont
» le témoignage était le plus précieux, m'assu-
» rèrent que ce jeune homme n'avait jamais
» rien éprouvé de semblable (1). »

Cette hydrophobie, ajoute l'auteur, porte tous
les caractères d'une hydrophobie spontanée, et
nous avons le même sentiment. Mais il est possible que les coups que cet individu avait reçus
aient produit en outre une inflammation et peut-
être une hémorragie intérieure que l'autopsie
seule aurait pu faire reconnaître, mais à laquelle
on ne pourrait rapporter tous les symptômes
observés.

---

(1) Girard , *Essai sur le tétanos rabien ,* p. 61 , in-8°.
Lyon , 1809.

7 *

Huitième observation.

« Le 12 juin 1752, Poisel, âgé de quarante-
» quatre ans, d'un tempérament bilieux, entra
» dans une violente colère contre un porte-faix
» qui, en lui apportant du bois, cassa une glace
» chez lui. Un quart d'heure après, il se met au
» lit, sommeille quelques instants et se réveille
» avec une grande envie de boire qu'il ne peut
» satisfaire ; il a l'air violent et égaré. Bientôt
» paraissent le délire et les convulsions. Tous ces
» symptômes vont en augmentant jusqu'à trois
» heures du matin qu'il meurt. *Il fit inutilement*
» *les plus grands efforts pour boire* et soutint
» toujours n'avoir jamais été mordu par aucun
» animal (1). »

Cette observation manque de beaucoup de
détails qu'il serait intéressant d'avoir ; mais l'hydrophobie, les convulsions à la suite d'un accès
de colère, la mort prompte dont elles sont suivies, nous semblent suffire pour rapporter cette
maladie à la rage.

Neuvième observation.

« Au mois de septembre 1753, à Mantoue,
» Gabriel Novaria, étant à dîner, ressent une

---

(1) Pouteau , *Essai sur la rage*, p. 7.

» gêne au gosier et veut boire pour la faire dispa-
» raître, *mais quelques efforts qu'il fasse, il ne peut*
» *réussir à avaler le liquide.* Le soir, il essaie de
» nouveau à boire, *il est pris de couvulsions et*
» *ne peut en venir à bout.* Le mal continue le
» seond jour. Le troisième, il consulte Marcellus
» Donatus, qui lui fait trois fois de suite présen-
» ter de l'eau ; à chaque fois, *frémissement, dé-*
» *faillance, suffocation avec étranglement au*
» *gosier.* Si la boisson est éloignée de sa vue, il
» revient à lui, *il a tout son bon sens,* il se sent
» de la force, *n'a point de fièvre,* ne se plaint
» d'aucune douleur et périt le troisième jour
» sans que les autres fonctions aient été déran-
» gées. Malgré toutes les informations possibles,
» on ne peut découvrir la cause de cette ma-
» ladie (1). »

Dixième observation.

« Au mois de février 1575, Dominique Pan-
» calde, âgée de seize ans, fut saisie de frayeur
» en voyant plusieurs hommes se battre. Pen-
» dant trois jours elle éprouva quelques accidens
» nerveux, et le quatrième un frisson l'obligea de
» se mettre au lit. Les douleurs deviennent aiguës ;

____

(1) Marcellus Donatus, *Hist. med. mirab.,* lib. vi,
cap. 1, p. 296 et suiv.

» il survient des nausées, des inquiétudes ; *elle*
» *éprouve des terreurs paniques, pousse des gé-*
» *missemens, devient furieuse, chasse ses domes-*
» *tiques. Lorsqu'on lui présente à boire, elle retire*
» *la tête, éprouve de l'horreur pour le liquide et*
» *tombe en faiblesse. Elle ne peut voir la lumière;*
» *l'écume lui vient à la bouche; dans quelques*
» *momens elle a toute sa raison,* d'autres fois
» elle fait craquer ses dents et se mord la langue.
» Elle meurt au commencement du cinquième
» jour (1). »

Outre ces deux observations, Marcellus Donatus en rapporte trois autres semblables : dans
toutes, une mort prompte est la terminaison
de ces hydrophobies.

Onzième observation.

« Un jeune militaire dégoûté de la profession
» des armes et consterné par des chagrins do-
» mestiques, cherche la solitude et s'éloigne de
» ses camarades, ce qu'ils attribuent à un dé-
» faut de bravoure; et par manière de jeu
» ils entrent à minuit dans sa chambre, pré-
» cédés d'un tambour qui battait la charge,
» s'écriant que les Autrichiens avaient passé le
» Rhin, et que tout était dans le plus grand

-----

(1) Marc. Don., *loc. cit.*

» danger. Ce jeune homme éprouve à l'instant
» des convulsions effrayantes, son regard est
» furieux, il jette des cris horribles, et quel-
» ques propos rassurans qu'on lui tienne, il ne
» revient à lui qu'au bout d'un quart d'heure.
» *Dès-lors, sentiment d'ardeur et de constriction*
» *à la gorge, et nouvelles convulsions aussitôt*
» *qu'on lui présente de l'eau et du vinaigre,*
» *avec expectoration d'une salive écumeuse et*
» *abondante.* Le lendemain, à son admission à
» l'hôpital militaire, *nouvelles convulsions à l'as-*
» *pect d'une boisson qui lui fut offerte;* regard
» étincelant; respiration précipitée et irrégu-
» lière; pouls intermittent et à peine sensible;
» hurlemens affreux. Cet accès dure une demi-
» heure, et le malade revient à lui-même, *se*
» *plaignant d'avoir les liquides en horreur, d'é-*
» *prouver une grande chaleur à la gorge et une*
» *extrême pesanteur de tête :* prescription de
» bains et d'une potion antispasmodique, que
» le malade ne peut prendre, à cause des con-
» vulsions que renouvelle la seule vue des li-
» quides. *Impression de la lumière insupportable;*
» on le place dans un cabinet peu éclairé : re-
» tour de plusieurs accès jusqu'à onze heures,
» époque de sa mort.

   » Dans l'intervalle des accès, la respiration
» était à peine gênée; le pouls était fort et dé-

» veloppé, le regard abattu : le malade assura
» n'avoir jamais été mordu par aucun animal,
» il ne chercha lui-même à mordre que dans le
» dernier accès ; mais quoiqu'il ne fût pas tenté
» de le faire dans les précédens, il priait néan-
» moins les personnes qui l'environnaient de
» s'éloigner dès qu'il en pressentait l'invasion.
» L'autopsie cadavérique n'apprit rien de parti-
» culier, *la gorge contenait seulement une mu-*
» *cosité assez abondante* (1). »

Douzième observation.

« Le sieur Balthasar Mathieu, natif d'Almas,
» près de Saint-Flour en Auvergne, âgé d'envi-
» ron trente-cinq ans, vivait depuis son bas âge
» à Paris ; il était domicilié, lors de son décès,
» à l'hôtel de la Pucelle d'Orléans, rue des Ma-
» thurins ; porte-faix de sa profession, et d'un
» tempérament sanguin, il était plus sensible
» du côté du moral que son état ne semblait
» l'indiquer. Il avait toujours mené une vie fort
» réglée, et ne se rappelait pas avoir eu de ma-
» ladie, à l'exception d'une légère douleur de
» rhumatisme qu'il avait ressentie depuis deux
» ans.

____

(1) Pinel, *Nosographie philosophique*, t. III, p. 145,
quatrième édition.

» Depuis trois semaines, ayant appris qu'un
» de ses frères voulait le battre, pour des raisons
» qu'il est inutile de détailler ici, il en fut saisi
» de crainte. Le samedi 28 octobre 1780, la
» femme de ce frère alla le trouver à la place de
» Cambrai, et lui dit plusieurs choses qui lui
» firent de la peine; il la quitta fort en colère,
» et se retira chez lui sentant des lassitudes aux
» jambes, et un peu de faiblesse dans le reste
» du corps. A cette époque, un enchifrènement
» dont il était affecté depuis trois jours le quitta.
» Sa femme l'engagea à se coucher : alors il
» ressentit un léger frisson; on le couvrit plus
» qu'à l'ordinaire; il reposa peu cette nuit; son
» sommeil fut interrompu par des rêves désa—
» gréables.

» Le dimanche 29, il commença à se sentir
» *un peu d'aversion pour les liquides, tels que*
» *l'eau, le bouillon,* etc. Cette répugnance, aug-
» mentée pendant la journée, ne l'empêcha pas
» de manger deux soupes et un morceau de
» pain; la nuit fut assez tranquille, il dormit
» sans agitation. Le lundi 30, on me pria de l'al-
» ler voir; il venait de la messe. M. Gosse, mon
» ami, l'avait déjà interrogé sur l'état de sa santé;
» il lui avait répondu qu'il *sentait une pression*
» *à la poitrine et qu'il avait crainte de l'eau* : ces
» symptômes paraissent *hydrophobiques* à mon

» ami. Il le questionna, de manière à ne lui don-
» ner aucune inquiétude, en le priant de lui
» dire s'il n'avait pas été piqué par quelques
» mouches, ou mordu par quelque animal ; il
» assura que rien de pareil ne lui était arrivé.
» En entrant chez lui, il me pria d'approcher
» doucement de sa bouche, parce qu'on faisait,
» disait-il, en allant vite, *avancer une trop*
» *grande quantité d'air qui le suffoquait.* Le pouls
» était dur et non accéléré, puisqu'il ne battait
» que 64 à 66 fois par minute, ce qui est à-peu-
» près ordinaire aux personnes adonnées aux
» travaux pénibles ; son visage était naturel et
» sa peau un peu sèche. Il répondit de la ma-
» nière suivante aux questions que je lui fis.
» Après m'avoir donné le détail de ce qui était
» la cause de sa maladie, il me dit que depuis
» deux ans il avait une douleur de rhumatisme
» qui se portait tantôt à l'épaule droite, tantôt
» à la gauche, mais qu'elle n'était jamais ni
» bien forte ni continuelle. L'inspection de la
» partie ne me fit rien voir de remarquable ;
» j'examinai la bouche, et je ne pus apercevoir
» des boutons qu'il prétendait sentir au côté
» gauche de la langue ; elle ne présentait rien
» de particulier ; il ne ressentait aucune dou-
» leur dans les autres parties du corps. Je lui
» présentai de l'eau dans une tasse, *il avança*

» *son bras en tremblant, saisit la tasse et la porta*
» *à sa bouche : on le voyait s'agiter et entrer en*
» *convulsion à mesure qu'il l'avançait. Aussitôt*
» *qu'elle eut touché ses lèvres, ses yeux devin-*
» *rent fixes ; sa respiration parut prompte et la-*
» *borieuse ;* son pouls était toujours régulier,
» dur et fort, mais sans accélération : il avala
» l'eau, et l'agitation ne cessa que lorsqu'il eut
» abandonné la tasse. Dès qu'il apercevait les
» liquides, il était prêt à suffoquer ; sa poitrine
» se resserrait ; il ressentait un picotement à la
» plante des pieds qui montait le long des
» jambes et des cuisses, d'où il se prolongeait
» le long des avant-bras, des bras et des épaules,
» ensuite à la tête, aux gencives, et dans tout
» le tronc : il le comparait à la morsure des
» grosses fourmis qui montent sur les chênes ;
» ce picotement commençait et finissait avec
» la convulsion. En appliquant ma main sur
» son ventre, je soulevai les couvertures du lit,
» il lui survint un accès qui fut très-court ; je
» lui en demandai la raison, il me répondit
» qu'il provenait *de l'agitation de l'air produite*
» *par les couvertures, et qu'il lui arrivait toutes*
» *les fois qu'on faisait des mouvemens dans la*
» *chambre ou qu'on s'approchait trop près de son*
» *lit ; qu'il sentait alors un étouffement qui lui*
» *faisait exécuter des mouvemens involontaires.*

» Je passai de nouveau fort doucement ma main
» sur sa poitrine : dans ce moment il entra une
» personne, et l'accès le reprit; mais il fut plus
» fort que le précédent. Il criait et faisait signe
» à cette personne de se mettre de côté, et d'al-
» ler doucement; je sentais sa poitrine se res-
» serrer en tous sens; mon doigt mis entre
» deux côtes me parut être pressé par leurs
» bords; la verge était en érection : après l'accès
» il me dit, dans son patois d'Auvergne, afin
» qu'on ne le comprît pas, que cela était fré-
» quent depuis le commencement de sa mala-
» die; que pendant les nuits du 28 au 29 et du
» 29 au 30 il avait vu sa femme plusieurs fois;
» mais que ce désir était à présent passé, et que,
» quoiqu'il fût en érection dans le moment des
» accès, il n'éjaculait pas. Sa femme me disant
» que les urines étaient supprimées, je lui fis
» faire une décoction de chiendent nitrée, et lui
» proposai la saignée, pour laquelle il parut
» avoir de la répugnance. Je me retirai après
» lui avoir ordonné un lavement avec l'eau et
» l'huile; le soir, je retournai chez lui, il ne
» voulut pas encore se laisser saigner : le lave-
» ment lui avait fait rendre des matières assez
- consistantes et de mauvaise odeur; son état
» était le même que lorsque je l'avais quitté; je
» lui fis prendre deux cuillerées d'une potion

» composée de trente gouttes de laudanum li-
» quide de Sidenham, de deux onces d'eau de
» fleur d'orange, d'une demi-once de sirop de
» pivoine, et de quatre onces d'eau de lis : la
» nuit fut assez tranquille.

» Mardi 31, à cinq heures du matin, on vint
» m'appeler ; il était fort agité et parlait beau-
» coup ; il consentit à la saignée : je lui tirai
» quatre palettes de sang qui, refroidi, ne pré-
» senta rien de particulier. Bientôt après il
» rendit environ un poisson d'urine semblable
» à-peu-près à du méconium délayé ; elles ne
» précipitèrent point et furent toujours troubles,
» je lui fis continuer sa tisane et il urina trois
» ou quatre fois dans la journée : deux heures
» après la saignée, il vomit environ trois cuil-
» lerées d'une bile de consistance et de couleur
» ordinaires ; il prit quelques lavemens dans la
» journée ; les accès devinrent moins fréquens
» et il mangea une soupe que sa femme lui pré-
» senta vers le soir ; une heure après l'avoir
» prise, il fit inutilement des efforts pour vo-
» mir. Les accès devinrent plus fréquens ; il
» alla trois fois à la garde-robe et assez copieu-
» sement ; les matières étaient consistantes,
» mêlées de glaires, et d'une odeur infecte ; je
» lui fis prendre un lavement, qui le débarrassa
» encore de quelques matières semblables aux

» premières. *Le son des cloches l'agitait vive-*
» *ment;* il rendait des vents par la bouche et par
» l'anus ; il sua un peu pendant la nuit.

» Mercredi, 1er. novembre, je le vis à six
» heures du matin : son horreur pour les li-
» quides avait augmenté, mais la douleur à l'é-
» paule était passée, il se sentait un bien-être
» général. Les *accès ne survenaient que quand*
» *on lui présentait des liquides, et lorsque l'air*
» *était agité, soit par le mouvement des assis-*
» *tans, soit par la vibration des cloches, ou d'un*
» *instrument à cordes:* un violon dont je me
» servis augmenta beaucoup les convulsions ; il
» me priait de finir et de m'en aller. *Tous les sens*
» *devinrent plus exquis ,* et les facultés intellec-
» tuelles semblaient être augmentées; il voyait
» à une grande distance des corps très-petits ;
» *la lumière trop vive l'incommodait ;* sa pupille
» me parut un peu rétrécie; il savait distinguer
» parmi plusieurs personnes, quoique assez éloi-
» gnées, celles qui avaient bu ou touché quelque
» liqueur dont l'odeur l'incommodait, comme
» de l'eau-de-vie , du vinaigre, etc. Il les priait
» pour lors de s'écarter. Toute l'habitude de son
» corps était devenue plus sensible; il me fit
» porter la main sur son bras gauche pour me
» faire sentir des boutons; mais je ne pus les
» apercevoir, ni par le toucher, ni par la vue ;

» il disait qu'il les sentait crever de temps en
» temps. On vint le confesser, et il reçut beau-
» coup de visites, ce qui le fatigua extrêmement
» et augmenta la violence de ses accès. A six
» heures du soir, je lui fis prendre un bain de
» pieds et trois cuillerées de sa potion, ce qui
» le tranquillisa : il sua abondamment; on lui
» changea deux fois sa chemise : les draps même
» et l'oreiller étaient mouillés; cette sueur était
» fétide. Il dormit pendant trois heures d'un
» sommeil tranquille ; à son réveil, il se sentit
» soulagé; quatre heures après, il lui survint des
» angoisses, des nausées et des convulsions vio-
» lentes.

» Jeudi, 2 novembre, on vint m'appeler de
» grand matin; je trouvai le pouls dans le même
» état que la veille, le visage rouge ; les yeux
» n'étaient point enflammés; il avait un léger
» mal de tête, comme le jour précédent : je
» proposai un bain, il me dit qu'il voulait aller
» à l'Hôtel-Dieu pour le prendre ; je le saignai
» du pied. Il fit ensuite un tour dans la chambre
» et se coucha; il sua abondamment après avoir
» pris, au moyen d'un tuyau de fer-blanc de
» cinq lignes de diamètre et de dix-huit pouces
» de long environ, un demi-setier d'une infu-
» sion de tilleul, mêlée avec demi-once d'eau
» de fleur d'orange; quelques heures après, les

» accès recommencèrent; les cloches qui ne ces-
» saient de sonner, le fatiguaient beaucoup; il
» était furieux lorsque quelqu'un entrait. Il n'y
» avait que sa femme et moi qui pussions l'a-
» border en l'approchant très-doucement. Je
» priai qu'on ne laissât entrer que les personnes
» nécessaires, le malade m'approuva beaucoup:
» il raisonnait avec tout le discernement pos-
» sible; il ne perdait pas même pendant les ac-
» cès sa présence d'esprit, et répondait avec
» justesse à toutes les observations que je lui
» faisais; quand il entrait quelqu'un, quoique
» fermement persuadé qu'il ne lui voulait aucun
» mal, il se sentait oppressé, il semblait qu'on
» allait le saisir pour le battre; il demandait
» qu'on lui appliquât la main sur le front, mais
» si elle s'abaissait vers les yeux, il criait,
» la repoussant avec la sienne et entrait en con-
» vulsions. Ce jour-là, il désira qu'on lui mît la
» main et qu'on appuyât sur la région épigas-
» trique, à la hauteur du cartilage xiphoïde. A
» une heure et demie, M. Paulet, averti par
» M. Gosse, mon ami, fut curieux de voir le
» malade; il eut d'abord de la peine à l'aborder,
» quoique celui-ci le reconnût et se rappelât
» son adresse; cependant, à force de tentatives
» et en allant très-doucement, il parvint à lui
» toucher le pouls et à lui faire répondre à toutes

» les questions qu'il lui fit. Dans ce moment, le
» malade, rencontrant les yeux de M. Gosse qui
» le fixait, se mit à crier et eut un accès des
» plus violens. Il me dit de ne pas l'abandonner,
» qu'il me voyait avec plaisir à son côté, mais
» qu'il ne fallait pas le fixer. M. Paulet le visita
» le soir avec M. le commissaire Laumonier;
» ils eurent d'abord de la peine à l'aborder, mais
» peu-à-peu ils parvinrent à le toucher. Je fus
» le voir à neuf heures du soir : je trouvai le
» pouls augmenté en dureté et en vitesse; sa
» peau était sèche, et les convulsions très-fortes.
» Je lui fis boire de l'infusion de tilleul, pour
» laquelle il avait marqué moins de répugnance,
» et je fis préparer le bain que j'avais proposé,
» il y entra à onze heures trois quarts de la nuit:
» il y plongea d'abord ses jambes et l'accès le
» prit; il s'agita et on fut obligé de le soutenir
» pendant l'espace d'un quart d'heure; il parvint
» à y entrer jusqu'au sommet de la poitrine.
» Lorsqu'il entra dans le bain, je vis que pen—
» dant l'expiration il se faisait un enfoncement
» considérable dans l'espace triangulaire qui est
» entre la clavicule et le bas du cou; dans l'ins-
» piration au contraire une élévation se mani—
» festait au même endroit; à la même époque,
» c'est-à-dire en entrant dans le bain, ses yeux
» étaient fixes; il serrait fortement les mains de

» ceux qui le tenaient ; l'accès étant passé, il
» portait très-souvent sa lèvre entre ses dents,
» ce qui avait eu lieu plusieurs fois dans son
» lit ; il me pria de ne pas le quitter, d'ôter la
» lumière, qui l'incommodait, et d'éloigner les
» vapeurs qui sortaient du bain. Il y urina trois
» fois sans aucune douleur et sans apercevoir la
» légère cuisson qu'il avait ressentie depuis sa
» maladie. Il resta dans son bain jusqu'à une
» heure un quart, et en sortant il fut pris d'un
» nouvel accès, occasionné par l'eau qu'il fit
» mouvoir : il poussa des cris convulsifs ; quatre
» personnes furent obligées de le tenir. Il revint
» peu-à-peu et gagna son lit en s'appuyant sur
» les épaules d'un de ses frères, et se cachant
» la tête. Son pouls avait diminué de dureté et
» de vitesse : il se trouvait assez bien ; je lui fis
» prendre trois cuillerées de sa potion, il dormit
» une demi-heure, et redemanda de sa potion.
» Le reste de la nuit fut assez tranquille.

» Vendredi 3, à cinq heures et demie du matin,
» on vint m'appeler. Je le trouvai étendu sur le
» plancher, couvert d'un drap ; il priait qu'on
» lui cachât la tête. Dès qu'il m'aperçut, il se mit à
» crier, se leva et chercha à s'échapper par la
» fenêtre ; cinq de ses frères le saisirent ; mais il
» en renversa un d'un coup de pied, en écarta
» deux avec ses bras et entraîna les deux autres.

» On lui jeta un linge sur la tête, qui l'arrêta
» aussitôt : on le porta sur le lit. Il prit ce linge
» entre ses dents et le mordit : il criait qu'on
» l'attachât. Je lui fis lier les bras et les jambes,
» et les efforts cessèrent. Il parlait d'un ton ferme,
» sans s'arrêter par intervalles comme il l'avait
» fait le jour précédent; il se mettait en colère
» de temps en temps, et demandait un tonneau
» pour le mettre sur sa tête. Je lui fis donner
» un grand carton cylindrique, mais il répéta
» que c'était un tonneau défoncé des deux côtés
» qu'il lui fallait, afin, disait-il, que le vent ne
» vînt pas par-devant, mais d'en haut. Je lui ré-
» pondis qu'il lui écraserait la poitrine, il me
» dit qu'il fallait l'échancrer au devant. *Ce fut*
» *alors que la salivation commença à se mani-*
» *fester; il cracha même sur le visage de sa femme:*
» il revint cependant à lui, et me pria de me tenir
» derrière le rideau pour me dérober à sa vue,
» disant que s'il me voyait, je le ferais mourir:
» cette crainte de ma présence avait eu lieu depuis
» le moment que je l'avais fait lier; il m'en de-
» manda cependant pardon et me tendit, par-
» dessus la couverture, le bras que je venais de
» lui faire délier, pour me laisser toucher son
» pouls. Les pulsations étaient intermittentes et
» faibles; son visage était rouge, mais ses yeux
» ne l'étaient pas; il parlait continuellement

8 *

» d'un ton plaintif; ne voulait voir que sa femme
» et un de ses frères ; il désira qu'on lui détachât
» l'autre main, en me promettant qu'il serait
» tranquille. Il demanda à boire sans tube; on
» lui en donna dans une tasse d'étain. Il but en-
» viron un demi-poisson et ne voulut plus la
» lâcher, disant que c'était la coupe de la nou-
» velle alliance, qu'il ne boirait plus qu'avec elle.
» Depuis ce moment il fut assez tranquille: son
» pouls s'affaiblissait de plus en plus

   » Un des assistans, assis devant lui, lui toucha
» par hasard les pieds; il lui dit de continuer,
» que cela lui faisait un grand plaisir. J'avais
» envoyé chercher de l'alcali volatil fluor pour
» essayer les effets de ce remède si vanté depuis
» quelque temps. Après qu'on lui eut frotté
» l'épigastre et la poitrine avec l'huile d'olive,
» on lui donna douze gouttes d'alcali volatil
» étendues dans de l'eau : aussitôt l'accès devint
» plus violent et continuel; il criait à haute voix
» de le tenir ou de l'attacher; il faisait des efforts
» considérables; la respiration devint fort labo-
» rieuse, et il ne fut plus possible de lui faire des
» frictions mercurielles qu'un médecin très-ins-
» truit conseillait. Sa voix s'affaiblit; il articulait
» difficilement et me demandait. Une heure
» après, on vint m'appeler : il me tendait les
» bras, et me disait de lui toucher le pouls, qui

» se faisait à peine sentir. Je lui demandai où il
» avait mal : il porta sa main à sa gorge pour
» montrer qu'elle était dans un état de resser-
» rement; la salivation augmentait; il crachait
» continuellement et était dans le tourment le
» plus affreux. Les spectateurs me demandaient
» continuellement quelque chose pour le tran-
» quilliser : je lui donnai quarante gouttes de
» laudanum liquide dans un demi-poisson d'eau :
» il l'avala avec assez de facilité, l'accès fut moins
» fort et eut quelque interruption. Cet état ne
» dura qu'une demi-heure, pendant laquelle il
» reprit son bon sens, parla à sa femme et à
» ses parens qui le tenaient. La tête et les ex-
» trémités avaient perdu leur chaleur; le pouls
» ne s'y faisait plus sentir; une sueur froide
» sortait de toute l'habitude de son corps; les
» linges qui l'environnaient en étaient tout
» mouillés. Il expira à trois heures et demie
» après midi, ayant un rire sardonique dont il
» a conservé l'empreinte après sa mort.

» *État du cadavre.* Le samedi 4, à huit heures,
» le corps n'exhalait aucune odeur désagréable;
» je n'aperçus ni plaie, ni contusion, ni cica-
» trice, on observait seulement le long de la
» colonne vertébrale une tache noire, qui était
» due au frottement et aux mouvemens con-
» tinuels qui avaient eu lieu pendant la mala-

» die. L'écartement des paupières était sem-
» blable à celui d'un homme qui veille ; on re-
» marquait à la sclérotique plusieurs taches
» assez étendues et noires ; mais je les ai souvent
» observées sur les yeux de cadavres de per-
» sonnes mortes à la suite des fièvres malignes
» et putrides. La bouche était à demi ouverte ;
» je n'observai rien dans son intérieur que de
» très-naturel.

» Le crâne étant enlevé, on n'aperçut aucune
» altération à la dure-mère, à l'arachnoïde et à
» la pie-mère ; les veines du cerveau paraissaient
» seulement un peu engorgées ; la substance
» cérébrale ne présentait rien de particulier,
» elle était même un peu consistante : les ven-
» tricules latéraux contenaient seulement une
» petite quantité de matière lymphatique,
» comme cela arrive à la suite d'une mort vio-
» lente ; le plexus choroïde était engorgé, les
» autres parties du cerveau n'offraient rien que
» de naturel.

» Le poumon était d'un brun noirâtre ; on
» remarquait çà et là des taches noires plus ou
» moins étendues, à-peu-près rondes ; il était
» adhérent aux parois de la poitrine, au mé-
» diastin, et même au diaphragme du côté
» gauche. Le péricarde contenait environ deux
» cuillerées de liquide. Le diaphragme n'était

» pas enflammé, seulement quelques-unes des
» veines phrénétiques supérieures paraissaient
» un peu dilatées. Les veines étaient remplies
» d'un sang qui n'avait rien de particulier ; les
» artères étaient vides. La trachée-artère, l'œ-
» sophage, le larynx et le pharynx ne présen-
» taient rien que de très-naturel. Les glandes
» sublinguales, sous-maxillaires et parotides,
» étaient dans un bon état.

» Le premier coup de scalpel qui pénétra dans
» le bas-ventre fit sortir avec sifflement une
» assez grande quantité d'air d'une très-mau-
» vaise odeur, qui suspendit, malgré moi et
» pendant quelques secondes, ma respiration :
» la partie convexe du foie était dans son état
» naturel ; la partie concave était noirâtre et
» semblait avoir des nuances violettes. La vé-
» sicule du fiel était à demi pleine. L'estomac
» était fort rétréci, ses veines étaient engor-
» gées : on ne trouva dans son intérieur aucune
» parcelle d'alimens, mais seulement une par-
» tie du laudanum liquide qu'il avait pris une
» heure avant sa mort, mêlé avec quelques
» matières glaireuses. Le pylore parut un peu
» rétréci, sans aucune altération apparente.
» Le duodénum avait dans sa première cour-
» bure deux taches livides d'environ huit li-
» gnes de diamètre, et une dans la seconde

» courbure ; le reste de cet intestin était en-
» flammé et contenait une matière assez épaisse
» et noirâtre. Le jéjunum était enflammé dans
» son commencement, et l'iléon vers sa fin ;
» mais cette inflammation se terminait à la
» valvule iléo-cœcale : tous les intestins grêles
» étaient remplis d'air, mais le rectum était
» entièrement vide.

» La vessie contenait environ un poisson
» d'urine assez épaisse, je n'y aperçus rien de
» particulier. Les muscles du ventre se rom-
» paient avec la plus grande facilité (1). »

Nous avons cru ne devoir rien changer à
cette observation de M. Martin de la Caze, quoiqu'elle contienne beaucoup de détails minu-
tieux ou inutiles. L'auteur, après avoir noté
quelques différences de cette maladie avec la
rage, dit qu'il a conservé des linges imbibés de
la salive du malade pour savoir si elle est contagieuse ; on peut assurer qu'il n'a obtenu aucun résultat de cette inoculation, sans pour
cela cesser de regarder la maladie comme de
même nature que la rage, suite de la morsure
du chien : l'expérience faite ainsi n'eût rien produit, même dans ce dernier cas.

Le sujet de cette observation éprouve des

____

(1) *Mém. de la Soc. roy. de méd.*, t. vi , p. 60 et suiv.

craintes pendant trois semaines, elles sont suivies au bout de ce temps d'un accès de colère;
le même jour, lassitudes, frisson, sommeil agité
pendant la nuit. Le lendemain, légère aversion
pour les liquides qui n'empêche pas de manger; troisième jour, oppression, crainte de
l'eau et de l'agitation de l'air, qui déterminent
des convulsions et de la suffocation ; point de
fièvre, pouls à soixante-quatre pulsations par
minute; érections fréquentes, lascivité. Quatrième et cinquième jours, augmentation de
tous les symptômes, sensibilité très-vive de
tous les sens; le son et la lumière incommodent
le malade et renouvellent les accès et les convulsions. Le sixième jour, même état, point de
fièvre, point de délire; l'agitation de l'eau d'un
bain, l'œil fixe d'un assistant déterminent de
violens accès. Le septième jour, développement
extraordinaire des forces musculaires, avec un
pouls faible, irrégulier et intermittent; augmentation de la sécrétion salivaire ou buccale;
cessation de l'hydrophobie; respiration de plus
en plus laborieuse; resserrement à la gorge;
refroidissement des parties les plus éloignées
du centre de la circulation ; disparition du
pouls; sueur froide; mort à trois heures, le
sixième jour à dater du moment où l'hydrophobie commença.

L'autopsie fait connaître une inflammation de la plèvre gauche et d'une partie des intestins grêles ; mais ni l'une ni l'autre de ces inflammations ne peut rendre raison des symptômes observés, et on ne peut les regarder que comme complication de la maladie.

Les douze observations que nous venons de rapporter, et nous pourrions en ajouter un très-grand nombre d'autres, ont entre elles les traits les plus frappans de ressemblance : dans toutes , hydrophobie, convulsions produites par la vue de l'eau, l'aspect de la lumière, l'agitation de l'air, les sons même légers; suffocation ou gêne de la respiration ; resserrement à la gorge; sécrétion abondante d'une salive écumeuse; mort très-prompte , n'étant ordinairement précédée ni de fièvre ni de délire. A l'autopsie, rien de ce qu'on remarque ne peut rendre compte ni des symptômes, ni de la promptitude avec laquelle les malades sont enlevés.

Il est impossible de ne pas admettre que dans tous les cas la même lésion physique de l'économie, lésion que nous ne prétendons pas déterminer, a produit la même maladie. Nous l'avons vue se développer sans le concours d'aucune cause déterminante, mais produite plus souvent par une commotion physique ou morale, et sur-tout par la terreur et la colère; si

la maladie, suite de la morsure des animaux
enragés , est hâtée dans son développement par
les mêmes causes ; si en outre les symptômes
qu'elle présente sont les mêmes que ceux énumérés ci-dessus, il nous semble que nous serons
autorisés à conclure que l'homme, naturellement disposé à la rage, peut contracter cette
maladie par une foule de causes différentes.
Afin de pouvoir fixer nos idées sur ce point,
il est nécessaire d'examiner quelle est sur le développement de la rage après la morsure des
animaux enragés l'influence de la disposition
individuelle, des affections morales, des lésions
physiques et des erreurs de régime.

§ II. 1°. *Influence de la disposition individuelle*
sur le développement de la rage après la mor-
sure des animaux enragés.

Qu'est-il besoin de rapporter des observations
qui prouvent que tous les individus mordus
n'enragent pas? Tous les ouvrages sont remplis
de faits que nous pourrions rapporter ici, si
chacun n'en avait pas observé d'analogues. Je
me borne à en citer quelques-uns.

1°. Vaughan, célèbre médecin anglais, a vu
plus de vingt personnes mordues par le même
chien enragé échapper toutes aux suites de
leurs morsures, excepté celle qui avait essuyé

les premières atteintes de cet animal; la plupart cependant n'avaient fait aucun remède, les autres n'en avaient fait que d'insignifians (1).

2°. De vingt-deux habitans de Meynes, mordus par le même animal, dix-sept furent exempts de la maladie (2).

3°. De quatorze personnes mordues, aux environs de Metz, par une louve enragée, deux meurent de la gravité de leurs blessures ; deux autres après la guérison des plaies, sans offrir des signes évidens de rage ; *Claude Bodson* seul périt le cinquante-deuxième jour après l'accident, avec tous les symptômes de cette maladie. Tous les autres n'éprouvèrent aucun accident, quoiqu'ils fussent grièvement blessés ; et sur-tout *Claude Leroy*, qui, ayant combattu avec la louve pendant plus d'une heure, avait été mordu au coude, au mollet, à la main, à la joue, dont une partie fut enlevée, et à la mâchoire, dont les chairs furent déchirées (3).

C'en est assez pour prouver que la rage ne se développe après les morsures que lorsqu'il existe une disposition à cette maladie ; et lors-

---

(1) Andry, *Recherches sur la rage*, p. 189.

(2) Sauvages, *Dissert.*, p. 6.

(3) Andry, *Hist. du trait. à Senlis*, etc., p. 14 : obs. de Ravelly.

(125)

qu'on parcourt le grand nombre d'histoires con-
tenues dans les auteurs, et analogues aux trois
que nous avons rapportées, on est conduit à
regarder cette disposition comme très-rare, et
la plupart des morsures d'animaux enragés
comme ne devant pas être suivies de la rage.

§ III. 2°. *Influence des affections morales sur
le développement de la rage après la morsure
des animaux enragés.*

Treizième observation.

« Le 15 mai 1792, Jacquelin, âgé d'environ
» douze ans, fut mordu à la main et au doigt
» par un chien enragé. Quarante jours après la
» morsure, il se portait bien : alors un autre
» enfant, dans une dispute, l'appela *reste de
» chien enragé*, à l'instant Jacquelin resta in-
» terdit, stupéfait, ne répliqua rien, se rendit
» chez lui et déclara à ses parens que le poignet
» mordu lui faisait ressentir de grandes dou-
» leurs. Bientôt il se plaignit de malaise général,
» sur-tout à la gorge, répétant souvent qu'il
» éprouvait les plus vives douleurs et une grande
» soif; ses yeux étaient hagards; il but d'abord;
» mais le lendemain, dès qu'on lui présentait à
» boire, il détournait la vue avec horreur et pré-

» cipitation ; il priait qu'on chassât tous les
» chiens qui venaient sur lui : ne se trouvant
» pas obéi assez promptement, il saute de son
» lit, court après les chiens imaginaires, et va
» heurter contre un réel qu'il n'aperçut pas,
» quoiqu'il fût sous ses yeux ; ce chien s'étant
» retiré de côté, le malade continue de courir
» après ceux qu'il croit voir, et il se précipite
» sous la table, où ses gestes annoncent qu'il
» croit les serrer et se battre contre eux. On le
» remet sur son lit, on l'y attache ; il devient
» furieux sans cependant essayer à mordre. Il
» eut quelquefois des convulsions ; sa gorge
» paraissait gênée. Quoique d'un caractère doux,
» il s'emporta contre ses parens, il s'élança même
» une fois sur sa mère ; sa bouche était pleine
» de salive écumeuse, son regard terrible. Il
» mourut dans de grandes agitations le 26 juin,
» trois jours après le développement de la
» rage (1). »

Quatorzième observation.

« Dans le mois de février 1762, un chien en-
» ragé mordit, aux environs de Besançon, quatre

---

(1) Ancien *Journal de méd.*, t. xxxix, p. 215 : obs.
de Guillemeau.

» hommes et une femme. Confiée aux soins de
» M. Oudot, cette femme, après quarante jours
» d'un traitement mercuriel, jouissait en appa-
» rence de la meilleure santé ; elle continua
» encore quatre mois à se bien porter ; au bout
» de ce temps, une de ses amies lui témoigna
» le contentement qu'elle éprouvait de la trouver
» tout-à-fait guérie ; elle lui rappela tous les
» risques qu'elle avait courus, et lui apprit
» (chose qu'on lui avait toujours soigneusement
» cachée) que ses quatre compagnons d'infor-
» tune étaient morts de la rage huit à dix jours
» après l'accident.

» Cette femme fut vivement affectée des pro-
» pos qu'elle entendait ; les craintes qu'elle avait
» éprouvées pendant le traitement, et qui avaient
» été calmées, ainsi que les songes effrayans
» aux chiens, aux loups et aux chutes dans
» l'eau, se renouvellèrent. Elle tomba alors dans
» une espèce d'accablement qui l'obligea de se
» mettre au lit ; elle bâillait à chaque instant
» et éprouvait un grand ennui. Le lendemain,
» elle se plaignit de ressentir des douleurs dans
» le bras qui avait été mordu. On lui demande
» si elle boit, elle répond d'un ton assez ferme :
» *non, mais je n'ai pas soif et il est inutile de me*
» *tourmenter à ce sujet.* Elle refuse de l'essayer ;
» pourtant s'y étant décidée, on approche de sa

» bouche une liqueur qui détermine un sen-
» timent d'horreur.

» Le troisième jour, elle s'épouvante de tout
» ce qui ressemble à la peau d'un animal, et prie
» qu'on ne vienne point auprès d'elle avec un
» manchon. Les symptômes augmentent rapi-
» dement ; elle fait exactement fermer les ri-
» deaux de son lit, parce que le jour l'incom-
» mode singulièrement, et la fait cruellement
» souffrir. Le quatrième jour, il lui prit envie
» de mordre ceux qui l'entouraient ; elle ne
» pouvait plus soutenir l'éclat d'une très-faible
» lumière qui répandait de la clarté dans sa
» chambre, et mourut enfin le cinquième jour
» de sa maladie (1). »

Quinzième observation.

« Le 11 octobre 1777, cinq femmes furent
» mordues par un chien enragé. Traitées par les
» frictions mercurielles, elles se portaient bien
» quarante jours après la morsure et avaient
» quitté l'hôpital de Dijon. Retournée chez elle,
» la femme Poulet, après avoir éprouvé un
» chagrin très-vif et s'être mise en colère, le 30
» novembre, tomba le lendemain dans l'hydro-
» phobie ; la nuit fut très-agitée, la malade se

---

(1) Andry, *ouv. cit.*, p. 125 : obs. de M. Oudot.

» donnait des coups ; ses yeux étaient égarés,
» et elle disait ressentir une douleur interne
» au-dessus du sternum. Les accidens empirèrent
» pendant le jour et elle mourut la nuit sui-
» vante. Les autres femmes furent vivement
» effrayées de cet accident, mais ont continué
» de se bien porter (1). »

Seizième observation.

« Un jeune marchand de Montpellier fut
» mordu, ainsi que son frère, par un chien
» enragé, ce qui n'empêcha pas le premier de
» partir pour la Hollande, où il resta dix ans ;
» l'autre enragea quarante jours après sa mor-
» sure. On laissa ignorer cet événement à l'ab-
» sent, qui enfin, de retour dans sa patrie,
» apprit la fin malheureuse de son frère et la
» cause de sa mort : frappé de cette nouvelle,
» il devint bientôt enragé et mourut (1). »

Outre cette observation on trouve encore
dans la dissertation de Sauvages un autre fait
propre à prouver l'influence des affections morales sur le développement de la rage : *Robert
Chambourigaud* taillait tranquillement sa vigne
le trente-troisième jour de ses morsures ; il est

______

(1) Andry, *ouv. cit.*, p. 210 : obs. de Le Roux.
(2) Sauvages, *Dis. sur la rage*, p. 5 : obs. de Chirac.

alors effrayé par des discours alarmans, et sur-le-champ il retourne chez lui, se plaint de douleurs à la gorge, ne peut boire, et s'étrangle le cinquième jour pour terminer les tourmens affreux auxquels il est en proie.

Il serait facile de multiplier les faits de ce genre : les recueils d'observations en sont pleins; mais ce serait ajouter des preuves inutiles à celles que nous avons déjà données et qui nous paraissent suffisantes.

§ IV. 3°. *Influence des lésions physiques sur le développement de la rage après la morsure des animaux enragés.*

Dix-septième observation.

« Un jeune homme de dix à douze ans avait
» été mordu par un chien enragé, il prit des
» remèdes, et six mois après il jouissait de toute
» sa santé. A cette époque, il reçut d'un de ses
» camarades un coup de pied sur la cicatrice de
» sa morsure, sur-le-champ il tomba à la ren-
» verse avec les symptômes les plus effrayans
» d'une rage caractérisée; on le transporta chez
» lui, où il lui prit un second accès, pendant
» lequel il mourut (1). »

____

(1) *Mém. de la Soc. roy. de méd.*, t. VI, p. 38 : obs. de M. Beauvais.

Dix-huitième observation.

« Pierre Taussin , âgé de 52 ans, fut mordu
» le 13 mars 1779 : transporté le lendemain à
» l'hôpital général de la Rochelle, il y fut
» traité sans accident jusqu'au 11 avril, jour
» où l'on voulut sonder et dilater sa plaie ; le
» malade ressentit les douleurs les plus vives ;
» l'hydrophobie se manifesta, et le 13 il ex-
» pira (1). »

Dix-neuvième observation.

« Claude Abeille, mordu à l'avant-bras par
» une louve enragée, se croyait à l'abri du sort
» de ses compagnons d'infortune, tous morts
» de la rage depuis près de neuf mois; par
» hasard il reçoit, d'un morceau de bois qu'il
» jetait dans la rivière , un coup sur la cica-
» trice de sa morsure, elle se r'ouvre à l'ins-
» tant, devient douloureuse ; la douleur et le
» spasme saisissent le bras, et se fixant bientôt
» à la gorge, amènent l'hydrophobie et la
» mort (2). »

Vingtième observation.

« Un vieillard, âgé de soixante ans, vigou-

_____

(1) Andry , *ouv. cit.* , p. 201 : obs. de **M.** Dupuy.
(2) Ancien *Journ. de méd.* , t. iv, p. 269.

9 *

» reux, d'un tempérament bilioso-sanguin
» avait été mordu par un chien enragé au
» métacarpe gauche ; trois mois après, la plaie
» était cicatrisée, il se portait bien et rien
» n'annonçait la rage. Des menaces et des coups
» qu'il reçoit le rendent extraordinairement
» craintif ; un rien le fait trembler ; tout in-
» connu est pour lui un traître ; il l'évite, le
» fuit et cherche les ténèbres ; après vingt jours
» de cet état, survient l'horreur de l'eau et de
» la lumière ; on l'apporte à l'hôpital, où il
» meurt au bout de deux jours, après avoir con-
» tinuellement montré l'aversion de l'eau, la
» difficulté d'avaler, un sentiment incroyable de
» frayeur, et après avoir éprouvé une sécrétion
» de salive liquide mais non écumeuse (1). »

§ V. 4°. *Influence des fautes de régime sur le
développement de la rage après la morsure
des animaux enragés.*

Vingt-unième observation.

« **M. Ch....**, avocat, âgé de trente-deux ans,
» d'un tempérament bilieux, d'un caractère

---

(1) Morgagni, *De sed. et caus. morb.*, lib. I, epist. VIII,
art. XXVII, p. 113 du t. I ; ed. Louvain , 1766.

» vif et ardent, d'une humeur brusque et co-
» lère, fut mordu par son chien, qu'il ne
» croyait pas enragé, le 7 septembre 1781 ; il
» *ne fit aucune attention aux plaies, qui se gué-*
» *rirent promptement, et ne voulut faire aucun*
» *remède.* Il jouit d'une bonne santé jusqu'au
» samedi 9 mars 1782. Il passa ce jour en partie
» de plaisir à des noces et se fit remarquer par sa
» gaîté. Il pressa avec les dents les bras d'une
» demoiselle avec laquelle il dansait ; le soir,
» six heures avant que sa maladie se déclarât,
» il avait habité deux fois avec une autre femme.
» Sur les dix heures du soir, il se plaignit d'un
» peu d'irritation à la gorge, qui ne l'inquiétait
» nullement. A minuit, il éprouve un peu de
» difficulté à respirer et à avaler ; les symptômes
» vont en augmentant pendant la nuit, et à
» cinq heures du matin un chirurgien appelé
» fait une saignée de quelques onces. A huit
» heures, point de fièvre, nulle inflammation
» dans l'intérieur de la bouche ni au gosier. A
» l'approche d'une lumière et à la vue d'un
» verre plein d'eau, le malade frémit, s'agite,
» et crie qu'on ôte ces objets de devant ses
» yeux ; il boit encore quoique avec difficulté.
» Jusqu'à dix heures, on ne remarque que de
» légères irritations nerveuses ; mais alors les
» convulsions furent portées au plus haut pé-

» riode. Néanmoins, dans l'intervalle des accès,
» il boit un peu ; les liquides ne lui font point
» horreur, mais il est menacé de suffocation
» dès qu'il veut en avaler ; vers midi , moment
» de fureur (pédiluve promptement suivi de
» mieux.) A trois heures, il but et prit un bain
» sans horreur ; il eut des mouvemens convul-
» sifs dans l'eau. Le soir, les forces diminuant,
» il parut moins agité et plus maître de lui.
» Vers minuit, sortie par la bouche et par le
» nez d'une quantité assez considérable de
» sang noir ; bientôt assoupissement léthar-
» gique suivi de la mort. Rien de fâcheux n'est
» arrivé aux femmes dont il a été question et
» à beaucoup d'autres personnes avec qui il
» avait précédemment commis plusieurs im-
» prudences (1). »

Vingt-deuxième observation.

« Sigisbert Viriot , mordu par un chien en-
» ragé, subit un long traitement ; cinquante
» jours après ses morsures, il va à une fête ; en
» revenant il est tout pénétré par une grande
» pluie. A son arrivée chez lui, il demande à
» boire, mais la boisson lui fait horreur ; il
» éprouve un resserrement à la gorge et meurt

______

(1) *Mém. de la Soc. roy.*, t. vi, p. 234.

» dans des convulsions trois jours après l'ap-
» parition de l'hydrophobie (1). »

Il serait facile, mais inutile de multiplier davantage ces observations. Nous les avons la
plupart abrégées autant que possible, dans la
crainte de donner trop d'étendue à ce mémoire ;
mais on n'y retrouve pas moins tous les symptômes que nous avait présentés la rage sans
morsure préalable : hydrophobie ; convulsions
produites par la vue de l'eau, l'aspect de la
lumière, l'agitation de l'air, etc. ; développement extrême de la sensibilité ; suffocation, ou
gêne de la respiration ; resserrement à la gorge ;
sécrétion abondante d'une salive écumeuse ;
mort très-prompte n'étant ordinairement précédée ni de fièvre ni de délire. Nous verrons
plus tard que l'autopsie ne rend point non plus
compte des symptômes de la maladie.

§ VI. *Conclusion de l'examen des causes de la
rage.*

Ce résumé des dix observations dernières est
mot pour mot celui des douze premières, qui
ne reconnaissaient point une morsure pour

---

(1) *Journ. de méd. de Paris*, décembre 1807 : obs. de
M. Valentin.

cause. Est-il possible que le même appareil de symptômes ne tienne pas à la même lésion de l'économie, et puisse constituer deux maladies hétérogènes? Nous laissons la réponse à faire; mais il nous semblerait raisonnable de nier que ces symptômes puissent jamais être produits par une autre cause que la morsure des animaux enragés, plutôt que de reconnaître les affections morales comme y donnant lieu, pour faire ensuite deux maladies dont toute la différence est dans la cause. Nous avons vu en outre que la disposition particulière; les commotions physiques ou morales, qui suffisent quelquefois seules pour produire la maladie, favorisent, hâtent ou déterminent, chez les individus mordus par des chiens enragés, le développement de la rage, qui souvent, sans cette cause occasionnelle, n'aurait jamais paru. Plus nous avançons, plus les analogies se multiplient : aussi plusieurs médecins frappés de cette ressemblance, et ne pouvant méconnaître l'homogénéité de la maladie, quelle qu'en fût la cause, ne pensant pas d'ailleurs qu'une affection puisse se développer spontanément et être produite par un virus dans d'autres circonstances, ont-ils été conduits à nier l'existence de ce virus, et à regarder les symptômes qui suivent la morsure des animaux enragés comme dus uniquement à la frayeur, ou selon d'autres à la simple lésion physique des parties mordues? La première de ces opinions, émise et soutenue dans ces derniers temps par le savant Bosquillon (1), dont la médecine déplore encore la perte, va d'abord nous occuper.

La terreur qu'inspire une morsure faite par un animal qu'on croit enragé, est-elle la seule cause de l'hydrophobie et de la mort qui surviennent ensuite? Telle est la question à résoudre. Nous avons déjà rapporté une observation, celle de l'avocat Ch...., qui mourut de la rage, bien qu'il n'eût fait aucune attention et aucun traitement à des morsures auxquelles il ne songeait plus sans doute, lorsque six mois après il fut saisi de l'hydrophobie au milieu d'une fête et des plaisirs (2). Il serait facile de multiplier les faits de ce genre : nous nous bornons aux trois suivans.

----

(1) *Mémoire sur les causes de l'hydrophobie, vulgairement connue sous le nom de rage, et sur les moyens d'anéantir cette maladie;* par E.-F.-M. Bosquillon. Paris, 1802, in-8°.

(2) *Voyez* p. 132 de ce Mémoire.

Vingt-troisième observation.

« Fraize Ménager fut mordu pendant l'hiver
» par son chien *qu'il ne croyait pas enragé ;*
» *quoique ce chien eût disparu, il était dans la*
» *plus parfaite tranquillité, persuadé qu'un chien*
» *enragé ne mord jamais son maître.* Pendant
» huit mois, nul soupçon de la rage. Vers la
» mi-août, un coup sur le thorax détermine un
» crachement de sang, de la fièvre, une dou-
» leur sourde dans la poitrine. M. Brun donne
» des béchiques et fait une saignée : les symp-
» tômes disparurent ; mais le trente août un
» principe de suffocation et la difficulté de la
» déglutition déterminent le chirurgien à faire
» une nouvelle saignée et à ordonner les mer-
» curiaux, croyant reconnaître la rage, *quoique*
» *le malade affirme n'avoir point été mordu et*
» *que ses parens le disent aussi.* Le lendemain
» les symptômes les plus terribles se manifes-
» tent, des accès de fureur, des convulsions
» affreuses, l'hydrophobie, etc. Alors *ses pa-*
» *rens se rappelèrent la morsure faite huit mois*
» *auparavant.* La nuit suivante parut assez
» tranquille ; on laissa le malade seul quelques
» instans, il s'échappa et avoua à ceux qui le
» ramenèrent qu'il allait se pendre. Les syn-

» copes survinrent, se succédèrent mutuelle-
» ment; il mourut le 2 septembre (1). »

Vingt-quatrième observation.

« Élzéard Roche, natif d'Aix, âgé d'environ
» quinze ans, fut mordu au pied, le 3 ou le 4
» novembre 1781, par un chien soupçonné en-
» ragé; il bassina les plaies avec du vin chaud;
» elles se cicatrisèrent promptement; il ne fit
» point d'autres traitemens, et jouit d'une par-
» faite santé jusqu'au quarante-cinquième ou
» cinquante-sixième jour. Alors il ressentit dans
» sa jambe une douleur qui augmenta de jour
» en jour, devint plus vive, gagna la cuisse et
» le fit boiter. Le 26 décembre, soupant avec
» ses parens, il éprouva de l'horreur pour la
» boisson, et il ne put avaler qu'avec beaucoup
» de difficulté. L'hydrophobie fit des progrès:
» *on se rappela alors la morsure, et la sécurité*
» *fit place aux plus vives alarmes.* Le 29 dé-
» cembre, cinquante-six jours après sa morsure,
» il était très-agité à la vue de la boisson, dont
» il n'avalait que quelques gouttes avec les
» plus grands efforts. La douleur à la cuisse et
» à la jambe était des plus vives; mais nul gon-

---

(1) *Mém. de la Soc. roy. de méd.* t. vi, p. 45 : observ.
de M. Achard.

» flement, nulle marque que les cicatrices doi-
» vent se rouvrir. La tête est saine, le pouls
» petit, irrégulier; chaleur forte; constriction
» au gosier; air abattu. (Frictions mercurielles,
» antispasmodiques, vapeurs de vinaigre, etc.)
» Le soir, douleur de la cuisse et de la jambe
» presque dissipée; vive constriction au gosier,
» que le malade dit embarrassé par des glaires;
» la nuit, beaucoup d'agitation. Le 30 au ma-
» tin, spasmes et suffocation considérable à
» la seule invitation de boire; convulsions vio-
» lentes; envies de mordre. Le malade désire
» détacher ce qui lui serre le gosier, et il ne
» crache qu'avec beaucoup de peine une salive
» très-épaisse (nouvelle friction) : une heure
» après, calme; le malade s'excuse de ses
» écarts, qu'il dit avoir été involontaires; il
» avale les liquides avec moins de peine. Vers
» onze heures l'embarras du gosier a disparu,
» l'horreur de l'eau est bien diminuée. A
» midi, nouvelles convulsions; mort vers une
» heure (1). »

Vingt-cinquième observation.

« Un homme âgé d'environ quarante ans,
» robuste et d'un tempérament bilieux, avait

____

(1) *Mém. de la Soc.*, t. vi, p. 32 : obs. de M. Rouce.

» été mordu, trois mois et demi avant, par un
» petit chien, au bout du pouce de la main
» droite. On n'apercevait alors à l'endroit
» mordu qu'une petite ecchymose, d'un rouge
» livide, sous l'ongle. Le 1ᵉʳ. avril, le malade
» refusa de manger de la soupe qu'on lui pré-
» sentait, et de boire. *Il n'y fit pas grande atten-*
» *tion, et le lendemain il alla en ville pour un*
» *procès ;* mais, de retour chez lui, il ne put
» approcher des liquides de sa bouche sans
» une horreur complète. *Ses parens se rap-*
» *pelèrent la morsure faite quelques mois au-*
» *paravant, que le malade n'avait crue d'au-*
» *cune importance ;* ils ne doutèrent plus de
» son état, et l'amenèrent le 3 avril à l'hôpital.
» A son arrivée, il ne put assez exprimer com-
» bien il avait souffert en chemin des impres-
» sions de l'air. Il pria instamment qu'on
» fermât exactement la chambre pour que l'air
» extérieur ne pût y entrer : la moindre venti-
» lation lui causait des agitations et des an-
» goisses terribles ; le pouls était à peine sen-
» sible. Il avait sa raison ; mais l'esprit et le
» corps étaient dans une agitation singulière :
» on lui présenta un vase rempli d'eau, il le
» saisit, le porta en tremblant à sa bouche et
» en prit avec effroi quelques gouttes ; mais
» bientôt il le repoussa avec des gestes qui ex-

» primaient le désespoir dont il était saisi
» (saignée copieuse du bras, bol composé,
» frictions mercurielles sur le bras droit). A
» cinq heures et demie du soir, meilleur état,
» plus de tranquillité, pouls régulier ; le ma-
» lade peut boire sans beaucoup de souffrance ;
» la poitrine est moins serrée ; l'air renouvelé
» n'est plus aussi insupportable : tout fut assez
» bien jusqu'à sept heures du soir, époque à
» laquelle l'homme qui le gardait sortit un
» instant. Alors et tout-à-coup les angoisses,
» les frayeurs les plus terribles s'emparèrent
» de son esprit ; il criait qu'il lui était impos-
» sible de rester seul. Les symptômes furent
» toujours en augmentant jusqu'à dix heures du
» soir, qu'il mourut sans jamais avoir perdu
» la raison (1). »

Ces observations prouvent assez que les accidens qui suivent la morsure des animaux enragés,
en tout semblables à ceux qui se développent
spontanément ou après une affection vive, ne
sont pas cependant dus à la terreur, puisque les
malheureux qui en font le sujet ignoraient les
dangers d'une blessure à laquelle ils ne son-
geaient plus depuis long-temps lorsque la rage
se déclara. On voit même assez souvent les per-

____

(1) Andry , *ouv. cit.*, p. 192 : obs. de M. Rislez.

sonnes les plus inquiètes sur leur sort échapper à
la maladie, tandis que d'autres, parfaitement tran-
quilles et rassurées sur leur état, enragent, quoique
toutes aient été mordues par le même animal (1);
mais la chose contraire ne peut manquer d'être
beaucoup plus fréquente. On doit encore observer que si la crainte était la seule cause du
développement de la rage, ou des symptômes
connus sous ce nom, cette maladie devrait
paraître immédiatement après la morsure ; car
jamais la terreur n'est plus grande qu'à cette
époque. Enfin, si le danger n'était qu'imaginaire ; si la crainte seule et les préjugés de
l'état social étaient la cause unique de la rage,
comment les enfans à la mamelle, qui n'ont
point encore ces préjugés; comment les animaux qui sont mordus par des chiens enragés,
contracteraient-ils presque toujours la rage,
lorsque les uns et les autres ne peuvent ni prévenir, ni redouter, ni imaginer les suites d'une
telle morsure? De toutes ces raisons il nous
semble qu'on peut conclure que la terreur n'est
point la cause ordinaire de la rage.

Frappé sans doute de ces raisons, et per-

---

(1) *Voyez* Andry , *ouvr. cit.*, p. 111. Le *Mémoire* de
Le Roux, p. 76 du t. vi des *Mém. de la Société royale
de médecine* , etc.

suadé, comme Bosquillon, que la rage est un être imaginaire, M. Girard, de Lyon, a attribué les symptômes hydrophobiques à la lésion physique des parties mordues et à la nature de cette lésion. Mais si la lésion seule était la cause de ces symptômes, ils devraient se développer immédiatement après la morsure, comme cela se remarque toujours dans les cas de rage dus à une autre cause que la contagion, et l'on sait pourtant que presque toujours les plaies sont cicatrisées, et quelquefois depuis très-long-temps, lorsque la maladie paraît. Les observations ci-dessus rapportées en fourniraient des preuves si une telle proposition en avait besoin.

La nature de la plaie est-elle plus capable de donner la raison du développement de la maladie après un long temps? M. Girard le pense et s'explique ainsi : « Dans les cicatrices des » plaies faites par les animaux dont les dents » sont longues, aiguës, crochues, l'obstacle à » la libre circulation des fluides doit être en » raison de la forme de ces cicatrices, lors- » qu'elles sont mal organisées. Si, *par une cause* » *quelconque*, la résistance devient plus consi- » dérable, si la force vitale ne peut la vaincre, » cette cicatrice devient un corps étranger dont » la nature tend à se débarrasser. La partie s'en-

» gorge, ainsi que celles qui l'environnent;
» alors les nerfs sont, comme *dans les autres*
» *cas analogues*, tiraillés ou comprimés : il y a
» par conséquent aussi douleur, et *quelque-*
» *fois*, par suite, des convulsions qui *peuvent*
» *faire périr le sujet*, avant que la nature ait
» achevé son travail, avant qu'elle ait pu dé—
» truire la cause qui l'oppresse. (1) »

Nous ne nous amuserons pas à réfuter de telles hypothèses, ou, si l'on veut, de telles explications : M. Simon, qui adopte l'opinion de M. Girard sur la nature de la rage, donne une autre explication de l'apparition de cette maladie après la formation de la cicatrice ; il suppose (2) que le développement des symptômes connus sous le nom de rage est dû à une irritation persistante dans la cicatrice, et à l'abord d'une trop grande quantité de sang, qui n'est plus éliminé par la suppuration. On trouvera, au reste, dans l'opuscule de M. Simon ce qu'on peut dire de mieux pour expliquer les phénomènes de la rage par les principes du solidisme et de la physiologie de M. Broussais. Il est de la plus

____

(1) *Essai sur le tétanos rabien ;* par M. Girard. Lyon, 1809, p. 31.

(2) J. Simon, *Consid. médico-physiologiques sur la nature et le traitement de la rage,* p. 43. Paris, 1819, in-8°.

haute importance pour le traitement d'une affection aussi grave, qu'on ne reste pas indécis relativement à cette question ; mais M. Simon n'a
pas plus que M. Girard répondu aux objections
qu'on peut leur faire, et pour que l'opinion de
ces auteurs eût quelque ombre de vraisemblance,
il faudrait 1°. que les morsures légères où la peau
est à peine entamée , faites par les animaux enragés, ne fussent jamais suivies d'accidens , et ce
sont, au dire de tous les auteurs , les plus dangereuses ; 2°. que celles faites au travers des vêtemens fussent autant à craindre que celles
faites à nu ; 5°. que toute morsure d'animal
sain, que toute plaie contuse et avec déchire-
ment , que celles que M. Girard produisait
avec des pinces armées de mâchoires de chat ou
de chien , etc., fussent autant à craindre que
celles des animaux en proie aux tourmens de
la rage, et l'expérience de tous les temps, de
tous les hommes, et même celle de M. Girard (1),

---

(1) Que ne peut la prévention sur l'esprit des hommes,
même lorsqu'ils sont doués d'un vrai talent! M. Girard
croit que la rage ne reconnaît pas d'autre cause que la
lésion physique de la partie mordue et la nature de la
plaie ; par des expériences il veut s'en assurer, il déchire à plusieurs reprises les chairs de trois chiens (*voyez*
pag. 26, 27, 104, 105 de son ouvrage), produit des accidens graves , bien entendu , par suite de l'inflamma-

est en contradiction manifeste avec cette sup-
position ; 4°. il faudrait enfin que les morsures
de cette dernière espèce fussent plus fréquemment suivies des symptômes hydrophobiques
chez l'homme que dans le chien ; car, comme
le dit M. Girard lui-même (1), ces animaux
sont moins irritables, moins sensibles que
l'homme, partant ils doivent être moins exposés aux accidens nerveux; et il est, au contraire, notoire qu'ils échappent moins souvent
aux suites des morsures. De tout cela on peut
conclure que la rage reconnaît ordinairement
une autre cause que celle qui lui est assignée
par M. Girard. Quelle est donc cette cause?
C'est, on ne peut en douter, la bave déposée
dans la plaie par l'animal malade; c'est un virus
d'une nature particulière.

Mais avant de passer outre, il est nécessaire
de fixer la signification de ce mot virus. Nous
appelons ainsi le produit d'une sécrétion morbide, capable, par son inoculation, de repro-
duire chez un autre individu une maladie semblable à celle dont il était le résultat, et il
a besoin, pour cela, d'une incubation plus ou

tion, mais jamais la rage, et il finit également par conclure que cette maladie n'a pas d'autre cause ......

(1) *Ouvr. cit.*, p. 25 et 28.

moins longue. Il diffère du venin en ce que celui-ci est le produit d'une sécrétion naturelle à un animal en santé ; en ce qu'il n'est point reproduit par la maladie qu'il cause ; enfin en ce qu'il n'a pas besoin d'incubation pour développer ses effets et que son action est instantanée.

Il est facile à présent de juger combien est peu fondée l'objection de M. Girard, puisqu'il confond le virus lyssique avec les venins, et voudrait, pour reconnaître son existence, qu'il agît à la manière de ceux-ci. « L'expérience nous démontre, dit-il, que dès qu'un fluide délétère, comme le venin de la vipère, du serpent à sonnettes et autres, est introduit sous la peau, les accidens se déclarent aussitôt ». C'est vrai ; mais il ajoute : « Si la bave d'un animal était vénéneuse, comment concevrait-on que, par un privilége particulier, elle passât dans le sang, y circulât pendant vingt, quarante jours et quelquefois plusieurs années sans produire aucun accident? Avons-nous quelque exemple qui lui soit analogue, qui puisse nous fournir un objet de comparaison(1)»? Non, sans doute, parmi les venins et les poisons ; mais parmi les virus, le variolique et le siphilitique nous pré-

____

(1) *Ouvr. cit.*, p. 15.

sentent ces analogies, comme nous le verrons par la suite.

Plus loin M. Girard dit (1) « que la salive des animaux enragés, déposée dans une plaie et absorbée, devient homogène à nos humeurs, s'identifie avec elles et se sanguifie comme toute humeur douce, comme la salive d'une personne saine le fait en pareil cas ». Mais n'est-ce pas là décider sans preuves le sujet en litige? Les idées de M. Girard en ont pourtant besoin, et on peut lui dire qu'il avance ce qu'il faut démontrer. Enfin il doit expliquer pourquoi les virus dont nous venons de parler ne s'identifient pas à nos humeurs, comme celui de la rage le fait, si on veut le croire sur parole.

Si ce que nous avons dit ne suffisait pas pour faire admettre l'existence du virus lyssique, nous ajouterions que l'expérience a mis cette question hors de doute. Le 19 juin 1813, MM. Magendie et Breschet inoculèrent à deux chiens la bave d'un homme enragé, nommé Surlu, qui, le même jour, mourut à l'Hôtel-Dieu : l'un des chiens enragea le 27 juillet suivant, ils firent mordre alors d'autres chiens, qui, à leur tour, devinrent enragés; et ils propagèrent ainsi la maladie pendant tout l'été.

____

(1) *Ouvr. cit.*, p. 21.

Enfin , à l'École vétérinaire d'Alfort, on a fait mordre six moutons par le même chien , cinq enragèrent : les mêmes effets sont-ils donc produits par les morsures simples ?

Il serait facile de joindre d'autres observations semblables à celles – ci ; et bien qu'on n'ait pas toujours réussi à produire la rage par l'inoculation, cela ne détruit en rien les faits positifs que nous citons.

La cause des opinions erronées auxquelles ont été conduits les médecins que nous venons de réfuter , est facile à reconnaître. M. Bosquillon, voyant survenir la rage à la suite de la terreur ou d'une autre affection vive, a pensé que c'étaient des symptômes simplement nerveux (voilà l'erreur); puis il a conclu avec raison qu'ils étaient analogues à ceux qui suivent si souvent la morsure des animaux enragés , il a dit : La terreur produit seule, sans contagion, la maladie connue sous le nom de rage : donc la rage n'existe pas; donc la contagion n'est qu'imaginaire.

D'un autre côté, M. Girard, voyant des blessures suivies d'accidens plus ou moins semblables à la rage, ou même suivies de cette maladie sans qu'on pût soupçonner aucune contagion, a dit : Dans tous les cas, cette maladie est produite par la nature de la plaie, par une cicatrice mal organisée, etc....; et l'on pourrait ainsi avoir autant d'opinions diverses que la rage a de véritables causes. Enfin, la plupart des médecins ont admis la contagion comme cause de cette maladie, et il leur a été facile de prouver qu'elle la produisait souvent à elle seule; mais ils ont regardé comme d'une nature différente l'affection en tout semblable à la rage par sa marche et ses symptômes (1), qui se développe par une cause quelconque, autre que la contagion; et c'est ce qui a donné quelque force aux argumens de ceux qui ont nié cette contagion.

La similitude des symptômes de la rage communiquée et de celle dite spontanée, similitude qu'on ne peut méconnaître; la similitude des causes qui hâtent son développement dans tous les cas; l'analogie qui doit exister entre cette maladie dans l'espèce humaine et dans les chiens, de quelque manière qu'elle soit produite, nous ont fait admettre une autre opinion. Nous croyons avoir donné des raisons suffisantes pour qu'on pense que la rage est ordinairement la suite de la contagion, mais qu'elle peut être produite par la frayeur, par la lésion physique des parties mordues, etc., et que,

____

(1) *Voyez* les observations ci-dessus.

dans tous ces cas, sa nature est la même (1).
Ainsi tous les auteurs se sont trompés , parce
que chacun n'a voulu reconnaître qu'une cause
unique de la rage, tandis qu'elle en a plusieurs.

Bien que l'existence du virus lyssique nous
paraisse suffisamment prouvée, nous pensons
qu'il sera utile de revenir encore à cette question importante, et d'examiner les rapports de
ce virus avec quelques autres mieux connus,
mais qu'on n'a pas moins regardés depuis peu
comme les enfans d'une imagination fascinée :
c'est ce que nous ferons en cherchant 1°. quelle
est la nature du virus lyssique; 2°. dans quelle
partie des solides ou des liquides de l'économie
il a son siége; 3°. quel est son mode d'action
dans la production de la rage.

---

(1) Nous avons vu avec plaisir que M. Gorcy a , dans
son *Mémoire* , adopté la même opinion; voyez sur-tout
sa note de la page 195. M. Trolliet a cherché à prouver
le contraire , p. 174, 222 et suiv. du *Nouveau Traité de
la rage* ; mais il est évidemment dans l'erreur lorsqu'il
dit , p. 246 , que l'hydrophobie est une complication des
maladies où elle se rencontre , et non un symptôme de
ces maladies. Certes la crainte de l'eau n'est point une
maladie *sui generis* , c'est un symptôme essentiel , patho-
gnomonique de la rage; c'est un épiphénomène dû à l'i-
diosyncrasie ou à une lésion physique inconnue, dans les
autres affections morbides, et jamais une complication.

1º. La nature du virus lyssique nous est tout-à-fait inconnue : si l'on voulait déterminer quelle est cette nature, on n'enfanterait que des hypothèses frivoles sans arriver à un résultat positif : nous abandonnons donc la solution de cette question, peu importante d'ailleurs pour la connaissance de la rage. Nous sommes au reste dans la même ignorance relativement aux autres virus, et le temps n'est plus où l'on se perdait dans de vaines discussions pour résoudre des questions insolubles.

2º. Le siége du virus lyssique paraît être uniquement dans la bave qui sort de la bouche des enragés. Aucune observation récente ou digne de foi ne prouve que les autres parties de l'animal, soit les solides, soit les liquides, puissent communiquer la maladie ; rien n'annonce qu'ils contiennent le principe qui la produit, et leurs propriétés physiques n'ont éprouvé aucun changement appréciable. On a disséqué et même mangé les cadavres d'enragés sans qu'il en soit jamais résulté aucun accident, et si quelques faits isolés sont en contradiction avec les cas ordinaires, les maladies observées étaient dues à la terreur, ou à une autre cause que celle à laquelle on les a rapportées.

Dans les temps qu'une crainte excessive éloignait des malheureux enragés les personnes qui

leur avaient été les plus attachées , et que celles-
ci croyaient pouvoir contracter la maladie par
le seul toucher du corps , par la respiration de
l'haleine , par un baiser du malade , ou en mar-
chant sur ses crachats , etc., la terreur dont
elles étaient saisies à l'aspect de ses tourmens
a pu , sans doute , développer chez elles une
maladie analogue à la rage et aussi funeste , ou
produire d'autres symptômes nerveux. Cette
propagation des affections nerveuses est depuis
long-temps connue. On ignorait la véritable
cause de ces phénomènes ; on les a attribués ,
et c'était assez naturel , à une contagion à laquelle ils étaient tout-à-fait étrangers. Depuis
qu'on s'approche des hydrophobes sans crainte ,
qu'on les soigne , qu'on leur touche , qu'on dis-
sèque leurs cadavres , il n'arrive jamais de ces
accidens dont nous parlent plusieurs auteurs ,
sans toutefois nous donner d'observations précises.

Nous pensons donc que la bave seule des animaux est virulente ; mais quelles sont les conditions nécessaires pour que la contagion ait
lieu ? Outre la disposition à contracter la rage ,
qui est tout-à-fait indispensable , et qui nous
semble bien loin d'être générale , il est probable
que l'introduction du virus au-dessous de l'é-
piderme est nécessaire pour produire la mala-

die ; et quoiqu'un certain nombre d'observations qui ont besoin d'être vérifiées , tendent à faire croire que l'application du virus sur les muqueuses, et même sur la peau saine, suffit pour que la contagion ait lieu , nous pensons qu'il faut attendre pour admettre cette opinion que de nouveaux faits, et sur-tout des expériences, aient levé tous les doutes à cet égard.

3°. De quelle manière agit le virus de la rage pour développer cette maladie ? Avant de chercher la solution de cette question, il nous paraît convenable de revenir sur ce qu'on doit entendre par ce mot virus, et de prouver l'existence des virus en général. Depuis qu'on veut tout rapporter en médecine à un seul principe, à l'irritation, on a mis cette existence en doute; on a nié les faits avant d'avoir observé; même l'observation des siècles a été traitée de chimère, dès qu'elle s'est trouvée en opposition avec les théories de certains médecins. Génies heureux ! il leur est donné de deviner la nature, et de soulever avec une théorie le voile dont elle s'était couverte, exprès sans doute pour tromper nos *ignorans et homicides prédécesseurs!* Il leur est donné d'élever sur des bases solides et inébranlables un monument que tant de fois on avait cru construit sur de tels fondemens ; tandis que toujours l'expérience de quelques années a prouvé qu'on avait bâti avec peine sur un sable mouvant, incessamment emporté par les flots et la tempête !

Nous désignons, nous l'avons déjà dit, mais on ne peut trop revenir sur le sens et la valeur des mots qu'on emploie, sur-tout quand ils sont un sujet de litige ; nous désignons par le mot *virus* le produit d'une sécrétion morbide développé dans certaines affections ; qui peut, par son insertion sous l'épiderme d'un individu sain, et quelquefois par son application sur la peau ou les muqueuses, déterminer chez lui une maladie semblable à celle dont il était le résultat, et pendant laquelle il est reproduit. Nous ne chercherons pas, d'après cette définition, quel est le véritable nombre des maladies qu'un virus peut produire ; mais à moins d'être décidé à nier tous les faits qui sont contraires à une manière de voir quelconque, on ne soutiendra pas que la variole, la vaccine, la siphilis, et enfin la rage dont nous nous occupons, ne soient des maladies virulentes ; c'est-à-dire qu'elles produisent une sécrétion capable, par son insertion au-dessous de l'épiderme, de développer une maladie semblable à celle dont elles étaient le résultat. Néanmoins il nous semble utile de faire quelques observations sur la manière dont agissent ces trois virus les plus connus, pour comparer leur action à celle du virus de la rage.

Celui de la variole, introduit sous l'épiderme, détermine dans le lieu piqué une très-légère irritation; rien n'annonce sa présence dans l'économie jusqu'au septième jour que la fièvre survient, et bientôt une éruption générale; après quelques jours, les boutons contiennent un liquide qui reproduit la même maladie chez *ceux seulement qui n'en ont pas été affectés:* car, sauf un très-petit nombre d'exceptions, le même individu ne peut contracter la variole, ainsi que la vaccine, qu'une seule fois, et très-peu ne sont pas susceptibles de cette contagion lorsqu'ils n'ont point eu l'une ou l'autre maladie. La variole se communique par le simple contact de l'individu malade, et même sans contact, à d'assez grandes distances; elle peut aussi se développer spontanément sans contagion préalable, ce qui n'a pas lieu pour la vaccine. Au reste le vaccin paraît avoir la plus grande analogie avec le virus de la variole; il produit des boutons à-peu-près semblables, qui commencent ordinairement à se développer quatre jours après son insertion. L'introduction au-dessous de l'épiderme est nécessaire pour qu'il soit contagieux; il ne détermine point d'éruption générale, peu ou point de sympathies, de fièvre, de nausées, etc.; il ôte

néanmoins pour toujours à l'individu la susceptibilité à la variole. C'est en vain qu'on ino-
cule ensuite le virus variolique, il est sans effet.

Certes, il y a dans ces phénomènes autre chose
qu'une piqûre, qu'une irritation simple (on ne les
attribuera pas à la lésion physique des parties) :
je veux bien qu'une irritation existe; mais elle
produit des effets d'un ordre particulier, et en
tout différens des irritations ordinaires. Qu'on
lui donne le nom d'irritation spécifique, on
ne détruit pas l'objection, seulement sous ce
nom on cherche à masquer son embarras : on
dit virus avec des expressions nouvelles. Et
qu'on ne prétende pas que le mal soit borné à
l'endroit où des boutons se développent, que le
reste soit purement sympathique : toute l'éco-
mie reçoit une influence particulière, puisqu'après un seul bouton de vaccine, la variole
est sans effet, dans quelque endroit qu'on tente
de l'inoculer. A quoi sont dus ces phénomènes?
Est-ce à un virus absorbé? Est-ce à l'irritation?
Est-ce aux sympathies ? Ils valent bien la peine
d'être expliqués, ou du moins examinés.

Nous pensons que c'est avec raison que
M. Broussais a répondu à M. Boisseau, qui voulait que dans sa doctrine il n'y eût rien de spécifique (1), que «lorsqu'une cause morbide pro-

____

(1) *Journ. univ. des sciences méd.*, t. VII, p. 42.

» duit chez tous les individus auxquels elle est
» transmise, une irritation locale qui présente
» toujours les mêmes caractères extérieurs, et
» qui parcourt constamment les mêmes pé-
» riodes, quels que soient l'âge et le tempéra-
» ment des sujets, il faut bien un mot pour
» désigner cette cause, puisqu'elle agit d'une
» manière différente de celle des autres causes
» d'irritation. Celles-ci produisent des effets su-
» bordonnés aux tempéramens (*on pourrait
ajouter à leur intensité et à la durée de leur action*) : tels sont le froid, le chaud, les alimens
» sains, mais trop stimulans, et même les *éma-
» nations génératrices des typhus;* mais le vac-
» cin, mais la variole, ne manquent jamais d'oc-
» casionner des tumeurs inflammatoires qui se
» ressemblent. Or, pour distinguer les causes
» de ce dernier ordre d'avec celles qui ont une
» action moins déterminée, je me sers du mot
» *spécifique*, qui en vaut bien un autre, sans
» rien prononcer sur l'essence de cette cause,
» que je ne peux connaître que par ses ef-
» fets (1). »

Que les mots irritation spécifique en vaillent
bien d'autres, c'est ce que nous ne contesterons
pas; mais ils ne peuvent désigner que des maladies

______

(1) *Journ. universel*, t. VIII, p. 151.

développées : la variole, la vaccine, etc., et nullement le fluide qui, introduit sous l'épiderme,
cause leur développement. Or, ce fluide, dont
nous ne cherchons à connaître l'*essence que par
ses effets*, nous l'appelons, avec tous nos prédécesseurs, *virus;* et ce mot, nécessaire dans la
science, en vaut certainement bien un autre
aussi, quand on a précisé, comme nous venons
de le faire, le sens qu'on y attache.

M. Broussais ajoute : « Quant à la cause siphi-
» litique (*pourquoi ne pas dire virus?*), quoi-
» qu'elle offre beaucoup moins d'identité dans
» ses produits, j'observe néanmoins que chez
» tous les sujets elle porte son action sur un
» certain ordre de tissus généraux. Serait-elle
» liée par quelque affinité à ces tissus, ou ne
» faut-il pas plutôt s'en prendre au phénomène
» de l'imitation, c'est-à-dire à la tendance qu'ont
» tous les tissus de même nature à s'affecter à-
» peu-près de la même manière? Je l'ignore (1).»

On voit que M. Broussais n'a que des doutes
sur une opinion émise en 1816 par M. Jourdan (2), et qu'il n'a fait qu'effleurer le sujet. Il
a ajouté, dans un ouvrage plus récent : « Nous
» voyons dans la siphilis une série de phéno-

____

(1) *Journ. univ.*, t. VIII, p. 151 et 152.
(2) *Idem*, t. I et II.

» mènes d'irritation ; mais nous ne suivons pas
» plus l'agent qui les produit dans l'intérieur
» du corps, que ceux qui développent les symp-
» tômes de la variole, de la rougeole, de la
» peste, etc. Ainsi le médecin physiologiste doit
» se borner à étudier et les formes et les degrés
» de ce phénomène dans les différentes parties
» du corps, et à noter les modificateurs qu'il
» peut lui opposer (1). »

Rien de plus sage, sans doute, que de s'abs-
tenir d'une explication lorsqu'on croit ne pouvoir la donner bonne ; mais l'auteur n'en dénote
pas moins son embarras : il laisse voir que sa
théorie ne peut s'appliquer à la siphilis : en effet, on peut déterminer, par l'observation des
phénomènes que produit cette maladie, s'ils
sont dus à l'irritation, ou à un virus qui agit
après avoir été absorbé. Il était de la plus haute
importance de traiter cette question ; et bien que
M. Broussais semble avoir craint de s'en occuper jusqu'ici, elle ne nous paraît pas moins susceptible d'une solution. Nous allons la chercher : c'est le moyen d'obtenir une théorie
satisfaisante de la rage et de toutes les maladies
virulentes.

____

(1) *Examen des doctrines médicales*, t. ii, p. 569,
Paris, 1821, 2 vol. in-8°.

La siphilis est ordinairement le résultat de communications avec une personne affectée de cette maladie : nous disons ordinairement, parce qu'une foule d'observations recueillies par des médecins dignes de foi et dont on ne peut pas plus mettre en doute la véracité que le résultat de leur examen, à moins d'avoir l'esprit prévenu par des hypothèses ou les théories du jour, prouvent que la maladie résulte de la seule application du pus sorti des ulcères sur les diverses membranes muqueuses, et si nous n'ajoutons pas sur la peau, c'est parce qu'on ne reconnaît pas généralement ce moyen de communication.

Des ulcères ou excroissances de formes variées, plus ou moins analogues à ceux d'où provient le mal, se développent le plus souvent sur le lieu même où le pus a été appliqué : sur le gland, sur la langue, aux lèvres, à l'anus, etc. Les glandes lymphatiques du voisinage se gonflent, s'enflamment, suppurent plus fréquemment que dans les inflammations simples ; mais nous voulons bien n'en rien conclure. Une plaie au doigt suffit pour que la contagion ait lieu et qu'une matrone la transmette ensuite à toutes les femmes qui réclament ses soins. Vous brûlez, vous détruisez la plaie, vous croyez avoir guéri le mal : quelques mois, quelques années après, des ulcères se développent au voile du

palais ; les os , sur-tout ceux qui ne sont recou-
verts que par la peau , se gonflent et deviennent douloureux , et plus particulièrement la
nuit, pendant que le malade est échauffé ; des
exostoses se développent ; quelquefois des taches
cuivrées se montrent sur divers endroits de la
peau et sur-tout au front. Tout enfin prouve
une infection générale , ou , si ce mot déplaît ,
une lésion de plusieurs tissus , sur lesquels la
cause spécifique existante dans l'économie
porte son action d'une manière spéciale, par
une sorte de prédilection ou d'affinité.

Rien de plus commun que ces affections à la
suite des siphilis mal traitées , bien qu'on ne
les remarque jamais ou presque jamais chez les
individus que ce mal n'a point attaqués. On
peut donc, en toute sûreté, conclure qu'elles
dépendent d'un fluide contagieux, d'un virus
qu'il suffit d'appliquer sur les muqueuses pour
l'inoculer. Mais ce n'est pas tout : après un
commerce avec une personne atteinte de cette
maladie, les parties exposées au contact immé-
diat du virus restent saines. Un ulcère se développe loin de là, souvent au palais, quelquefois
ailleurs. Qu'on nie ces faits, nous le concevons,
on peut tout nier ; mais qu'on les admette et
qu'on les attribue à autre chose qu'à un principe morbifique absorbé, irritant ou non, qui

11 *

agit avec prédilection sur tels ou tels organes, sur tels ou tels tissus, c'est ce que nous ne concevons pas. Peut-être est-ce la faute de notre intellect ; mais nous parlons comme nous sentons, et nous ne pouvons juger sur la parole du maître, ni sur la foi d'une théorie. Qu'on prouve la fausseté des faits, nous sommes prêts à reconnaître la fausseté des conclusions; mais tant qu'on attaquera seulement celles-ci sans prouver que les observations qui leur servent de base sont erronées, on n'aura rien fait que montrer le désir d'assujettir la nature à de vaines hypothèses.

Toutes ces diverses affections, suite de la contagion de la siphilis, guérissent par le même médicament employé sous toutes les formes: pris par la bouche, administré en frictions, combiné avec d'autres corps qui semblent devoir lui imprimer des propriétés tout-à-fait différentes, n'importe, il guérit sous toutes les formes : il suffit pour cela de soumettre, avec certaines précautions, l'économie à son action, et jusqu'àce jour on n'est pas encore arrrivé, par tout autre moyen, à un tel résultat et à une guérison constante.

Peut-on, après cela, dire que *les moyens que l'on emploie pour guérir les affections siphilitiques n'agissent pas autrement que ceux administrés dans les autres irritations blanches ou mixtes* (1)? Peut-on s'empêcher de reconnaître au mercure un effet spécifique?....

Les autres irritations guérissent : 1°. lorsqu'on diminue directement l'inflammation du lieu malade ; 2°. lorsqu'on excite une autre inflammation qui détourne du lieu qu'on veut guérir les fluides dont l'abord continuel entretient l'affection de l'organe. Lequel de ces effets pensez-vous donc que le mercure produise? Il ne peut agir directement sur l'inflammation et la diminuer; vous le regardez , sans doute avec raison , comme excitant, et il devrait augmenter plutôt que diminuer l'irritation. D'ailleurs produit-il les mêmes effets dans les autres maladies que vous regardez comme du même genre?

Agit-il au contraire en irritant l'estomac, ou les glandes salivaires, ou autres organes, et guérit-il en opposant irritation à irritation? Dans ce cas, pourquoi est-il nécessaire d'accompagner son emploi de tout le cortége des antiphlogistiques, et de prévenir l'irritation de l'estomac et des autres organes pour obtenir la guérison? Pourquoi les autres irritations, déterminées par d'autres médicamens, ne produisent-elles pas les mêmes effets?....

Enfin pour terminer sur la siphilis, nous

---

(1) Boisseau , *Journ. univ.* , t. VII , p. 42.

ajouterons à ce que nous venons de dire, une série de questions que ceux qui nient l'existence du virus n'ont pas cru à propos d'examiner : tant qu'ils n'y auront pas répondu, on sera fondé à admettre ce virus.

1°. Pourquoi les personnes affectées de siphilis communiquent-elles cette maladie, tandis que le coït, même porté à l'excès, avec les personnes saines, ne la produit point ordinairement ?

2°. Pourquoi les glandes voisines s'affectent-elles plus promptement et plus souvent que lors de l'existence d'ulcères d'une autre nature, bien que ceux-ci soient plus étendus ?

3°. Pourquoi les irritations siphilitiques ne peuvent-elles guérir par un traitement local promptement administré ?

4°. Pourquoi développent-elles, lorsqu'on ne les a pas traitées par le mercure, ou quelque autre moyen spécialement appliqué, des ulcérations au voile du palais, des taches à la peau, et surtout des douleurs ostéocopes, des exostoses, et diverses autres affections dans les os, dont le tissu, le moins vivant de l'économie, ne participe presque jamais à la douleur des autres organes, et reste intact au milieu des autres irritations ?

5°. Comment conçoit-on que les sympathies ou l'imitation puissent produire ces effets, lors-

que l'ulcère primitif est depuis long-temps
guéri, et l'a été promptement?

6°. Quelles raisons peuvent faire nier l'existence d'un état morbide particulier de l'économie, état, quel qu'il soit, produit par la présence
du virus ou d'une cause spécifique?

7°. Enfin, pourquoi produisent-elles d'autres
effets, et guérissent-elles par d'autres moyens
que les autres irritations connues?

Jusqu'à ce qu'on ait résolu ces questions
d'une manière satisfaisante, nous admettrons
une cause spéciale, spécifique de la siphilis, et
nous lui donnerons le nom de virus. Nous
ignorons sa nature, son essence; mais nous
avons observé ses effets : nous l'avons vu produire un ulcère par son application sur les muqueuses; disparaître, ne laisser pendant quelque
temps aucune trace de son existence; et enfin
déterminer, après avoir été observé, des affections diverses sur plusieurs tissus; affections
dont la nature paraît toujours la même, puisqu'elles cèdent presque constamment à un traitement qu'on peut nommer spécifique, comme
la cause qui les avait produites.

Après avoir examiné les phénomènes que
produisent les trois virus dont les effets sont le
plus connus, et avoir donné les preuves de leur
existence, ce qui nous a paru nécessaire dans l'état

actuel de la science, nous revenons au virus de la rage, que plusieurs médecins, avant l'époque actuelle, avaient regardé comme imaginaire, tout en reconnaissant les autres. Nous avons antérieurement fait voir leurs erreurs ; et dès qu'on reconnaît l'existence des maladies virulentes, nous avons prouvé que la rage devait prendre place parmi elles. Maintenant nous avons des données suffisantes pour chercher de quelle manière agit le virus de la rage dans la production de cette maladie.

Deux opinions sur le mode d'action du virus lyssique partagent les médecins qui ont reconnu son existence : les anciens prétendaient que ce virus est absorbé ; mais la plupart des modernes croient qu'il reste dans la plaie, et que de là, par l'irritation des nerfs, il détermine sympathiquement tous les symptômes de la rage. Les partisans de cette dernière opinion se fondent :

1°. Sur ce que le virus ne laisse aucune trace de son passage, ni dans les vaisseaux, ni dans les glandes lymphatiques (vérité de laquelle on ne peut rien conclure, comme nous le prouverons).

2°. Sur ce que les humeurs ne paraissent pas affectées, et ne sont pas susceptibles de communiquer la maladie ; (mais le sang, la sueur, etc.,

des personnes affectées de la siphilis, peuvent-
ils davantage communiquer cette maladie?)

3o. Sur ce que les *autres virus* agissent par irritation. (Les auteurs qui s'étayent de cette raison ont confondu, comme M. Girard, les venins
et les virus : les premiers agissent peut-être en
irritant le principe nerveux ; leur action est
immédiate. Les virus, au contraire, ont besoin
d'être absorbés et d'incubation ; ils ne produisent leur effet qu'au bout d'un certain temps.)

4°. Sur ce que l'apparition de la rage est souvent accompagnée et précédée de la rupture de
la cicatrice, et que c'est de là que partent ordinairement les premières douleurs ; (mais de ce
qu'un bouton se développe au lieu de la piqûre
par laquelle on a introduit le virus de la vaccine
dans l'économie, conclura-t-on que ce virus
n'est point absorbé, et qu'il borne ses effets au
lieu où il a été appliqué? Et on peut en dire autant des virus variolique, siphilitique, etc.)

Ainsi, cette opinion ne repose sur aucune
base, et les raisons par lesquelles on la défend
ne prouvent rien. Comment, en l'adoptant,
expliquer le temps d'incubation nécessaire au
virus pour produire ses effets?... On est obligé
d'avoir recours à l'ancienne et insoutenable
théorie de la fermentation. La raison, d'ailleurs,
ne dit-elle pas que s'il agissait par irritation,

ce serait au moment même de la morsure qu'elle devrait être la plus forte ; dans ce moment où la douleur inséparable de la lésion des chairs, et la vive terreur qu'inspire toujours l'attaque d'un animal furieux, agissent dans le même sens que l'irritation supposée ? Pourquoi donc la rage ne se développe-t-elle pas dans l'instant de la plus vive irritation, comme elle le fait lorsque la disposition existe, et qu'une douleur physique détermine l'apparition de la maladie ?.... Nous ne voyons point de réponse à faire à ces objections.

Les médecins qui attribuent la rage à l'irritation, disent que le virus lyssique n'agit point absolument comme les autres. Sans doute ; mais chaque virus n'a-t-il pas son mode d'action propre, sa marche, ses symptômes, etc.? Chacun d'eux porte son action sur le système de l'économie avec lequel il est en rapport. C'est ainsi que le virus siphilitique agit spécialement sur le système lymphatique, sur les tissus muqueux, dermoïde, et enfin sur le système osseux. Le virus lyssique ne paraît, au contraire, affecter aucun de ces systèmes, et rien n'annonce son passage dans les vaisseaux lymphatiques, qu'il n'irrite point ; il porte toute son action sur le principe de la sensibilité et de la contractilité, sur les nerfs et sur le cerveau qu'il modifie autrement que les autres excitans. Il est aussi très-probable, pour ne pas dire certain, qu'il agit d'une manière spéciale, mais inconnue, sur la muqueuse bronchique et pharyngienne, dont la sécrétion altérée contient le fluide contagieux.

La variabilité du temps d'incubation nécessaire au développement de la rage, donnée encore pour une objection, n'aurait rien de surprenant si l'on ne voulait que la nature nous montrât tous les virus semblables les uns aux autres, et si l'on pouvait se résoudre à étudier leurs différences comme leurs analogies : elle n'aurait sur-tout rien de surprenant, si on se rappelait que la disposition à cette maladie varie beaucoup suivant les individus ; qu'elle n'existe pas chez la plupart des hommes, et qu'elle est si prononcée chez d'autres, que seule elle peut produire la rage sans le concours d'aucune cause déterminante. Si la disposition à contracter la maladie est très-grande, ne doit-elle pas se développer moins de temps après l'inoculation du virus, que lorsque cette disposition existe à peine? Si elle n'existe pas, le virus ne pourra de lui-même causer le développement de la rage : seulement il y disposera, il augmentera la susceptibilité nerveuse ; mais il aura besoin pour déterminer la maladie, d'une cause excitante qui agisse dans le même sens. Enfin, dans d'autres circonstances, les individus éprouveront du virus une action trop faible pour que la rage puisse se développer, même à l'occasion des causes déterminantes les plus ef-ficaces : leur constitution les met à l'abri de cette maladie.

Quiconque voudra lire les observations nom-breuses publiées sur la rage, se convaincra qu'il est impossible de concevoir autrement, nous ne disons pas tous les faits, mais seulement ceux que nous avons cités; et de tout ce que nous avons rapporté sur les causes de cette ma-ladie, on peut, il nous semble, tirer les con-lusions suivantes :

1°. Il existe quelquefois dans l'espèce hu-maine, *mais bien plus souvent dans le genre des chiens,* une disposition inconnue, qui, sans le concours d'aucune cause déterminante, peut développer une maladie désignée sous le nom de rage, dans laquelle est produit un virus par-ticulier, capable de la transmettre.

2°. L'observation et la théorie font croire que cette disposition est moins rare chez les hommes d'un tempérament nerveux, mélancolique ou bilieux, que chez les autres.

3°. Toute commotion physique ou morale, mais sur-tout la terreur, peuvent occasionner

et occasionnent quelquefois le développement
de la rage lorsque les individus y sont disposés.
C'est ainsi que des morsures d'hommes, de ca-
nards, de coqs, de chiens non enragés, etc.,
l'ont souvent produite; c'est ainsi qu'elle s'est
quelquefois développée après l'attaque d'un animal enragé dont on n'avait reçu aucune plaie,
ou de simples égratignures faites par leurs
ongles.

4°. Il est très-rare que dans l'homme la disposition à contracter cette maladie soit assez
forte pour que ces causes occasionnent son développement, ce que prouve la rareté de la rage
dite spontanée.

5°. Outre l'inoculation du virus lyssique, il
est besoin, pour produire la rage, d'un certain
degré de susceptibilité à la contracter, qui ne
se trouve pas, *à beaucoup près*, chez tous les
hommes, mais bien plus souvent chez les chiens,
qui échappent plus rarement aux morsures.

6°. Toute commotion physique ou morale
favorise considérablement l'action du virus, et
quelquefois elle est nécessaire pour déterminer
la maladie.

Voilà bien des causes, comme l'on voit, qui
apportent des variétés dans le développement
de la rage après la morsure des animaux enragés. Il en est d'autres encore qui contribuent à

le rendre plus ou moins certain. Ainsi, le virus
est plus ou moins actif suivant l'espèce et même
l'idiosyncrasie de l'animal dont il provient, la
période de sa maladie, etc. Quant à la saison,
les chaleurs fortes de l'été et les froids rigou-
reux de l'hiver paraissent, dans nos pays, favoriser l'apparition de la rage; et cependant les
climats modérés y sont plus exposés que les climats très-chauds ou très-froids. Il n'est pas non
plus douteux qu'elle affecte souvent un caractère semi-épidémique, et qu'une constitution
particulière, mais inconnue de l'atmosphère,
favorise le développement spontané de cette maladie : tous les observateurs ont pu remarquer
que la rage était très-commune certaines années, tandis qu'à peine on la voyait dans
d'autres.

Quelques contrées en sont exemptes, au dire
de plusieurs voyageurs, sans qu'on ait pu déterminer à quoi cela tient. Ainsi, suivant M. de
la Fontaine, elle est très-rare en Pologne; elle
est inconnue dans l'Amérique méridionale (1),
en Égypte et en Syrie (2). M. Desgenettes s'est
même assuré, et nous tenons le fait de lui-même,

____

(1) *Bibliothèque raison.*, 1750, p. 422.
(2) Volney, *Voyage en Syrie et en Égypte*, t. 1,
p. 203.

(175)

qu'aucun terme dans la langue arabe n'est consacré à cette maladie. Enfin, M. Bosquillon (1)
prétend que toute la Turquie en est exempte,
tandis qu'anciennement cette maladie y était
très-commune ; et la chose est d'autant plus
étonnante que les chiens sont, dans ce pays,
ainsi qu'en Égypte, l'objet d'un culte particulier ; et qu'ils sont continuellement errans et
sans maître, exposés à la faim et à la soif, enfin
à toutes les causes productrices de la rage.

Je suis bien loin de vouloir mettre en doute la
véracité de tant d'hommes célèbres ; mais bien
que la rage ne soit point connue de ces peuples, pour lesquels ne luit plus le jour de la civilisation, peut-on en conclure qu'effectivement
elle ne se développe jamais dans les pays qu'ils
habitent ? Ignorant les premiers élémens des
sciences naturelles, et sur-tout de la médecine ;
ne sachant ni observer, ni rallier les effets à
leurs causes ; incessamment entraînés par leur
religion à tout rapporter à une irrévocable fa-
talité, comment auraient-ils pu avoir connaissance de la maladie qui nous occupe, et ne pas
rester, à son égard, dans la même ignorance que
les premiers médecins de la Grèce ?

----

(1) Bosquillon, *Mémoire sur les causes de l'hydrophobie*, p. 31.

Des voyageurs instruits et doués du génie de l'observation passent en gémissant sur cette terre inculte, où florissaient jadis les arts et les sciences; ils sont obligés de s'en rapporter au dire des habitans sur l'existence d'une maladie qui peut souvent causer leur mort sans qu'ils la connaissent. Peut-on conclure de ce qu'ils rapportent autre chose que l'ignorance des Turcs et des Égyptiens au sujet de la rage? Et si, comme le dit M. Desgenettes, aucun nom ne désigne cette maladie dans la langue arabe (1), les noms n'étant nécessaires que pour représenter les idées, il est tout simple de ne point trouver dans une langue de mot pour exprimer une chose méconnue, sans qu'on puisse cependant en conclure qu'elle n'existe pas.

Quoi qu'il en soit, on peut dire qu'il n'est point de virus dont les effets soient autant subordonnés à des causes étrangères de différentes espèces, que ceux du virus lyssique, et les variétés innombrables qu'il présente dans sa com-

______

(1) Le sentiment de Volney est opposé à celui de M. Desgenettes : le premier dit positivement, en parlant de la rage : « Le nom de cette maladie existe dans la langue arabe, et n'y a point une origine étrangère. » (*Ouvr. cit.*, t. 1, p. 203.) Ce serait une preuve qu'elle a été anciennement connue de ces peuples.

munication, dans la durée de son incubation, etc., ont enfanté toutes ces diverses opinions des auteurs, qui, n'ayant envisagé qu'une
partie des faits, ont voulu y rapporter tous les
autres ou les nier.

Résumé sur les virus.

Nous avons prouvé que tous les virus ont besoin d'être absorbés pour produire les effets qui
leur sont dus, il nous semble que de là on peut
tirer les conclusions suivantes :

1°. Les fluides en circulation, le sang ou la
lymphe, peut-être le fluide nerveux, reçoivent
des virus une altération inconnue dans son essence, qui les rend irritans pour les divers organes, ou impropres à maintenir ceux-ci dans
l'état de santé.

2°. Ces fluides altérés agissent sur toute l'é-
conomie, et lui impriment souvent, par les
maladies qu'ils développent, une manière d'être
nouvelle, qui lui ôte la susceptibilité à une seconde action du même virus.

3°. Les virus circulent plus ou moins long-
temps avec le sang ou la lymphe, avant de
porter leur action sur les organes, et ce temps
varie suivant l'espèce de virus, l'idiosyncrasie
des individus, leur sensibilité générale, la susceptibilité particulière des organes sur lesquels

le virus agit, et un grand nombre de circonstances inconnues.

4°. Les inflammations qu'ils déterminent, et
qu'on peut nommer spécifiques, ont cela de
particulier qu'elles n'attaquent jamais un seul
organe sans que toute l'économie participe au
mal, et que ce n'est point par sympathie seulement que plusieurs sont enflammés, mais
parce que le virus agit sur tous d'une manière
particulière à lui.

5°. Les maladies virulentes n'ayant point de
siége particulier dans un organe, c'est en agissant sur les fluides qui contiennent le virus,
qu'on peut guérir; en combattant l'inflammation de chaque organe, on n'attaquerait pas la
maladie, mais un de ses effets; on pourrait diminuer la violence du mal, on ne guérirait pas.
Rendez-donc aux fluides leurs propriétés, ra-
menez-les à l'état de santé; les inflammations
qu'ils ont produites guériront ensuite d'elles-
mêmes, ou au moyen des antiphlogistiques.

6°. Ce n'est point par une propriété irritante
ou antiphlogistique, que les médicamens agissent ou peuvent agir dans ces maladies, mais
d'une manière spécifique, peut-être chimique,
peut-être vitale, nous l'ignorons. Nous ne voulons pas dire toutefois qu'on doit exclure de
leur traitement les évacuations sanguines lo-

cales ou générales ; il sera sans doute souvent utile de combattre par leur moyen les inflammations développées dans les organes qui pourraient causer la mort avant l'élimination possible du virus ; mais cette élimination est indispensable pour le retour à la santé, et c'est en vain qu'on tenterait de la ramener sans cela. C'est en vain qu'on voudrait, par exemple, faire avorter la variole au moyen d'abondantes saignées (1), on ne l'arrêtera point dans sa marche, et si, par défaut d'action, par faiblesse ou par toute autre cause, l'élimination du virus n'a pas lieu au moyen de la suppuration, la mort est inévitable.

La théorie de ces maladies est, comme l'on voit, toute différente de celle des inflammations idiopathiques des organes, et c'est à tort qu'une doctrine nouvelle a cru pouvoir les confondre. Les virus ne sont pas, au reste, les seules causes qui agissent primitivement sur les fluides : l'altération de ceux-ci produit une foule d'autres maladies sur la nature desquelles on ne peut tomber d'accord, parce qu'on veut absolument voir leur siége dans un organe, tandis qu'il est

----

(1) J'ignore si M. Broussais, qui, à son Cours de pathologie de 1816, professa que l'on peut ainsi faire avorter la variole, conserve encore cette opinion.

12*

dans tous, et regarder les symptômes dont elles sont accompagnées comme le résultat de sympathies qui ne peuvent les déterminer.

Qu'on crie de nouveau à l'humorisme, à l'ontologie, si l'on veut, nous ne dirons pas moins ce que nous en pensons, parce que nous croyons très-utile d'appeler de ce côté l'attention des médecins, nous n'ajoutons pas physiologistes : on n'est point médecin sans physiologie (1).

____

(1) On se moque des mots *analyse*, *doute philosophique*, *goût épuré*, etc., et on les remplace par ceux de *doctrine physiologique*, *ontologie*, *traitement incendiaire*, etc., qu'on répète jusqu'à satiété, et qui, de la bouche du maître, ont passé dans la bouche des élèves : c'est ce qu'ils ont appris le plus tôt. A peine savaient-ils la signification donnée à ces mots, qu'avec eux ils jugeaient déjà à mort toute l'antiquité et les plus savans de leurs contemporains : ô intolérance d'un fanatisme nouveau et risible !

    Nul n'aura de l'esprit, hors nous et nos amis,

a dit Molière. Qu'il trouverait, de nos jours, de traits aussi vrais et aussi piquans ! Que de scènes à ajouter au *Malade imaginaire !*

CHAPITRE IV.

HISTOIRE GÉNÉRALE DE LA RAGE.

SYMPTÔMES, VARIÉTÉS, MARCHE, DURÉE, TERMINAISON DE CETTE MALADIE.

§ Ier. *Symptômes.*

LA plaie produite par un animal enragé ne présente d'abord rien de particulier ; elle se cicatrise comme si elle était simple, et ne fait, pendant un temps plus ou moins long, ressentir aucune douleur : mais après trente ou quarante jours ordinairement, la cicatrice devient douloureuse; la douleur est tantôt sourde et légère, tantôt pongitive et très-vive ; elle se propage peu-à-peu vers le cerveau ou la gorge. Bientôt la cicatrice rougit, se gonfle, se r'ouvre; les bords de cet ulcère sont sanguinolens et livides, il en découle une sanie âcre et ichoreuse ; l'appétit se perd; souvent la sécrétion des urines diminue, ou leur excrétion devient difficile. La sensibilité du malade augmente; il éprouve des frissons, de l'embarras, des douleurs dans la tête, un malaise inconnu, qui le rend inquiet, craintif, rêveur, triste et colère. Il cherche la solitude, et quand il la trouve, elle ne lui présente plus aucun charme; elle ne fait même qu'augmenter sa tristesse et son ennui : il revient alors au milieu de ses parens et de ses amis ; mais ses noires idées l'accompagnent par-tout, il cherche vainement un repos qui le fuit.

Croyant toujours moins souffrir dans une situation nouvelle, il en change continuellement; il bâille, soupire, se plaint, murmure à demi-voix; il éprouve de temps en temps des frissonnemens, des soubresauts, des mouvemens convulsifs. Si le sommeil ferme un instant sa paupière, il n'est point pour lui le terme des maux. Des rêves effrayans troublent sa tranquillité : le malade croit voir des étangs, des gouffres près de l'engloutir, ou plus souvent il croit être poursuivi, attaqué de nouveau par l'animal dont il a reçu le funeste poison : tout tremblant, il s'éveille en sursaut, il frémit. Son visage est pâle, resserré ; son air sombre, effrayé; son œil dur et hagard. Tout éveillé, il croit encore voir et entendre l'animal furieux qu'un vain fantôme lui a présenté à l'esprit pendant son sommeil; il demande avec

instance et d'une voix tremblante qu'on éloigne
cet objet horrible qui lui cause tant de frayeur.

Cependant la maladie fait des progrès ; les
angoisses augmentent ; le sentiment de terreur,
les frémissemens, les soubresauts, deviennent
plus fréquens; l'agitation de l'air, un bruit même
léger, la lumière, enfin toute sensation un peu
vive suffisent pour les déterminer. Quelquefois
aucune douleur particulière ne se fait ressentir ;
mais une agitation intérieure inexprimable, un
resserrement général et plus marqué aux tempes
que par-tout ailleurs; une lassitude extrême,
tourmentent le malade. La déglutition des solides est encore facile ; mais celle des liquides
est douloureuse, accompagnée de contractions
spasmodiques du pharynx et des muscles du
cou, de suffocation et sur-tout d'un frémissement général. A cette période, la face est ordinairement pâle, rétractée, exprimant une
anxiété, une inquiétude extrêmes ; les yeux
sont enfoncés et sombres ; la peau est sèche,
quelquefois d'une couleur jaune ictérique. La
poitrine, comme serrée, ne se dilate qu'avec
difficulté ; la respiration est convulsive ; la voix
changée, quelquefois aiguë, quelquefois grave,
plus souvent rauque, tremblante, entrecoupée.
Le pouls est faible, irrégulier ; quelquefois le
cœur offre des palpitations. Le ventre est res-

serré, la constipation opiniâtre; ou des déjections de matières vertes poracées, et plus souvent des vomissemens de même nature, ont lieu. Souvent une chaleur brûlante se fait ressentir dans les entrailles, et plus souvent une douleur vive à l'épigastre, au-dessous de l'appendice xiphoïde. Les urines sont supprimées ou peu abondantes, rendues souvent et avec difficulté.

L'inquiétude morale est extrême; les affections sont vives, mais sur-tout les sensations; souvent le malade croit entendre des sons et voir des objets qui n'existent que dans son imagination; il éprouve des terreurs paniques, et souvent une aversion pour les personnes qu'il affectionnait le plus. Au reste, tous les raisonnemens sont en général parfaitement justes.

Ces symptômes s'accroissent avec rapidité, quelquefois graduellement; d'autres fois la maladie semble diminuer, l'espoir du malade renaît : vain espoir, tous les symptômes reparaissent bientôt avec une nouvelle intensité; la langue et la bouche se dessèchent, puis sont couvertes plus tard d'une sécrétion écumeuse que le malade crache souvent. Une douleur, ou plutôt une gêne indéfinissable, se fait ressentir au fond du gosier. Une soif brûlante dévore le malheureux patient; il demande à boire et saisit avec avidité le vase qu'on lui présente; mais ter-

rible réalité de la fable de Tantale (1)! à la vue
du liquide il frissonne, l'approche de ses lèvres
en frémissant et le repousse avec horreur dès
qu'il y touche. Soudain il prend la ferme réso-
lution de supporter la soif plutôt que de chercher à l'appaiser; mais le besoin augmentant
toujours, l'espoir d'être plus heureux une seconde fois et les exhortations des assistans le déterminent à une nouvelle tentative : efforts inutiles, à peine il aperçoit la liqueur qu'un tremblement spasmodique général et des convulsions effrayantes se déclarent. La sensibilité est
alors exaltée à un point tel que le contact d'un
corps, sur-tout s'il est froid; le déplacement de
l'air par l'approche d'une personne, par une
porte qui s'ouvre; la vue d'un corps brillant, de
l'eau sur-tout, son nom seul, ou le bruit que
produit son agitation; les sons légers, et parti-

---

(1) Je dois faire observer ici que quelques auteurs, suivant Cœlius Aurelianus, ont regardé cette fable de Tantale comme une allégorie. Ils ont pensé qu'Homère
n'avait fait que peindre la rage et ses tourmens, et ils en
ont conclu que cette maladie était connue de cet ancien.
Quelle que soit la similitude du tableau qu'il présente
avec la maladie qui nous occupe, on ne peut en conclure
qu'il la connaissait. Les raisons déjà énoncées me paraissent suffisantes pour que je n'aie pas besoin de revenir
sur ce qui a été dit.

culièrement l'aboiement des chiens, etc., suffisent pour déterminer les exacerbations, auxquelles on a donné le nom d'accès. Elles sont
d'autant plus facilement produites, d'autant plus
fréquentes, d'autant plus longues, d'autant plus
terribles, que la maladie touche de plus près à
sa fin. A leur approche, le pouls devient dur et
fort ; le visage rouge, animé ; les yeux sont enflammés, étincelans. L'accès déclaré, le pouls
est faible, serré ; tout le corps est agité de frissonnemens, de mouvemens convulsifs plus mar-
qués dans les muscles de la face et du cou, que
dans les autres parties. Les yeux sont égarés,
menaçans, fixes, ou dans une agitation continuelle ; la bouche se remplit d'une bave écumeuse dont le malade cherche à se débarrasser,
et qu'il crache quelquefois au visage des personnes qui l'entourent. La crainte et la fureur
sont peintes en même temps sur sa figure ; son
aspect est effrayant ; il perd la raison, grince
des dents, cherche à mordre ses proches et ses
amis. Assez souvent il est tourmenté par une
érection violente, avec ou sans éjaculation ; les
femmes sont aussi quelquefois en proie à toutes
les fureurs de la nymphomanie.

Dans cet état terrible, le malade pousse quelquefois des cris affreux que l'on a comparés
tantôt à l'aboiement des chiens ; tantôt au hurle-

ment des loups ; quelquefois même il s'échappe,
court de côté et d'autre, puis s'arrête tout-à-
coup, ou marche lentement avec un air stupide,
assoupi, languissant ; enfin le calme se rétablit
peu-à-peu, le pouls se relève, le corps est couvert d'une sueur froide ; le malade éprouve une
lassitude extrême, un affaiblissement universel ;
des douleurs très-vives et brûlantes se font ressentir dans diverses parties et sur-tout le long
du rachis ; souvent le priapisme continue. Revenu à la raison, les affections de l'hydrophobe
sont douces, affectueuses et très-vives ; il déplore son état malheureux, s'inquiète sur le sort
futur de ses proches, demande pardon des
excès auxquels il s'est porté, prévoit un nouvel accès, prie instamment les assistans de le
garotter et de s'éloigner, les avertissant de l'in-
surmontable désir qu'il a de les mordre ; mais
bientôt les convulsions recommencent.

Chaque exacerbation est ordinairement plus
forte que la précédente ; enfin, après plusieurs
alternatives de calme et de fureur, le pouls devient très-faible, petit, inégal, intermittent,
puis insensible. La difficulté de la respiration
est telle que la suffocation paraît imminente ;
les angoisses, les vomissemens, les hoquets
sont portés au plus haut degré ; la parole est

impossible, le désordre de toutes les fonctions intellectuelles est extrême ; une sueur froide et visqueuse couvre tout le corps , et la mort a lieu dans des convulsions , des syncopes, ou pendant un calme trompeur qui succède à une exacerbation. Ce calme dure cinq ou six heures, même dix ou douze, et souvent alors le malade peut boire. Il semble que la sensibilité, portée pendant long-temps au plus haut degré d'exaltation, s'émousse par cette exaltation même, comme un ressort tendu outre mesure perd son élascité, s'il est permis d'employer cette comparaison mécanique.

§ II. *Variétés.*

Présentant un tableau de la rage , nous avons dû réunir tous les traits sous lesquels elle se montre dans les différens individus qui en sont attaqués ; mais on se tromperait étrangement si l'on croyait les retrouver dans chaque malade ; le plus souvent même les symptômes sont beaucoup moins violens , les accès ne sont caractérisés que par des frissonnemens, des convulsions plus ou moins durables, quelquefois très-éloignés les uns des autres, quelquefois au contraire très-rapprochés. Il en est de même du délire : ordinairement on ne le remarque que dans les exacerbations ; quelquefois, mais rarement, il dure depuis le commencement de la maladie jusqu'à la fin ; plus souvent au contraire il n'existe en aucun temps. L'hydrophobie peut aussi n'être pas continuelle, et quelques malades peuvent boire. Les forces, ordinairement augmentées, sont quelquefois comme anéanties : on a remarqué, dans certains cas, de la stupeur, un état comateux, une sorte de paralysie, sur-tout des membres pelviens ; mais que penser de ces hydrophobies chroniques ou intermittentes, et reparaissant après plusieurs années, dont quelques médecins nous ont conservé les histoires ? Il nous paraît certain qu'on s'est mépris sur la nature du mal, et qu'on a confondu avec la vraie rage quelques symptômes nerveux produits par la frayeur.

Outre les variétés ci-dessus, qui tiennent à l'idiosyncrasie du malade, il en est d'autres qui dépendent de son tempérament, de son état moral, des soins qu'on lui donne, etc.

Quant au tempérament, la maladie aura un caractère de bénignité relatif chez les individus lymphatiques ; elle présentera plus de gravité et une marche plus rapide chez ceux doués d'un tempérament sanguin ou nerveux ; mais les symptômes n'acquièrent toute l'intensité dont ils sont susceptibles que chez les personnes bilieuses , mélancoliques , portées naturellement à la colère , à la tristesse , et livrées à la violence des passions les plus fortes.

Quant à l'état moral, dans ces momens où la mort est proche et presque certaine, quelle différence ne doit-on pas remarquer dans la gravité des symptômes , suivant que le malade est plus ou moins courageux, et qu'antérieurement sa conduite a été plus ou moins régulière? Rassuré sur la manière dont il a vécu , l'homme probe supportera les douleurs avec patience et résignation, il en désirera la fin ; et la mort ne lui paraîtra qu'un doux repos, un port où va le jeter la tempête. Tourmenté, au contraire, par les remords et la crainte d'un avenir douteux, celui qui a passé sa vie dans le crime sera en proie au plus affreux désespoir; l'idée seule de la mort le fera frémir , et cet état moral ne sera pas le moindre de ses maux.

Quant aux soins, il est facile de concevoir que dans cette maladie, où la sensibilité physique et morale a acquis le plus haut degré d'énergie ; il est facile, disons-nous, de concevoir combien les soins donnés au malade doivent influer sur son état. Quelle impression fâcheuse ne doit-il pas résulter des sensations violentes qu'on lui fait éprouver, de l'abandon de ses proches, de l'indifférence qu'on lui montre et de l'horreur qu'il inspire, horreur qu'on ne prend pas souvent la peine de lui cacher, enfin des liens dont il est entouré? Et l'on a souvent porté la barbarie plus loin : on a étouffé ces malheureux entre des matelas; on les a empoisonnés, ou tués par hémorragie! Doit-on être surpris qu'alors ces malades, dont toutes les sensations sont si vives, dont toutes les affections sont exaltées, ayant été réduits au désespoir, soient entrés dans une fureur extrême, et aient cherché à se venger de tous les maux qu'on leur faisait souffrir?

§ III. *Marche, durée de la rage.*

On distingue aisément trois périodes dans le cours de cette maladie, lorsqu'elle est produite par la morsure d'un animal enragé.

La première période s'étend du moment de l'inoculation du virus jusqu'à la manifestation des premiers symptômes : alors il n'y a que disposition à contracter une maladie qui véritablement n'existe pas encore; même rien n'annonce qu'elle se développera. Si cependant l'individu connaît le danger auquel il est exposé, il est inquiet et tourmenté par des rêves sinistres; mais ces phénomènes dépendent de l'affection du moral et non de l'état physique. Ils ont lieu également lorsque le danger n'est qu'imaginaire, tandis qu'au contraire on ne les observe pas lorsque la rage doit paraître et que la personne ignore avoir été mordue par un animal enragé. La durée de cette période est ordinairement de trente à quarante jours dans l'homme, de huit à dix seulement dans le chien; mais elle varie beaucoup. Ainsi on a vu la rage survenir quelques heures seulement, ou quelques jours après la morsure, tandis que, dans d'autres occasions, elle n'a paru que plusieurs mois, et quelquefois plusieurs années après. Quelques auteurs disent même l'avoir vue tarder dix, quinze ans, etc.; mais ces cas sont très-rares, et si l'on ne voulait pas y ajouter foi, on ne pourrait cependant s'empêcher d'admettre qu'il existe une différence très-grande dans la longueur du temps que la rage met à se développer; et cette différence est due à la disposition plus ou moins grande des individus à contracter la maladie.

Deuxième période ou période d'invasion.

Elle commence avec les symptômes précurseurs de la rage et finit quand celle-ci est déclarée.

La tristesse; une grande disposition à la

frayeur; l'inquiétude; les rêves effrayans produits par l'action du virus, et non par la crainte comme auparavant; une sensibilité plus vive; des frissonnemens de temps à autre; un embarras ou des douleurs dans la tête; mais sur-tout le gonflement, la douleur de la cicatrice, sa rupture, caractérisent cette deuxième période, qui dure ordinairement trois ou six jours, quelquefois moins, quelquefois aussi plus long-temps.

Souvent elle manque quand la rage est produite par une autre cause que la contagion, ou même lorsqu'elle reconnaît cette cause, et qu'une passion vive accélère, détermine le développement de la maladie, comme la chose a souvent lieu.

Troisième période.

Elle commence avec la difficulté de la déglutition et ne finit qu'avec la maladie. Ordinairement elle se confond avec la précédente, qui n'en est que le début et le premier degré; d'autres fois elle se caractérise tout-à-coup après une cause excitante, sans laquelle même, dans certains cas, elle pourrait ne pas se développer.

L'exaltation de la sensibilité et l'hydrophobie en sont les caractères principaux. La cause la plus légère détermine les frissonnemens, les

convulsions et les exacerbations, qui quelquefois
surviennent sans excitation extérieure. La durée de ces exacerbations est plus ou moins longue; quelquefois elles sont très-courtes, quelquefois aussi elles se prolongent cinq à six
heures. Le calme qui suit, dure plus ou moins
long-temps; il peut être de quelques minutes
seulement, ou d'une à deux heures. Les symptômes augmentent avec beaucoup de rapidité.
La durée de cette période est de deux, trois,
quatre jours, très-rarement plus.

Nous ne croyons pas inutile de rapporter ici
la marche que M. Trolliet assigne à la rage (1) :
« Quelques semaines, dit-il, ou quelques mois
» après avoir été mordu par un animal enragé,
» le malade éprouve une douleur, quelquefois
» dans le membre mordu, plus souvent à la
» tête. Bientôt tous les symptômes d'excitation
» cérébrale se montrent presque en même
» temps. Le visage s'anime; les yeux devien-
» nent brillans, le pouls s'élève, et le malade
» éprouve un malaise général, quelquefois des
» nausées et des vomissemens; ces symptômes
» d'excitation cérébrale durent tantôt plus
» d'une semaine, tantôt à peine un jour.

____

(1) Trolliet, *Nouveau traité sur la rage*, Paris, 1820,
p. 212.

(195)

» Jusque-là le malade avait mangé, mainte-
» nant il refuse tout ce qu'on lui présente. Il
» est inquiet, taciturne ; la vue des liquides,
» l'agitation de l'air, vont le faire tressaillir,
» rendre sa respiration convulsive et suffo-
» cante. Alors la deuxième période commence,
» la rage est déclarée.

» Le frisson convulsif se renouvelle toutes
» les fois que le malade essaie de boire, lors-
» qu'on agite l'air qui l'environne, à la vue
» d'un miroir, d'un objet transparent ou d'un
» corps brillant.

» L'hydrophobe sent une vapeur intérieure
» qui le suffoque, et qui se change en une ar-
» deur intolérable. Une soif ardente devient un
» nouveau tourment, on ne peut l'étancher.

» Sa tête continue à être douloureuse ; son
» visage est légèrement coloré ; le sommeil
» l'abandonne ; les organes des sens sont doués
» d'une grande sensibilité ; les mouvemens
» sont prompts et fréquemment répétés ; l'ima-
» gination est vive, le discours animé ; un sen-
» timent de frayeur saisit le malade.

» Le pouls est élevé, un peu fréquent, ré-
» gulier ; la chaleur de la peau, douce et hali-
» tueuse ; les selles rares ; les urines peu abon-
» dantes, légèrement citrines.

» Il est un moment où, dans le plus grand

» nombre, la rage suspend sa marche rapide.
» Ordinairement à la fin du premier jour, ou
» dans le cours du second, l'hydrophobie di-
» minue ou cesse complétement, les douleurs
» s'appaisent, le malade peut boire et se désal-
» térer ; il mange aisément. L'espérance renaît
» dans son âme et se peint sur son visage.

» Après quelques heures, la scène change.
» Les accès d'hydrophobie se renouvellent, ils
» deviennent fréquens et continuels ; la plus
» légère cause les produit. Le malade s'agite,
» parle sans cesse et délire quelquefois ; il a le
» sentiment de sa fin prochaine. Ses tourmens
» s'accroissent et inspirent la pitié ; il exprime
» ses désirs d'une manière touchante ; témoigne
» sa reconnaissance pour les soins qu'on lui a
» donnés.

» Au dernier jour de sa maladie, l'hydro-
» phobe crache continuellement ; sa peau se
» couvre de sueurs ; ses forces s'anéantissent,
» et il tombe dans une adynamie complète, où
» ses muscles sont roidis par un spasme con-
» tinuel ; le pouls devient petit, faible et irré-
» gulier.

» Le malade perd connaissance ; il cesse de
» cracher ; dans le spasme général de l'agonie,
» la respiration est laborieuse et stertoreuse.
» Les lèvres se couvrent de bave écumeuse, et

» l'hydrophobe expire, quelquefois le second
» jour, ordinairement le troisième, rarement
» au commencement du quatrième.

» Ce n'est le plus souvent que lorsque le
» spasme général s'est déclaré, que la perte de
» connaissance existe ; il est si violent à la poi-
» trine, que la respiration semble arrêtée, et
» que la mort paraît avoir lieu par asphyxie. »

§ IV. *Terminaison.*

La terminaison par la mort est presque constante ; les cas où elle n'a pas lieu sont excessi-
vement rares : on n'a pas assez de données pour
dire de quelle manière se fait alors la crise. Les
sueurs et les urines sont les émonctoires que la
nature a choisis dans la maladie dont le docteur
Nugent nous a donné une histoire détaillée (1).
Il paraît, par d'autres observations de guérison,
que le retour à la santé est prompt quand il
doit avoir lieu ; mais les rechutes sont faciles.

____

(1) *Essai sur l'hydrophobie*, trad. de l'anglais, Paris,
1754, in-12.

CHAPITRE V.

DIAGNOSTIC.

Pour établir le diagnostic d'une manière certaine, il faut suivre la maladie dans ses trois périodes.

§ Ier. *Diagnostic de la première période.*

La plaie ne présente à la vue rien de particulier; elle guérit comme si elle avait été faite par un animal bien portant : de quelle manière donc distinguer si un virus y a été déposé?... C'est sur-tout et même uniquement par les signes commémoratifs qu'on peut le déterminer. Il faut savoir si l'animal qui a mordu était ou n'était pas enragé, et pour le savoir, il est indispensable de connaître les symptômes de la rage dans les espèces qui sont les plus exposées à la contracter. Le chien, ce compagnon fidèle de la misère comme de la fortune humaine, en est plus fréquemment·attaqué que tous les autres animaux.

Les mêmes causes qui déterminent le développement de cette maladie chez l'homme con·

courent , avec plus d'efficacité , pour la produire dans l'espèce canine. Le manque d'eau et
d'alimens , leur mauvaise nature , le temps du
rut, paraissent aussi la faire naître. La morsure
est plus souvent suivie de la rage chez eux que
chez nous ; mais cependant tous n'enragent
pas après elle : c'est ainsi qu'à Charenton on
a fait mordre inutilement le même chien, à des
époques différentes , par une trentaine d'animaux enragés , jamais on n'a pu développer la
maladie chez lui.

Les symptômes qui la caractérisent dans cette
espèce sont les suivans : le chien perd l'appétit, devient triste, grondeur, colère, fuit la
lumière , cherche la solitude et le repos. Il
connaît encore son maître; mais il ne lui fait
plus de caresses. Bientôt il ne peut plus avaler
les alimens; il refuse de boire et recule quand
on lui présente de l'eau. Des frémissemens, des
mouvemens convulsifs, agitent de temps en
temps ses membres et tout son corps. Au bout
de deux ou trois jours de cet état, furieux, il
quitte son habitation, erre de tous côtés comme
pour trouver un lieu où il soit calme, et répand sur sa route l'épouvante et la désolation;
il mord, déchire tout ce qu'il rencontre et
n'épargne pas même son maître. Alors il a l'air
effrayé et colère, la tête et les oreilles basses,

les yeux brillans, fixes ou hagards, le regard oblique, la gueule béante, ou remplie d'une bave écumeuse, la langue pendante, le dos arqué, le poil hérissé, la queue entre les jambes, la respiration haletante, la voix rauque, enrouée; souvent il mord sans aboyer.

Sa démarche est tantôt lente, tantôt prompte et par bonds. Il va de tous côtés, revient sur ses pas sans détermination fixe, ou continue sa route en ligne droite. Les autres chiens le fuient souvent et se laissent mordre sans se défendre; il les attaque tous sans égard à leur force et à leur sexe. La vue de l'homme et de tous les êtres animés, mais sur-tout celle de ses semblables, renouvelle ou augmente sa fureur et ses mouvemens convulsifs : l'eau et les corps brillans produisent aussi cet effet. Les accès durent souvent cinq à six heures ; puis l'animal, dans une fatigue extrême, tombe et ne se relève que quelques heures après, à moins qu'une cause excitante ne renouvelle sa fureur. Il marche tranquille, jusqu'à ce qu'une sensation vive produise un nouveau paroxysme : rarement il résiste au troisième, et meurt un, deux ou trois jours après avoir quitté la maison de son maître ; quelquefois cependant il ne périt que le sixième ou le septième jour.

Tels sont les symptômes qui, suivant tous

les auteurs, annoncent la rage du chien ; mais nous pensons qu'ils ont trop généralisé, et qu'ils n'ont décrit la maladie que dans son plus haut degré : les faits suivans, que nous avons observés, nous portent du moins à le croire.

Le 6 septembre 1822, une chienne courante, de treize à quatorze mois, qui n'avait jamais été mordue par aucun chien, à la connaissance de son maître, devint plus gaie qu'à l'ordinaire, et courait après les papillons et les mouches ; le 8, elle mangeait et buvait encore, mais sa gueule était remplie d'une bave claire, filante et comme albumineuse ; le soir, elle courait après les autres chiens, les caressait un instant, les sentait et les léchait à l'anus, puis les mordait. Ce jour, elle en mordit trois : un d'eux est mort enragé, un autre, qu'elle nourrissait, a été tué ; il n'est encore rien arrivé au troisième, qu'elle avait mordu avec acharnement et pendant long-temps.

Le 9, elle refuse de manger et de boire : seulement elle avale avec voracité le chiendent et le raisin ; elle lèche l'urine des autres chiens, recherche les lieux où ils les ont déposées, ainsi que leurs féces, et s'y arrête pour les sentir, en remuant la queue. Elle continue de mordre les autres chiens avec les mêmes antécédens que la veille, et quand on l'empêche de s'en approcher, elle lèche la terre où ils ont marché. Elle ne cherchait point à mordre les personnes, mais se jetait sur le fer ou le bois qu'on lui présentait. La bave coulait à-peu-près continuellement ; la tête était pesante et tombait, mais seulement quelques instans, puis l'animal s'agitait, remuait, cherchait à prendre les mouches. Ses yeux étaient vifs et continuellement en mouvement ; sa queue, ordinairement serrée entre ses jambes, se relevait à moitié et s'agitait lorsqu'elle apercevait les chiens ; elle semblait les voir avec plaisir, sortait de sa niche comme pour s'en approcher et les caresser ; elle faisait aussi beaucoup d'attention quand elle les entendait aboyer. Sa voix était enrouée, et son aboi avait quelque chose de particulier, et approchait du hurlement des chiens , ou plutôt du cri du hibou ; souvent elle le faisait entendre et mordait, immédiatement après, sa niche ou ce qui se trouvait auprès d'elle.

Le 10 et le 11, les mêmes symptômes augmentèrent, les flancs se retirèrent, elle urina plusieurs fois et elle lapait son urine. Elle ne rendit point de matières fécales pendant tout le temps de sa maladie. Elle cherchait à mordre les personnes. Elle se jeta avec acharnement sur son petit chien toutes les fois qu'on le lui présenta.

Un voisin, amateur de chiens, qui en avait eu plusieurs attaqués de la rage, ayant entendu la chienne aboyer, déclara, sur ce seul signe, qu'elle était enragée, et la fit tuer le 11 au soir.

Une petite chienne de quatre mois, mordue par la précédente le 9 septembre, mais très-légèrement, prit pendant huit jours le turbith minéral à la dose de dix grains chaque jour : il fut chaque fois vomi presque sur-le-champ. Le 10 octobre, elle devint très-gaie, jouait continuellement et aboyait souvent.

Le 11 au matin, elle continuait de jouer; mais le poil du dos était droit, et la queue plus basse que de coutume. Elle mordit sa maîtresse au médius de la main droite, après être venue sans motif de l'autre bout d'une chambre pour la mordre. A une heure, elle refusa les alimens et les boissons ; elle mangeait seulement le chiendent et les fleurs de paquerette et de pissenlit, qu'elle recherchait. Elle connaissait peu son maître, et lui obéissait à peine. Dans la nuit, à quatre reprises elle s'agita beaucoup pendant à-peu-près une demi-heure à chaque fois, et elle mordait le bois ; vers trois heures, elle chercha à mordre son maître en aboyant d'une manière inaccoutumée; elle voulut se jeter sur une lumière, et elle mordit un furet avec lequel elle jouait habituellement.

Le 12, elle ne mordit point les chiens, qu'elle ne recherchait pas plus que d'habitude. Elle courait continuellement, et s'arrêtait long-temps à sentir les lieux où les autres chiens avaient déposé leurs féces ou leurs urines ; elle courait avec acharnement après les poules pour les mordre ; elle en voulait aussi plus aux femmes et aux enfans qui s'étaient antérieurement amusés à l'agacer, qu'aux hommes. On l'attacha. Lorsqu'on arrivait auprès d'elle, elle sortait de sa niche, où on la trouvait habituellement couchée. Elle avait les flancs un peu serrés, mais ne paraissait nullement malade : les oreilles n'étaient point basses, ni l'œil triste ; aucun liquide ne sortait de sa gueule. Elle regardait les personnes en portant continuellement, mais avec lenteur, sa queue de droite à gauche, *et vice versâ* ; elle ne l'avait point serrée entre les jambes, mais basse, rasant les jarrets dans ses mouvemens latéraux, et faisant l'arc avec l'extrémité. Quelquefois elle regardait d'un air étonné les personnes, quoiqu'elles fussent auprès d'elle depuis long-temps, et les aboyait sans motif, avec cette voix qui approche du hurlement. Si on lui offrait un bois ou un autre corps, ses yeux s'animaient, elle le mordait sur-le-champ sans gronder ni aboyer, mais ne s'acharnait pas dessus : elle le lâchait promptement pour le mordre encore à plusieurs reprises; quelquefois elle sentait seulement ce qu'on lui présentait, sans le mordre; elle mordait souvent le bois et la paille de sa niche, mais pendant un instant seulement à chaque fois. Elle sentait les alimens et l'eau qu'on lui présentait, sans aucune répugnance, mais elle n'essayait ni à boire ni à manger. Elle faisait très-souvent des efforts pour uriner et rendre des matières fécales; mais ils ne furent jamais suivis d'aucun résultat.

A mesure que la maladie se prolonge, l'animal s'agite de plus en plus, ne peut rester en place, se couche, se lève, va et vient, cherche à se jeter sur une lumière toutes les fois qu'on la lui présente, et meurt dans la nuit du 13 au 14 sans avoir eu de bave à la gueule, parce que probablement sa mort fut trop prompte.

On verra plus loin quelles lésions l'autopsie cadavérique nous a présentées.

Ainsi, ces deux chiens ont offert à notre observation d'autres symptômes que ceux attribués généralement à la rage. Ils ont commencé par manger du chiendent en grande quantité, par refuser les autres alimens et la boisson; ils ne peuvent rendre les matières fécales; ils recherchent celles de leurs semblables; ils annoncent le désir de mordre par le balancement de leur queue et un aboi tout particulier. Ces deux derniers symptômes sont de la plus haute importance, et plusieurs amateurs de chiens, qui ont souvent vu la rage, m'ont assuré les avoir constamment observés. Le balancement de la queue est semblable à celui qu'on observe dans les chiens courans qui hésitent à se lancer sur un gibier qu'ils voient : dans aucune autre circonstance, ces animaux sains ne le présentent.

La seule différence qu'aient offerte ces deux maladies est la sécrétion d'une bave abondante dès le principe de la première, tandis que dans la seconde cette sécrétion n'a été nullement augmentée. On conçoit quel serait, suivant ces deux états, le résultat des morsures, et combien la contagion est plus facile dans une circonstance que dans l'autre.

Il faut prendre garde de confondre avec la rage de ces animaux d'autres affections, telles que celle connue sous le nom de maladie des chiens et dont la vaccine semble les préserver ; elle est épidémique et contagieuse ; elle attaque la muqueuse des fosses nasales et des bronches, dont la sécrétion, beaucoup augmentée, coule par la gueule et les narines sous l'apparence d'une salive visqueuse. Souvent alors les chiens mordent et éprouvent des mouvemens convulsils ; mais quoiqu'ils aient perdu l'appétit, ils boivent abondamment et avec facilité. Dans la saison du rut, souvent les chiens deviennent furieux et mordent sans être enragés ; ils mordent encore sans cause lorsqu'ils sont jeunes et que les dents leur poussent.

La rage des autres animaux est plus rare aussi est-elle moins bien observée et décrite ; l'hydrophobie et la fureur sans causes la feront cependant toujours reconnaître. Les loups n'attaquent guère les hommes que lorsqu'ils sont enragés ou pressés par la faim ; dans ce dernier cas , leur fureur s'appaise promptement , tandis que dans la rage ils font des ravages affreux, déchirent tout ce qu'ils rencontrent, et attaquent, ce qui n'a pas lieu dans leur santé , les hommes de préférence aux quadrupèdes.

Bien que l'hydrophobie soit un symptôme caractéristique de la rage , plusieurs faits prouvent qu'on ne peut jamais conclure qu'un animal n'était pas enragé, parce qu'il a traversé une rivière.

Lorsqu'on n'a aucune donnée relative à l'état antérieur de l'animal, ni aucun fait subséquent qui puisse servir à établir le diagnostic, les auteurs ont proposé plusieurs moyens pour reconnaître si la plaie a été produite par un animal enragé ou sain. Les anciens conseillaient, les uns, de la tenir pansée pendant une heure, les autres pendant vingt-quatre, avec des noix pilées, et de jeter ensuite ces noix à des volailles: si elles les refusent ou qu'elles meurent après les avoir mangées, l'animal était enragé, il ne l'était pas dans le cas contraire.

D'autres ont conseillé de faire l'expérience avec du pain ou de la viande qu'on offrirait ensuite à des chiens. J.-L. Petit voulait qu'on frottât ces alimens dans la gueule de l'animal soupçonné, lorsqu'il avait été tué. Depuis, Gruner a conseillé d'inoculer à des chiens la bave de l'animal suspect, si on l'a tué; mais outre qu'on ne serait pas toujours certain de déterminer la maladie, à moins de faire des expériences nombreuses, on aurait perdu, pour s'assurer de l'existence du virus, le seul temps pendant lequel on peut prévenir son action d'une manière certaine, et peut-être même l'individu mordu serait attaqué de la rage, avant les chiens auxquels on l'aurait inoculée.

Astruc et Sauvages ont remarqué, au moment de la morsure faite par les animaux enragés, une douleur plus vive qu'elle ne devrait être; mais cette douleur n'est pas constante; elle tenait sans doute à la lésion d'un filet nerveux; une morsure simple aurait pu la produire, et d'ailleurs elle doit varier selon la sensibilité individuelle.

En résumé, on ne peut jamais s'en rapporter uniquement à ces moyens, et dans le doute si l'animal a mordu sans être provoqué, s'il a été tué ou s'il a disparu, sur-tout s'il était inconnu, il faut agir comme si le virus lyssique eût été déposé dans la plaie. Qui voudrait, en effet, encourir les dangers auxquels expose une morsure dont le caractère est incertain, plutôt que de subir un traitement peut-être inutile ?

§ II. *Diagnostic de la deuxième période.*

La tristesse, la morosité, l'impatience, les rêves effrayans, etc., peuvent être les symptômes précurseurs d'une autre maladie, et d'ailleurs ils peuvent tenir à la frayeur du malade : alors ils existent dès le moment de l'accident, ou surviennent après une cause qui réveille l'inquiétude. Ces signes acquièrent plus de valeur s'ils ont paru d'eux-mêmes et si, les jours précédens, l'individu était gai et tranquille sur son état. Une sensibilité plus vive, des frissonnemens, de légers mouvemens convulsifs, des douleurs de tête, etc., ne sont pas non plus des signes certains que la rage va se développer ; ils peuvent tenir à un état nerveux, ou à l'imagination frappée du malade.

Les douleurs se propageant de la cicatrice au pharynx ou à l'encéphale, mais sur-tout le gonflement et la rupture de cette cicatrice, qui sont pourtant loin d'être constans, annoncent bien plus positivement le développement prochain de la rage ; mais outre qu'ils ne la précèdent pas toujours, ils peuvent quelquefois dépendre d'une autre cause, d'une diathèse particulière, d'une esquille, d'un corps étranger resté sous la cicatrice; et les autres symptômes compliquent d'autant plus facilement cet état, que le malade, dans une inquiétude continuelle, admet facilement tout ce qu'il craint.

§ III. *Diagnostic de la troisième période.*

L'exaltation extrême de la sensibilité, un sentiment continuel de frayeur, même chez les personnes les plus courageuses; les convulsions par une sensation légère et imperceptible dans l'état de santé, l'impossibilité de la déglutition, l'hydrophobie, l'envie de mordre, l'écume à la bouche, le retour irrégulier d'intervalles lucides, ne laissent aucun doute sur l'existence de la maladie; mais aucun de ces symptômes, pris séparément, ne suffit pour faire reconnaître la rage ; car ils se remarquent isolés dans plusieurs maladies, et chacun d'eux peut manquer dans celle qui nous occupe.

L'exaltation de la sensibilité et l'horreur pour les liquides sont les phénomènes les plus cons-

tans ; mais on sait que l'exaltation de la sensibilité et par suite les frissonnemens, les convulsions, se remarquent dans d'autres affections, et principalement dans les névroses.
L'hydrophobie, qui manque rarement, a été
observée dans presque toutes les maladies où
elle n'est qu'accidentelle, tandis qu'elle est
essentielle à la rage. Il sera au reste toujours
facile, par les symptômes concomitans, de distinguer si elle n'est qu'un épiphénomène : le
seul cas qui présenterait de la difficulté, serait
celui d'une véritable rage compliquée avec une
autre maladie.

Mais de ce qu'un malade peut boire, on ne
doit jamais conclure qu'il n'est pas enragé;
quelquefois dans cette maladie les patiens peuvent, si ce n'est toujours, au moins par intervalles, vaincre l'aversion que leur causent les liquides; quelques malades les avalent, quoique difficilement, lorsqu'on les dérobe à leur
vue, soit en les couvrant, soit en les donnant
avec un chalumeau, ou en recommandant à
l'enragé de fermer les yeux. Quelquefois aussi
les liquides, foncés en couleur, peuvent être
avalés, tandis que l'eau pure et autres fluides
diaphanes excitent des convulsions et des accès.

Pour l'envie de mordre, souvent elle n'existe
pas, ou n'existe qu'à la fin ; et ce symptôme s'est

aussi montré dans plusieurs maladies nerveuses.
Enfin l'écume à la bouche, bien qu'on l'observe
plus fréquemment, ne paraît pas dès le principe
de la maladie, et d'ailleurs seule elle ne pourrait faire reconnaître la rage, puisqu'on remarque presque toujours ce symptôme dans
l'épilepsie et autres affections cérébrales ; il est
cependant très-important et d'une grande utilité pour empêcher de confondre avec la rage
les symptômes nerveux que peut produire l'i-
magination.

Asti rapporte une observation de ce genre : les
symptômes hydrophobiques, après avoir duré
quelques mois, disparurent lorsque l'individu
fut certain que le chien qui l'avait mordu n'é-
tait pas enragé.

L'histoire de Thémison peut être rapprochée
de celle-ci. Ce médecin, comme nous l'avons
dit, page 47, contracta la rage en donnant
des soins à un ami ; suivant d'autres, il fut
mordu : toujours il enragea, guérit, et voulut
dans la suite écrire sur cette maladie ; mais dès
qu'il fixait son attention sur cet objet, les
symptômes reparaissaient.

Andry rapporte aussi l'observation recueillie
par Schmid, d'une domestique qui, après avoir
échappé à la rage, ressentait tous les ans, vers
le temps de la morsure, un léger égarement

d'esprit et de l'aversion pour les liquides. L'observation d'Abel Roscius et de tant d'autres sont
du même genre (1).

« Joseph Pourchel fut effrayé pendant son
» traitement après la cautérisation , par une
» femme imprudente , qui lui apprit la mort
» d'un de ses compagnons d'infortune. Il devint
» rêveur , d'une tristesse profonde , fuyant la
» compagnie de ses camarades ; il restait presque
» toujours dans son lit, les rideaux fermés, ou
» se cachait dans les lieux obscurs et écartés ;
» il soupirait profondément pendant la nuit,
» et lorsqu'il dormait il faisait des rêves fâ-
» cheux, qui le réveillaient en sursaut et le
» laissaient tout en sueur. Il refusait tout ce
» qu'on lui présentait, d'un ton brusque, et ne
» voulut ni boire ni manger pendant trois jours.
» Le médecin le guérit, et pourtant ne fit que
» de le rassurer au troisième jour ; puis traita
» la fièvre que cet état avait développée, ce qui
» dura huit jours, par les délayans et les pur-
» gatifs (2). »

Ne voit-on pas l'imagination de ces malades
produire les symptômes dont ils sont affectés,

---

(1) *Voyez* Andry , *ouvr. cit.* , p. 53.
(2) *Mém. de la Société royale de méd.* : mémoire de
Le Roux , p. 75.

lorsqu'elle est particulièrement occupée du danger passé, et n'est-ce pas bien plutôt à elle qu'à l'action du virus qu'on doit rapporter ces phénomènes? Combien d'observations semblables sont données par les auteurs pour de vraies rages, et leur guérison comme des cures miraculeuses!

On reconnaîtra ces effets nerveux à leur plus longue durée, à leur moindre intensité, à la sensibilité moins vive du malade, sur-tout quand il est examiné au dépourvu, au défaut de la bave écumeuse ; mais la chose sera d'autant plus difficile à distinguer, que l'individu aura une connaissance plus parfaite des symptômes qui accompagnent la rage.

Nous ne croyons pas devoir, ni entrer dans des détails plus étendus, ni montrer les différences de la rage et des maladies qui peuvent présenter quelques-uns des mêmes symptômes. Il nous semble suffisant d'avoir réuni ceux qui la caractérisent, et pesé chacun d'eux en particulier, pour empêcher de la confondre avec toute autre affection.

CHAPITRE VI.

PRONOSTIC.

§ Ier. *Pronostic de la première période.*

LE pronostic est très-différent dans chaque période. Dans la première, lorsque la morsure vient d'être faite et qu'on peut y apporter les remèdes convenables, il est en général peu dangereux ; mais il varie suivant un grand nombre de circonstances, telles que l'idiosyncrasie, le tempérament, l'âge, le sexe, le moral de l'individu, son état au moment de la morsure ; il varie suivant la saison, le temps où cette morsure a été faite, la manière dont elle l'a été, le lieu qu'elle occupe, son étendue, l'animal qui l'a produite et la période de sa maladie.

Si l'on n'avait pas assez de données pour déterminer par l'expérience quels sont les tempéramens qui prédisposent à la rage, et qu'on fût, sur ce point, réduit à des vues théoriques, il serait naturel de penser que le tempérament nerveux, et sur-tout le mélancolique, en raison de l'exaltation naturelle des sensations, de la susceptibilité plus vive, des écarts si faciles de l'imagination, de l'agitation du moral produite par les causes les plus légères chez les personnes qui en sont douées; il serait, disons-nous, naturel de penser que ces tempéramens, toutes choses égales d'ailleurs, disposent à faire contracter plus facilement cette maladie. Si l'on examine les observations publiées sur la rage, on voit que c'est effectivement ce qui a lieu, et que la théorie est d'accord avec l'expérience. Le tempérament bilieux, en raison des passions fougueuses qu'il détermine, ou du moins dont il est accompagné, doit disposer davantage à cette maladie que les tempéramens sanguins et athlétiques.

Les individus d'un tempérament lymphatique, les femmes et les enfans, sont moins disposés que les autres à la rage dite spontanée; et quand elle survient chez eux, c'est ordinairement la crainte ou le chagrin, et non la colère, qui y donnent naissance. La faiblesse, la sensibilité de ces individus et l'activité plus grande de l'absorption, peuvent augmenter la disposition à la rage, suite de la contagion, et compenser leur moindre susceptibilité à la contracter spontanément.

Quant au moral, la tristesse, le désespoir, la colère, toutes les passions vives, hâtent, favorisent d'une manière toute particulière le développement de cette maladie; et par conséquent le pronostic est plus fâcheux lorsque le sujet mordu est habituellement livré à ces passions, qui, depuis l'accident, ont acquis une nouvelle intensité, que lorsque son caractère, naturellement gai et doux, n'a que peu changé depuis la morsure. Le pronostic sur-tout sera bien plus favorable, si l'individu conserve cette imperturbable tranquillité dans les dangers, heureux don de la nature réparti à quelques êtres privilégiés, que s'il est vivement effrayé par l'attaque de l'animal enragé.

Quant à la saison, l'été paraît favoriser le développement de la maladie, et la contagion est alors plus à craindre. Les froids très-rigoureux déterminent aussi quelquefois l'apparition de la rage. Les auteurs, au reste, ne sont pas d'accord sur ce point encore indécis.

Quant aux morsures, elles sont plus dangereuses si les parties intéressées étaient à nu, que si elles étaient recouvertes d'épais vêtemens ou de longs poils. En général, plus les plaies sont nombreuses, étendues et profondes, moins elles ont saigné, plus le danger est grand.

Le pronostic varie sur-tout suivant le lieu qu'elles occupent; elles causent à la tête bien plus souvent le développement de la rage que lorsqu'elles ont leur siége par-tout ailleurs, soit

parce que cette partie est ordinairement décou-
couverte ; soit parce que l'absorption y est plus
active , et que le virus est porté plus promptement aux parties sur lesquelles il exerce son
action; soit encore en raison de la sensibilité,
de la tension de la peau. Si un vaisseau d'un
calibre considérable , un nerf important , ou
une grande articulation sont mis à nu ou in-
téressés, le pronostic est d'autant plus fâcheux ,
qu'il est alors plus difficile d'employer les
moyens utiles pour prévenir la rage.

Quant à l'animal , les morsures des loups sont
plus dangereuses que celles des chiens : plus
ceux-ci sont forts et robustes, plus ils sont à
craindre. Quelle que soit l'espèce, le danger
qui accompagne la morsure est d'autant plus
grand, que la maladie approche davantage de sa
fin, que le paroxysme est plus violent, que
plus de bave inonde la gueule de l'animal, et
qu'enfin il est resté plus de temps sans mordre.

Dans cette première période, le pronostic
est d'autant plus fâcheux , que le blessé réclame
plus tard les soins du médecin, et que la morsure est faite depuis plus long-temps. Mais la
susceptibilité à contracter cette maladie ferait
bien plus varier le pronostic si on avait un
moyen de la reconnaître : malheureusement
aucune donnée ne suffit, ni pour cela, ni pour

faire savoir si la morsure est virulente, et si elle
doit être suivie du développement de la rage ;
c'est une des principales raisons qui empêchent
la science de faire des progrès dans l'étude de
cette maladie, d'éclaircir une foule de points
obscurs, et sur-tout de bien déterminer l'effet
des moyens qu'on emploie pour prévenir la rage.

§ II. *Pronostic de la deuxième période.*

A la deuxième période, l'espoir de guérison
est beaucoup moins grand ; il doit même en
rester très-peu au moment où le gonflement et
la rupture de la cicatrice annoncent l'action du
virus : à cette époque, comme à la suivante, les
individus d'un tempérament lymphatique ou
sanguin offrent peut-être quelques chances de
succès de plus que les autres.

§ III. *Pronostic de la troisième période.*

Le pronostic de la troisième période est encore bien plus fâcheux ; il est presque constamment mortel. Un petit nombre d'observations authentiques et recueillies avec soin
prouvent cependant qu'alors même la mort n'est
pas irrévocable, et que le médecin doit conserver une lueur d'espérance. Et ne devrait-on pas
être plus surpris que cette maladie fût toujours
mortelle, que de la voir guérir quelquefois ? Qui-

conque connaît les ressources de la nature et les variétés sans nombre dont les maladies sont susceptibles, peut-il penser qu'une seule d'entre elles conduit constamment à une mort inévitable ? La rage bien caractérisée est sans doute celle dont la terminaison est le plus souvent funeste : le pronostic d'aucune n'est aussi fâcheux, et pourtant il nous semble qu'on ne peut douter, comme on le verra par la suite, que la vie n'ait été quelquefois rappelée par des remèdes convenables et des circonstances particulières à quelques individus.

A cette période, le pronostic varie à peine suivant le temps depuis lequel dure l'hydrophobie ; cependant plus elle date de loin, moins on doit avoir d'espoir. Le tempérament et l'intensité des symptômes n'apportent aussi que de légères modifications. La cause de la maladie n'en apporte aucune, du moins on ne peut décider si la rage communiquée est plus dangereuse que celle dite spontanée : quelques auteurs, ayant confondu la période d'incubation avec la maladie, ont prétendu que la rage communiquée était moins dangereuse, puisqu'on pouvait la prévenir. D'autres, ayant regardé comme rage spontanée toute maladie dans laquelle l'hydrophobie existait, ont cru celle-ci moins dangereuse. Il est évident que les uns et les autres se sont trompés.

CHAPITRE VII.

AUTOPSIE.

§ Ier. *État de la science à ce sujet en 1816.*

C'est en vain que pour connaître le siége de la rage, ou la partie primitivement affectée de la lésion de laquelle résultent, soit immédiatement soit sympathiquement, tous les symptômes de cette maladie ; c'est en vain que pour arriver à cette connaissance on a multiplié les ouvertures des cadavres d'enragés qui ont succombé à cette affection : rien n'est plus varié que les résultats auxquels on est parvenu. On a rapporté à cette maladie une foule de désorganisations qui en étaient tout-à-fait indépendantes, et qui exis-taient presque toujours avant elle. On a donné tour-à-tour ou simultanément comme effets de la rage, la fétidité du cadavre, la putréfaction en vingt-quatre heures, les taches gangreneuses de l'estomac et du canal intestinal, la vacuité des veines, la réplétion des artères par un sang fluide qui ne se coagule pas à l'air, l'injection des vaisseaux cérébraux, la sécheresse des or-ganes, l'inflammation des méninges, etc. : ces effets ne sont rien moins que constans.

Ce qu'on a remarqué le plus souvent, c'est l'inflammation légère de l'arrière-bouche, du pharynx, de l'œsophage, et sur-tout du larynx, de la trachée-artère et des bronches. Quelque-fois ces parties sont d'une sécheresse extrême ; dans d'autres cas plus fréquens , elles sont cou-vertes d'une sécrétion écumeuse, semblable à la bave que rendait le malade. Pour l'engorgement des vaisseaux cérébraux et pulmonaires qu'on remarque presque toujours, il est facile d'en concevoir la cause : la respiration est toujours très-gênée dans la rage , et, dans toutes les morts violentes , il est rare que ces vaisseaux ne soient point engorgés.

Nous pourrions rapporter un très-grand nombre d'observations de divers auteurs, qui prouveraient sans réplique qu'aucune lésion constante, dans une partie quelconque de l'éco-nomie, n'a été remarquée dans les cadavres des hydrophobes ; mais qu'est-il besoin de le faire ? Pour se convaincre de cette vérité, il suffit de jeter les yeux sur tous les ouvrages dont les auteurs n'ont pas été égarés par des vues théo-riques qui leur ont pu faire voir tout autre chose que ce qui est véritablement.

§ II. *Progrès de la science depuis 1816.*

Depuis la composition de ce chapitre, un de ces événemens malheureux qui portent la désolation dans toute une contrée, a fourni de nouvelles lumières sur le sujet qui nous occupe, et n'a pas, comme tant d'autres, été perdu pour la science, grâce au zèle éclairé et au courage de M. Trolliet.

De vingt-trois personnes mordues par une louve enragée, dans le département de l'Isère, le 22 mai 1817, treize moururent de la rage; la plupart de ceux qui échappèrent ne dûrent leur salut qu'à ce que les morsures avaient été faites au travers des vêtemens. Six de ces malheureux périrent à l'Hôtel-Dieu de Lyon, et furent examinés par M. Trolliet avec un soin qu'on ne peut trop louer. L'autopsie de leurs cadavres lui présenta ce qui suit :

État de la bouche.

Les glandes salivaires, le tissu cellulaire qui les enveloppe, ne laissèrent apercevoir aucun vestige d'inflammation, aucun changement dans leur couleur ni dans leur texture.

La membrane muqueuse de la bouche et du pharynx était d'un gris pâle, légèrement lubrifiée : ces parties ne contenaient ni salive ni bave écumeuse.

État de l'appareil respiratoire.

Les poumons ont présenté deux phénomènes pathologiques remarquables : le premier consistait dans un emphysème de ces organes, qui s'étendait du tissu cellulaire voisin à celui de la poitrine, du cou et de l'abdomen. L'air était infiltré dans le tissu cellulaire qui unit les lobes des poumons et qui accompagne les vaisseaux; il soulevait la membrane séreuse et formait une multitude de vésicules transparentes, dispersées sur la surface des organes pulmonaires : ces bulles disparaissaient quand on piquait la membrane cellulaire. Cette altération n'a été remarquée que dans quelques cadavres et n'est pas constante.

Le second phénomène a été observé dans tous les sujets ouverts par M. Trolliet. Il consiste dans un changement de couleur du poumon, *qui décèle quelque trouble dans la circulation capillaire.* Ce n'est plus ce blanc terne, tacheté de bleu, qui appartient aux poumons de l'âge adulte dans l'état sain ; c'est une couleur rouge, un peu brune, qui présente une légère teinte de rouille ou de carreau pilé : elle a paru tout-à-fait semblable à celle que l'on observe dans quelques sujets morts de pneumonie catarrhale, où les poumons conservent leur mollesse et sont exempts de toute hépatisation.

Cette rougeur peut varier depuis le brun foncé jusqu'à une teinte légère, qui échappe facilement à un œil distrait ou peu attentif.

Cette couleur était répandue d'une manière uniforme à la surface de ces organes et dans leur intérieur : lorsqu'après avoir divisé leur tissu on le pressait, l'on exprimait un mucus sanguinolent et écumeux, semblable à celui que l'on trouve quelquefois après cette maladie dans la trachée-artère et les bronches. Au reste, le volume des poumons a paru le même que lorsqu'ils n'ont été le siége d'aucune maladie : leur tissu résistait à l'instrument tranchant, comme dans les cas ordinaires ; il transmettait la sensation d'une crépitation légère.

La plèvre a conservé sa transparence dans tous les cadavres et n'a jamais présenté de rougeur. Le tissu cellulaire qui unit les vésicules bronchiques a paru fort peu altéré, autant au moins qu'on peut le distinguer, et le poumon conservait toute sa mollesse. Sa couleur rouge était due (pense M. Trolliet) à l'inflammation seule de la muqueuse qui tapisse les vésicules bron—chiques. Elle se bornait aux lobes pulmonaires dans deux cadavres ; elle s'étendait aux bronches et à la partie inférieure de la trachée-artère dans un autre ; dans deux autres, elle occupait toutes ces parties et le larynx. Elle peut se propager à l'arrière-bouche et au pharynx. Elle s'étendait toujours de bas en haut et était d'autant plus intense, qu'on examinait le conduit aérien plus près des vésicules bronchiques. A la division des bronches, la muqueuse était d'une couleur lie de vin. La partie inférieure de la trachée-artère était d'un rouge brun plus ou moins foncé, suivant les cas, et la teinte devenait de plus en plus claire, à mesure qu'on s'approchait davantage de l'extrémité supérieure de ce conduit : cette rougeur disparaissait insensiblement et présentait, dans sa partie la plus élevée, la teinte d'une simple phlogose. La membrane muqueuse seule était enflammée.

Une mucosité écumeuse remplissait les bronches, la trachée-artère et quelquefois le larynx lorsque l'inflammation s'étendait jusque-là : cette écume était blanche et sanguinolente ; elle manquait dans les sujets dont les bronches et la trachée-artère n'étaient point enflammés, et chez qui l'altération était bornée aux poumons.

M. Trolliet, d'après cela, conclut que l'inflammation s'étend par continuité dans le même système, et que ce sont les vaisseaux capillaires qui naissent des artères bronchiales, et non de l'artère pulmonaire, qui y donnent lieu. Il ne l'a point vue, comme quelques auteurs, se propager jusqu'au pharynx et à la gorge, et il n'y avait point d'écume sur la muqueuse de ces parties ; il n'a pas non plus observé constamment l'inflammation de la muqueuse gastrique et intestinale. Elle paraissait déterminée, dans les cadavres dont il a fait l'autopsie, par les substances introduites dans l'appareil digestif ou par la présence des vers.

État de l'appareil circulatoire.

Le sang était noir, liquide ; il ne se coagulait point à l'air comme celui que l'on tirait des veines pendant la maladie, et qui donnait un caillot dense sans couenne inflammatoire. Il présentait souvent une foule de points brillans, qui lui donnaient un aspect huileux : était-ce effectivement une matière huileuse ou de l'air très-divisé ? L'auteur n'a pu le constater. Au reste, l'emphysème des poumons et du tissu cellulaire environnant porte à faire croire que c'étaient des bulles d'air, d'autant plus que le cœur et les gros vaisseaux contenaient une assez grande quantité de ce fluide.

État de l'appareil nerveux et des organes contenus dans le crâne.

Toujours les sinus ont paru remplis d'un sang noir et liquide ; toujours le réseau vasculaire de la pie-mère était fortement injecté, présentant un aspect brun jusque dans les anfractuosités où il pénètre. Cette couleur devenait plus apparente lorsqu'on séparait par lambeaux la pie-mère du cerveau auquel elle adhérait. La même disposition s'est fait observer autour du cervelet et de la moelle épinière.

On apercevait, outre cette injection de tous les vaisseaux ténus de la pie-mère, de larges taches d'un rouge écarlate étendues sur les diverses faces du cerveau : plus vive vers le centre de ces taches, la rougeur s'affaiblissait vers leur circonférence, et se perdait insensiblement comme une rougeur érysipélateuse. Dans deux cas, le sang était extravasé dans le tissu cellulaire de la pie-mère en telle quantité, qu'il y formait de larges ecchymoses ; elles cachaient entièrement la substance du cerveau vers sa base, ainsi qu'à l'origine des nerfs optiques.

Lorsque, avec la pointe d'un scalpel, on divisait les cellules de la pie-mère, le sang extravasé sortait ; il était rose, mêlé avec un peu de sérosité dans les taches rouges, tandis que dans les parties ecchymosées il était abondant, noir et liquide.

Ailleurs, des taches naissantes d'un rose léger suivaient la direction des vaisseaux ténus et injectés, comme si un peu de sang avait transsudé au travers des pores de ces petits vaisseaux noirâtres, pour se répandre dans les cellules voisines. Lorsque d'une certaine élévation on versait de l'eau sur ces taches, on ne les effaçait point. En promenant le manche du scalpel, doucement appuyé, on chassait devant cet instrument le sang contenu dans les vaisseaux, et celui qui était infiltré dans les cellules.

Les vaisseaux du plexus choroïde des ventricules latéraux étaient aussi remplis de sang, qui donnait à ces replis de la pie-mère une couleur d'un rouge brun. Un autre plexus choroïde qui ferme en arrière le quatrième ventricule et qui, dit l'auteur, a été oublié par nos meilleurs anatomistes, bien que son existence soit constante, était aussi pénétré de beaucoup de sang. Les prolongemens qu'il envoie en avant et sur les côtés, entre la huitième paire de nerfs à son origine et la partie correspondante du cerveau, étaient, dans un cas, tellement colorés par du sang noir, qu'ils avaient l'apparence d'excroissances brunes du volume d'un petit pois aplati ; ils étaient moins bruns chez les autres sujets, mais toujours bien plus rouges que lorsque le cerveau n'est le siége d'aucune inflammation. Cette lésion de l'origine des nerfs pneumo-gastriques a-t-elle quelque liaison avec les désordres de la respiration et le trouble de l'estomac? Bien que l'auteur semble le croire, il ne se prononce pas : imitons sa réserve.....

La surface du cerveau de deux cadavres a présenté une couche plus ou moins étendue, ayant l'aspect gélatineux; elle était formée par de la sérosité, qui s'écoulait lorsqu'on divisait la pie-mère, et qui rendait cette membrane œdémateuse. Les ventricules latéraux ne contenaient qu'une faible quantité de sérosité tantôt limpide, tantôt un peu rouge. La substance du cerveau et du cervelet a paru le plus souvent un peu ramollie; elle laissait suinter des gouttelettes sanguines en grand nombre lorsqu'on la divisait avec le scalpel. Aucune autre altération n'y a été remarquée.

L'auteur conclut que l'inflammation du cerveau et de sa membrane séreuse sont des altérations constamment produites par le virus de la rage (1) : c'est possible, même très-probable,

____

(1) Voyez le *Nouveau traité de la rage ;* par Trolliet, depuis la p. 82 , jusqu'à la p. 160.

mais il faut un plus grand nombre d'autopsies pour conclure que toujours ces effets ont lieu : tant de médecins distingués ne les ont point observés, qu'on ne peut dire avec M. Trolliet : « Les uns ont été détournés de l'observation anatomique par les hypothèses qui avaient asservi leur esprit ; les autres par cette erreur trop répétée, que l'ouverture des cadavres n'apprend rien ; les regards de quelques-uns ont glissé sur des altérations peu sensibles (1). »

Quoi qu'il en soit, il nous a paru très-utile de rapporter le résultat des autopsies de cet auteur, parce que rien d'aussi précis, et rien d'observé avec autant de soin n'avait été écrit avant lui. Bien qu'il n'ait fait que constater des lésions déjà remarquées par la plupart des écrivains, et que nous avions signalées dans ce mémoire comme les plus constantes de celles que présentent les cadavres des enragés, il n'en a pas moins le mérite d'appeler plus positivement l'attention des observateurs sur l'état du poumon, et sur des altérations organiques trop peu connues jusqu'à ce jour pour conduire à une conclusion quelconque.

Depuis la rédaction de ce qui précède, nous

____

(1) *Ouvr. cit.*, p. 110.

avons fait l'autopsie du chien mort de la rage dont nous avons donné l'histoire, page 201 de ce mémoire : voici ce que nous avons observé :

Arachnoïde sans traces d'inflammation ; pie-mèr e rouge, ses vaisseaux sont plus apparens, injectés dans toute son étendue ; cerveau ferme, blanc, sain ; ventricules latéraux tout-à-fait vides ; les membranes qui entourent la moelle allongée et la moelle épinière sont rouges ; il s'écoule par le trou occipital une assez grande quantité de sérosité sanguinolente contenue dans le canal rachidien. La moelle ne présente aucune altération dans ses portions cervicale, dorsale et lombaire ; seulement la pie-mère est par-tout injectée. Bouche sans altération, ne contenant aucun fluide ; glandes salivaires blanches et saines. Le larynx contient un peu de sang coagulé. La muqueuse qui tapisse les voies aériennes est pâle et saine dans toute son étendue, depuis le larynx jusqu'à l'extrémité des bronches, aussi loin qu'on peut les suivre ; aucun fluide n'est contenu dans ces conduits.

Les poumons sont affaissés et n'occupent qu'une petite portion de la cavité pectorale. Ils n'ont aucune adhérence avec la plèvre costale ; ils sont d'un rose pâle et paraissent, au premier abord, parfaitement sains ; mais après un examen attentif on remarque ce qui suit : la couleur du

poumon gauche est par-tout uniforme et pâle,
comme nous venons de le dire; sa surface est
lisse, et en passant le scalpel sur de ce viscère,
il glisse sans produire aucun bruit. Coupé avec
l'instrument tranchant, on lui retrouve intérieurement la même couleur uniforme qu'au
dehors. Le poumon droit, beaucoup plus volumineux que le gauche, offre des taches plus ou
moins foncées, depuis le rose jusqu'à une teinte
de lie de vin; elles sont irrégulières, partagées
par des parties saines. La plus marquée de ces
taches occupe à-peu-près la moitié de la surface
costale du lobe inférieur du poumon; elles sont
un peu saillantes, légèrement inégales et ru-
gueuses; lorsqu'on passe dessus la lame de
l'instrument tranchant, on produit une crépitation très-marquée. Examinées à la loupe, elles
présentent une assez grande quantité de vésicules transparentes, visibles sur-tout aux endroits légèrement rosés qui séparent les taches.
Tous les lobes de ce poumon présentent des
altérations de ce genre, mais sur-tout le lobe
inférieur : on en remarque à ces diverses faces;
lorsqu'on coupe ce poumon, il crépite et présente dans les endroits où sont les taches une
couleur lie de vin assez forte. Quand on presse,
il sort un sang noirâtre et écumeux; dans les
portions saines, le poumon est blanchâtre in-

térieurement. Les bords minces de cet organe sont emphysémateux dans plusieurs endroits; on remarque une foule de petites bulles d'air les unes à côté des autres, ayant un volume égal, à-peu-près un demi-millimètre de diamètre; elles s'étendent depuis le bord du poumon jusqu'à deux ou trois lignes vers son centre : là elles cessent tout-à-coup d'une manière tranchée, et la substance du poumon n'en présente plus.

La plèvre n'est point enflammée et n'offre aucune altération. La cavité pectorale ne contient point de liquide.

Le cœur est très-volumineux eu égard à la grandeur de l'animal. Un peu de sang et quelques bulles d'air se remarquent entre cet organe et le péricarde. La cavité droite du cœur contient une substance gélatineuse unie à une concrétion polypeuse, qui se propage de l'oreillette dans la veine cave , jusqu'à deux pouces du cœur.

Le pharynx et l'œsophage sont pâles et ne présentent rien de pathologique. L'estomac est distendu , très-épais; il a au moins trois lignes d'épaisseur; l'intérieur est très-inégal, parcouru dans toute son étendue par des colonnes très-volumineuses, très-saillantes, très-rapprochées, et ne laissant entre elles aucun espace libre. La

muqueuse est pâle, grisâtre dans toute son étendue, et complétement sèche; aucune mucosité,
aucun fluide ne la lubrifient. Ce viscère est rempli
du chiendent, des paquerettes et autres herbes
que le chien avait mangées trois jours avant sa
mort. Ces herbes n'ont éprouvé aucune élabo-
ration de la part de l'organe digestif. Elles sont
roides, séparées les unes des autres, sans odeur,
sèches et jaunes comme du foin qui a mouillé
avant d'être serré. Elles ne sont nullement
pressées et paraissent tenir l'estomac distendu
par leur élasticité.

Le reste du canal digestif est sain; la muqueuse est pâle et ne présente aucune trace d'inflammation. Tous les intestins contiennent des
matières fécales, mais le rectum sur-tout en est
complétement rempli, ainsi qu'une grande
partie du colon; elles sont liées mais assez
molles; la première portion du colon contient
des crottes dures. Le foie est volumineux,
comme recouvert d'un fluide huileux et brunâtre; cet organe est d'un rouge brun exté-
rieurement et intérieurement, semblable pour
la couleur à celui des enfans qui naissent. La
rate et les reins n'offrent rien de particulier.

On a omis d'examiner la vessie et la matrice.

En comparant les résultats de cette autopsie
à ceux des observations de M. Trolliet, on re-

marque quelques analogies, mais aussi des différences : la pie-mère cérébrale et rachidienne
était toujours enflammée; l'inflammation était
plus marquée dans les cas observés par M. Trolliet : le cerveau et la moelle épinière partici-
paient à l'inflammation, tandis que ces organes
étaient sains dans le cadavre soumis à nos recherches. La bouche, le pharynx, les glandes
salivaires ne nous ont présenté, comme à lui,
aucune altération.

Les poumons étaient rouges, tirant sur le
brun, mais conservaient leur souplesse, leur
crépitation, leur légèreté, dans tous les sujets
qu'il a disséqués; la même chose a été vue par
nous; seulement tout le poumon, et sans doute
les deux poumons, lui ont présenté une rougeur uniforme, tandis que le poumon droit du
chien que nous avons disséqué offrait seul cette
rougeur, et qu'elle n'était point uniforme,
mais répandue par larges plaques qui se per-
daient insensiblement avec les parties saines.
Ces altérations du poumon dépendraient-elles
de ce que le chien depuis sa mort était resté
couché sur le côté droit? Nous l'ignorons. Quoi
qu'il en soit, la substance pulmonaire nous a
paru à-peu-près dans l'état où il l'a décrite;
seulement la rougeur que nous avons vue bornée au poumon s'étendait, dans plusieurs cas

observés par lui, aux bronches et à la trachée-
artère. Alors il a trouvé dans ces organes un fluide
écumeux que nous n'avons ni vu ni dû voir. Il
a toujours trouvé un emphysème prononcé dans
plusieurs parties ; les bords du poumon nous
ont aussi présenté ce phénomène, mais peut-
être, si nous n'avions pas eu l'œil ouvert sur
ces effets pathologiques, n'y eussions-nous fait
aucune attention, et eussions-nous dit que nous
n'avions rien remarqué d'extraordinaire dans
ces organes. Il a toujours vu la plèvre saine ;
nous l'avons trouvée ainsi. Plusieurs fois il a
remarqné de l'air dans le cœur ; nous avons vu
des bulles d'air et un peu de sang entre le cœur
et le péricarde ; il a vu, comme nous, des con-
crétions albumineuses dans les gros vaisseaux.
Il a trouvé quelques altérations du sang qui ne
se sont pas offertes à nos regards.

Il n'a rien remarqué de pathologique dans
l'appareil digestif, nous n'y avons pas plus que
lui vu de traces d'inflammation ; mais dans le
cadavre que nous avons ouvert, le canal digestif
était rempli de diverses matières.

Cette réplétion des intestins, et quelques
symptômes de la maladie, nous semblent tenir
à la paralysie des viscères qui composent l'appareil digestif, et cette paralysie doit fixer l'attention des observateurs, sur-tout lorsqu'on sait

que tout aliment et toute boisson sont refusés
par les enragés. L'altération de l'estomac et
celle du foie, est ce qui nous a le plus frappés
dans cette autopsie, et M. Trolliet n'a rien observé de semblable.

Au reste cet auteur a vu la maladie durer
plus long-temps avant de causer la mort, qui a
dû survenir promptement à un chien âgé seulement de cinq mois, et les altérations organiques qu'il a remarquées étaient et devaient
être portées plus loin que celles observées sur
cet animal. Il a dû aussi avoir des effets plus
visibles sur des organes plus développés.

Ne voulant rien abandonner au hasard, nous
fîmes le lendemain l'autopsie d'un chien du
même âge et à-peu-près de la même taille que
le précédent. Un coup violent porté sur la tête
de cet animal nous empêcha de comparer l'état
des méninges à celui observé après la rage. Les
poumons étaient plus pâles et ne présentaient
aucune tache ; mais lorsqu'on les raclait avec la
lame du scalpel, ils crépitaient ; le sang s'épan-
chait en petite quantité entre la plèvre et le tissu
pulmonaire, et formait des taches semblables à
celles du poumon du chien précédemment examiné. On remarquait aussi des inégalités à la
surface du poumon, et vers le bord, dans un
petit nombre d'endroits, un léger emphysème

naturel, et quelques vésicules bronchiques visibles à l'œil nu. Lorsqu'on divisait la substance
du poumon, il était pâle avec une légère teinte
de rose; un sang de cette couleur sortait de l'ouverture des vaisseaux divisés.

Le cœur ne présentait rien qu'un grand volume en raison de la taille de l'animal, ce qui
est propre à l'espèce.

L'estomac était moins épais que celui du premier chien; la muqueuse offrait beaucoup moins
de replis, et ils étaient éloignés les uns des autres;
elle était humide dans toute son étendue, lubrifiée par un fluide muqueux, filant, qui se
trouvait seul dans ce viscère; elle était blanche
et non grise comme dans le précédent.

Le foie était volumineux : sa couleur, loin
d'être foncée comme dans le premier chien,
était un rouge clair.

On peut de tout cela conclure que la pie-
mère cérébrale et rachidienne, que le poumon
droit, le cœur, l'estomac et le foie, nous ont
offert à la suite de la rage des traces d'altérations pathologiques; mais aucune de ces altérations ne nous a paru assez grave pour occasionner une mort si prompte, due indubitable-
ment à d'autres causes.

A ces résultats nous devons joindre ceux qu'a
observés M. Dupuy, professeur à l'École vétéri-

naire d'Alfort. Ayant ouvert la colonne vertébrale de bêtes bovines qui étaient mortes de la
rage, il a trouvé la moelle épinière ramollie, dif-
fluente, et d'une couleur jaune foncée, sur-
tout au dernier renflement d'où émanent les
faisceaux des nerfs qui se distribuent aux membres postérieurs ; la méningine rouge, injectée,
renfermait plus de sérosité qu'à l'ordinaire. La
macération de ces parties dans l'eau pendant
six jours ne leur a point enlevé leur couleur,
quoiqu'on ait souvent renouvelé l'eau. Chez un
cheval mort de cette même maladie, on n'a
trouvé qu'un ramollissement des troisième et
quatrième renflemens des prolongemens rachi-
diens, et une infiltration jaunâtre dans la dupli-
cature de la meningine, et entre les différens
filets des nerfs, avant leur sortie de la grande
méninge. D'autres chevaux morts avec les
symptômes du *vertige abdominal*, ont offert un
ramollissement analogue, au quatrième renflement de la moelle épinière (1).

Le même professeur, suivant MM. Trolliet et
Villermé, a souvent vu sur les chiens, les chevaux, les vaches et les moutons morts de la
rage : 1°. les poumons et toutes les parties de

____

(1) *Journal universel des sciences médicales*, t. xv,
p. 338, cahier de mars 1822.

l'organe encéphalique, gorgés de sang; 2°. des traces plus ou moins marquées d'inflammation sur la surface muqueuse des bronches, de la trachée-artère, du larynx, de l'arrière-bouche, de l'œsophage, de l'estomac, et souvent même des intestins, du vagin, de l'utérus et de la vessie; 3°. les voies aériennes remplies d'une mucosité écumeuse; 4°. de la sérosité plus ou moins abondante dans les ventricules cérébraux, et même quelquefois dans les membranes du prolongement rachidien; 5°. enfin souvent une rougeur extraordinaire de l'enveloppe des nerfs pneumo-gastriques et trisplanchniques dans une partie de leur étendue, particulièrement vers leur entrée dans la poitrine, et d'autres fois une infiltration comme sanguine dans le tissu cellulaire qui entoure ces nerfs, dont la substance pulpeuse était alors devenue brunâtre (1).

Ainsi presque tous les organes offrent des traces d'altération à l'examen des cadavres.

____

(1) *Dict. des sciences médicales*, t. XLVII, p. 99.

CHAPITRE VIII.

RÉFLEXIONS SUR LES SYMPTÔMES, SUR LA NATURE
ET SUR LE SIÉGE DE LA RAGE.

§ Ier. *Réflexions sur les symptômes.*

Quand on observe les symptômes de la rage
du chien, mieux connue que celle des autres
animaux, et qu'on les compare à ceux qu'offre
cette maladie dans l'homme, on ne peut s'empêcher de reconnaître entre les uns et les autres
une similitude frappante. La tristesse, la
crainte, l'inquiétude, la disposition à la colère,
la recherche de la solitude, annoncent chez
l'homme, comme dans le chien, que la rage va
se développer. Quand elle est déclarée, les
spasmes, les convulsions, la fureur, déterminés
par les sensations les plus légères, la difficulté
de la respiration, l'hydrophobie, l'envie de
mordre, l'excrétion fréquente par la bouche
d'un liquide écumeux, caractérisent la maladie
chez l'un comme chez l'autre. Cette similitude
des symptômes indique assez que les deux maladies sont analogues, et qu'il existe un virus
lyssique.

Le chien présente cependant quelques symp-

tômes rares chez l'homme : d'abord l'animal
quitte la maison de son maître et court au hasard de tous côtés, mordant sur sa route les
êtres animés qu'il rencontre; l'homme au contraire ne quitte le lit de souffrances que quand
la violence des douleurs lui fait perdre la raison et le jette dans un délire furieux ; il est rare
qu'il essaie à mordre.

D'où vient cette différence? Il nous semble
qu'on peut en trouver l'explication dans les
effets de la maladie, et dans les résultats qu'ils
doivent avoir suivant la constitution physique
et les facultés intellectuelles des deux êtres
animés. Tous les objets déterminent des sensations douloureuses : c'est à ces objets que
le chien attribue son mal; le raisonnement
ne pouvant lui indiquer qu'il est en lui-même,
il croit en s'éloignant éviter les souffrances. Il
fuit, les oreilles basses et la queue entre les
jambes, signes naturels de la crainte chez cet
animal; mais par-tout il trouve les mêmes douleurs; il cherche vainement la tranquillité, et
mord enfin tous les êtres auxquels il attribue
ses tourmens; il les mord pour se défendre,
n'ayant pas, comme le taureau ou le cheval,
d'autres armes à leur opposer que les dents,
c'est d'elles qu'il se sert. Ses semblables sur-tout,
et l'homme, excitent sa fureur, parce que ce

sont eux antérieurement qui l'ont fait le plus souffrir.

Dans l'espèce humaine, au contraire, les malheureux attaqués de cette maladie ne cherchent la solitude qu'au début, pendant qu'ils éprouvent une inquiétude dont ils ne connaissent pas encore la cause; dès que la rage est déclarée, le raisonnemeut leur indique que le principe de leurs douleurs est en eux-mêmes; ils ne fuient point des sensations pénibles, parce qu'ils savent qu'ils les retrouveraient partout, et qu'au lieu de diminuer leurs souffrances, ils ne feraient que les augmenter. Ne les attribuant point à ceux qui les environnent, ils ne mordraient pas si d'autres causes ne les y portaient : ils résistent à ce désir de mordre, qu'au reste ils n'ont pas toujours; MM. Dupuytren et Lalouette soutiennent même qu'ils ne l'ont jamais.

Si la chose était vraie et constante, notre explication nous paraîtrait préférable à celles que ces auteurs en ont données ; M. Dupuytren dit, dans ses leçons, qu'il est dans la nature du chien de mordre et non dans celle de l'homme : ce n'est qu'éluder la question sans y répondre. M. Lalouette pense que l'instinct du chien est de mordre, que l'éducation seule corrige ce penchant ; mais qu'aussitôt que la rage paraît,

(245)

elle détruit subitement le résultat de l'éducation, et l'animal, revenu à sa première nature, suit son impulsion naturelle (1).

Voici ses expressions : « Le chien dans l'état » de nature est méchant. Son arme offensive » et défensive est la dent; il est entraîné par » son instinct naturel à se jeter sur les per— » sonnes qu'il ne connaît pas et qu'il ren— » contre, afin de les mordre.

» L'éducation, qui le rend animal domes– » tique, a corrigé cet instinct féroce chez pres— » que tous, et elle en a fait des animaux doux » sans cependant avoir anéanti entièrement en » eux ce penchant inhérent à leur espèce, qui » est d'être très-disposés à mordre. Le meilleur » chien de garde et le plus doux par l'éduca— » tion n'est pas enseigné à se jeter sur ceux » qu'il ne connaît pas, et l'on s'en fie à cet ins— » tinct naturel pour garder.

» Lorsque la rage se développe chez lui, le » premier trouble que cause en lui la maladie, » détruit subitement le résultat de l'éducation. » Alors revenant à sa première nature, et mé— » connaissant tout ce qu'il a connu et affec— » tionné, il suit son impulsion naturelle, se jette » sur tous ceux qu'il rencontre, et les mord.

---

(1) Lalouette, *Essai sur la rage*, p. 97 et 98.

» Lorsque l'homme ignore le caractère de sa
» maladie, n'ayant pas reçu de la nature la
» même impulsion que le chien, et ne se sen-
» tant pas excité à mordre par un mouvement
» spontané, il ne pensera pas à éloigner ceux
» qui l'entourent, et il pourra même être sur-
» pris de l'effroi qu'il leur cause. Mais s'il con-
» naît son état, les sentimens affectueux étant
» chez lui très-exaltés, imbu du préjugé vul-
» gaire et presque général, que les enragés
» mordent, et regardant comme un des acci-
» dens adhérens à sa position l'impulsion de
» mordre, il craindra que ce mouvement spas-
» modique, irrésistible, dont il ne peut calculer
» les suites et les effets, ne le porte à cet excès
» de violence : alors tourmenté de l'inquiétude
» qu'il a de se jeter involontairement sur les
» personnes qui l'entourent, avec le sentiment
» doux et touchant ordinaire à cet état, il les
» exhortera avec d'autant plus de vivacité à
» s'éloigner de lui. . . . . Et il est à dé-
» sirer, ajoute l'auteur, que tous ceux que des
» circonstances malheureuses placent auprès
» des malades lorsqu'ils sont dans les momens
» de crise ordinaires à l'état de rage, soient
» intimement persuadés de cette vérité incon-
» testable, que les personnes attaquées de la
» rage ne mordent pas. »

M. Lalouette oublie que le loup, dans l'état sauvage, ne mord que pour ses besoins ou pour sa défense, tandis que lorsqu'il est enragé il attaque avec fureur tout ce qu'il rencontre, et il en est de même du chien; il ne mord donc pas parce qu'il revient à son état naturel.

Cependant un des médecins les plus érudits de nos jours, et l'un de nos plus féconds écrivains, M. Fodéré, professeur à l'école de Strasbourg, n'en a pas moins admis la même opinion sur l'effet de cette maladie : « La rage, » dit-il, est pour le chien ce qu'est la folie » pour l'homme; elle voile son instinct, elle le » ramène à l'état sauvage ; la folie pareillement » voile la raison de l'homme et lui fait perdre » tous les avantages qu'il a retirés de l'état social » en le ramenant sous le domaine de sa nature » brute (1) »

Un auteur anonyme, en rendant compte de l'ouvrage de M. Fodéré, lui répond, au sujet de ce qui vient d'être cité : « Suivant nous, ce pas- » sage contient beaucoup d'erreurs. La rage ne » ramène pas plus le chien *à l'état sauvage*, » que la folie ne ramène l'homme *sous le do-* » *maine de la nature brute.* Un chien sauvage » n'est point enragé nécessairement, un homme

____

(1) Fodéré, *Traité du délire*, t. ii, p. 4.

» sauvage n'est point nécessairement fou. Le
» chien enragé est malade mortellement;
» l'homme en délire peut vivre et vit en effet
» long-temps dans cet état. La rage est toujours
» aiguë; ses symptômes, une fois développés,
» sont constamment suivis de la mort. La
» manie peut être aiguë, chronique, pério-
» dique, et elle n'est pas essentiellement mor-
» telle. Si la rage *voile l'instinct du chien*, c'est
» comme le délire fébrile voile la raison hu-
» maine. Certainement on n'a jamais regardé
» comme fou l'homme délirant dans un accès
» de fièvre. Certes le chien enragé n'est point
» ramené à l'état sauvage; car il s'ensuivrait
» que les chiens sauvages seraient tous enragés,
» et M. Fodéré nous assure positivement du
» contraire, puisque, dit-il, *la rage est abso-*
» *lument inconnue aux chiens qui ne vivent pas*
» *dans l'état intime de domesticité.* Certes la
» folie voile la raison de l'homme, mais elle
» ne le ramène pas *sous le domaine de la na-*
» *ture brute*, elle le place bien au-dessous. On
» observe d'autant plus d'insensés que les na-
» tions sont plus civilisées, c'est une des asser-
» tions de M. Fodéré. Quel cercle vicieux notre
» professeur ne fait-il pas parcourir à la raison
» humaine! Suivant lui, la civilisation nous

» amène à la folie, et la folie nous rend à l'état
» de nature, etc. (1). »

Nous n'avons qu'une observation à ajouter
à celles du critique anonyme, c'est une erreur
de plus à relever. Quand M. Fodéré écrivait que
les chiens ne sont sujets à la rage *que dans
l'état de domesticité*, il ne faisait pas attention,
sans doute, que les loups et les renards, qui ne
vivent jamais dans cet *état intime*, sont également
exposés à cette maladie. Quand on avance
des idées tellement en contradiction avec toutes
les inductions analogiques, on devrait apporter
des preuves en leur faveur, et ne pas se borner
à de simples assertions à leur égard.

Au reste les explications de ces auteurs ne
peuvent, comme on voit, soutenir un examen
approfondi, et nous revenons à ce que nous
avons dit pour rendre raison du phénomène :
Le chien mord, parce qu'il souffre, parce que
toutes ses sensations étant extrêmement vives
et pénibles, il les attribue, ne pouvant se rendre
compte de son état, aux objets qui les déterminent. Le mouvement des corps animés excitant continuellement ses douleurs, c'est eux
sur-tout qu'il attaque, après avoir fui quelque

____

(1) *Journ. univ. des sciences médic.*, t. v, p. 298 et
299, cahier de mars 1817.

temps des tourmens qu'il retrouve par-tout et qui sont inévitables. Le souvenir des douleurs ressenties antérieurement et des êtres qui les lui ont fait souffrir, le portent encore à croire que ce sont eux qui produisent celles qu'il éprouve, et il mord l'homme, et sur-tout son semblable, de préférence aux autres animaux.

Il est un autre fait observé dans le monde, dont il est aussi facile de se rendre compte. Les chiens enragés, dans leur marche, suivent assez souvent les rivières : la raison en est simple; une soif ardente les dévore, pour l'étancher ils s'approchent de l'eau; mais à peine l'ont-ils vue, qu'incontinent ils s'éloignent, tant est vive la douleur qu'elle détermine en eux. Ils s'éloignent; mais bientôt la soif, étant la sensation la plus douloureuse, les ramène encore inutilement vers le liquide : de même, l'homme en proie aux tourmens de l'hydrophobie et d'une soif inextinguible, demande la boisson avec instance; mais s'il la voit, il la repousse, effrayé, en promettant d'y renoncer pour toujours, promesse qu'il oublie bientôt.

C'en est assez sur l'analogie des symptômes de la rage dans les différentes espèces : ce que nous avons dit démontre positivement qu'ils sont chez tous les animaux le résultat de la même lésion, et que la nature de la maladie ne varie point ; cherchons donc quel est dans l'homme, objet de tous nos travaux, la lésion de laquelle les symptômes dépendent, et par suite la nature de la rage : si nous parvenons à la connaître dans l'espèce humaine, nous saurons ce qu'elle est dans tous les êtres susceptibles de contracter cette maladie.

Les symptômes précurseurs de la rage portent tous sur le moral ; le caractère est changé, brusque , impatient ; les objets affectionnés deviennent indifférens, ou même l'amitié se change en haine ; tout déplaît ; les sensations vives fatiguent et causent de légers spasmes, ce qui fait rechercher la solitude et le calme. A quel état physique ces symptômes correspondent-ils ?... On ne peut répondre d'une manière précise à cette question ; mais si l'on fait attention aux premiers phénomènes que produit le virus lyssique, on ne peut s'empêcher de reconnaître qu'ils sont parfaitement semblables à ceux de l'hypochondrie commençante, et tout annonce qu'ils dépendent d'une augmentation de la sensibilité , due à l'action du virus sur le système nerveux.

La maladie ayant fait des progrès et étant parvenue à son plus haut degré, les sensations les plus légères et autrefois imperceptibles causent des douleurs excessives et ne peuvent être supportées ; elles déterminent de la frayeur, des spasmes, des convulsions et quelquefois la fureur ; la lumière affecte douloureusement l'organe de la vue ; les odeurs les plus suaves, les sons les plus doux ne peuvent être perçus par les organes de l'odorat et de l'ouie sans faire éprouver aux malades les plus vives douleurs ; les mouvemens de l'air produisent le même effet sur la peau, et l'abord de ce fluide dans les organes de la respiration détermine la suffocation, qui est presque constante dans cette maladie.

Outre ces phénomènes, évidemment dus à l'exaltation extrême de la sensibilité, il en est d'un autre genre, qui ne peuvent lui être uniquement rapportés : tels sont l'envie de mordre, l'hydrophobie, les illusions des sens, les terreurs paniques, la haine pour ceux auxquels on était le plus attaché, et plusieurs autres phénomènes de ce genre ; enfin la sécrétion abondante d'une bave écumeuse. Examinons tous ces symptômes, afin de reconnaître à quoi ils peuvent tenir.

Le désir de mordre, qui, quoi qu'on en dise, se remarque quelquefois dans l'homme et dans toutes les espèces d'animaux enragés, nous paraît du à une perversion de la sensibilité, qu'on ne peut pas plus expliquer ici que dans d'autres maladies nerveuses, telles que les fièvres ataxiques, la manie, l'épilepsie, l'hystérie, etc., où il se rencontre quelquefois ; dans tous ces cas, il est du à la même lésion de la sensibilité, à sa perversion. Le virus le développe comme tous les autres symptômes : la démangeaison des gencives, donnée par Sauvages pour sa vraie cause, n'est qu'une hypothèse à joindre à tant d'autres.

L'hydrophobie tient manifestement à la même lésion. On a donné de ce symptôme une foule d'explications ou absurdes ou insuffisantes. Les anciens croyaient que les malades voyaient un chien ou leur propre figure altérée dans l'eau ; M. Portal pense qu'il dépend de ce que la déglutition des liquides exige une contraction plus forte des muscles du pharynx que les alimens solides, et peut-être de ce que les muscles, irrités par la salive, dont la qualité est pervertie, le sont encore davantage lorsqu'elle est délayée par quelque liquide (1).

M. Lalouette, voulant le rapporter à l'exaltation de la sensibilité, attribue ce phénomène à la douleur que détermine l'application plus parfaite des liquides que des solides sur les

____

(1) Portal , *Observ. sur la nature et le traitement de la rage*, p. 45 et 46. Paris, 1779.

points sensitifs qui tapissent l'intérieur des organes de la déglutition (1).

Cette explication, meilleure que les autres, ne rend pas non plus compte des faits observés. Comment en effet concevoir avec elle que les malades peuvent quelquefois boire les tisanes, les bouillons et sur-tout les liquides foncés en couleur, tandis qu'ils ne peuvent pas même jeter les yeux sur l'eau sans éprouver des convulsions (2)? Comment pourraient-ils encore quelquefois boire au moyen d'un chalumeau lorsque la surface de l'eau est couverte, tandis qu'ils ne peuvent le faire quand elle est exposée à leurs yeux (3)? Nous le répétons, ce symptôme est du à une perversion de la sensibilité et à ce que les corps brillans ou transparens affectent la rétine d'une manière douloureuse. On a remarqué ce phénomène dans un grand nombre de maladies, sur-tout dans les affections nerveuses; on l'a vu dans plusieurs inflammations et quelquefois, dans la même épidémie, beaucoup de

(1) Lalouette, *Essai sur la rage*, p. 86.

(2) Nugent, *Essai sur l'hydrophobie*, p. 25 et 30; trad. de l'anglais, in-12. Paris, 1754. — *Id.* Portal, *ouvr. cité*, p. 15, etc.

(3) *Mém. de la Société royale de méd.*, t. vi, p. 70. — *Id.* Mém. de Le Roux, p. 6, etc.

malades l'ont présenté (1); il peut aussi être habituel comme le prouvent les observations suivantes :

Lister rapporte l'histoire d'une femme nerveuse, âgée de soixante ans, qui, depuis son enfance, éprouvait une sorte d'horreur pour l'eau, et n'avait jamais pu boire que goutte à goutte avec beaucoup de difficulté; elle était en même temps sujette à des craintes subites, à des mouvemens nerveux qu'elle ne pouvait réprimer.

Voltaire, dans son *Histoire de Pierre-le-Grand*, dit que ce monarque était saisi d'un effroi machinal qui allait jusqu'à la sueur froide et aux convulsions, lorsqu'il voulait passer un ruisseau; il brava enfin cette crainte, et en se plongeant dans l'eau il se guérit (2).

Mazars de Cazelles a observé l'hydrophobie chez une femme, les quatre premiers mois de sa grossesse ; ce phénomène s'est renouvelé pendant le même temps les onze fois que cette femme est devenue enceinte; elle avait alors une telle

---

(1) Sarcone, *Hist. raisonnée des maladies observées à Naples en* 1764, traduction française de Bellay. Lyon et Paris, 1804, t. II, p. 225 et suiv.

(2) Voltaire, *Hist. de Pierre-le-Grand*, t. V, p. 404. Edit. de Desoër, Paris, 1817.

horreur pour les liquides, que non-seulement elle ne buvait pas du tout pendant ces quatre mois, mais qu'elle ne pouvait même souffrir qu'on bût en sa présence; la vue et le murmure de l'eau lui étaient insupportables et lui causaient des syncopes : pour passer sur un pont elle était obligée de se bander les yeux et de se boucher les oreilles (1).

A quoi pourrait-on, dans tous ces cas, rapporter l'hydrophobie, si ce n'était à l'aberration de la sensibilité? Les illusions des sens, les terreurs paniques, la haine pour les personnes qu'on aimait le plus, etc., tiennent encore à la même lésion.

Enfin, à quelle cause attribuera-t-on la bave écumeuse dont la bouche de l'enragé est remplie et qu'il expulse pendant sa maladie? D'où provient-elle? Tous les auteurs la regardent comme le produit de la sécrétion augmentée des glandes salivaires; mais la membrane muqueuse qui tapisse l'arrière-bouche, le pharynx et plus particulièrement le larynx, la trachée-artère et les bronches, étant ordinairement après la mort enflammée et couverte d'un liquide écumeux analogue à cette bave, n'a-t-on pas plus de raisons de penser qu'elle provient de la sécrétion,

____

(1) Ancien *Journ. de méd.*, t. xvi, p. 33.

en même temps augmentée et pervertie, de la membrane muqueuse dont nous venons de parler? La rougeur de cette membrane, la quantité d'air que contient la bave, l'état sain des glandes salivaires, tendent toujours à le faire croire, et si elle n'était pas due à un état inflammatoire de ces parties et à l'action immédiate du virus sur elles, elle serait toujours le produit de la sécrétion des conduits aériens, excités sympathiquement par l'état du cerveau, comme dans l'épilepsie, la phrénésie, etc., et non le résultat de la sécrétion des glandes dont nous venons de parler (1).

---

(1) Nous avions émis cette opinion non-seulement dans le mémoire inédit qui fut présenté au Cercle médical à la fin de 1816, mais encore dans notre Dissertation inaugurale imprimée au mois d'août de la même année. Obligés, dans cet acte, de nous renfermer dans des bornes étroites, nous nous étions exprimés dans les termes suivans en parlant de l'autopsie des cadavres après la rage.

« Ce qu'on a remarqué le plus souvent, c'est l'inflam-
» mation légère de l'arrière-bouche, du pharynx, de
» l'œsophage, du larynx, et de la trachée-artère. Quel-
» quefois ces parties sont d'une sécheresse extrême.
» Dans d'autres cas *plus fréquens, elles sont recouvertes*
» *d'une sécrétion écumeuse semblable à la bave que rend*
» *le malade. Peut-être a-t-on regardé à tort cette bave*

Mais quel que soit le résultat de la sécrétion muqueuse ou salivaire, indique-t-elle que les

---

» *comme le produit de l'augmentation de la sécrétion sa-*
» *livaire, et la salive comme l'humeur qui contient le*
» *virus. Je suis porté à croire que c'est le liquide dont les*
» *membranes muquéuses sont couvertes qui forme la bave,*
» *et qui jouit sur-tout de la propriété contagieuse.* Il serait
» facile au reste de s'en assurer par des expériences. »
(*Essai sur la rage,* p. 40. Thèse sous le N°. 159. Paris,
12 août 1816.)

Depuis cette époque, M. Trolliet, dans un ouvrage publié en 1820, a adopté la même opinion, recueilli des preuves en sa faveur, et l'a rendue de plus en plus probable; mais il se trompe lorsqu'il croit être le premier à l'avoir émise d'une manière positive, et sur-tout lorsqu'il dit : « J'avais adopté l'opinion commune, *admise* » *pendant dix-huit siècles,* que la salive formait la bave » écumeuse qui se répand sur les lèvres vers la fin de la » rage. J'étais loin de soupçonner qu'elle fût une er- » reur, etc. » (*Ouvr. cité,* p. 83.) Et plus loin (p. 118 à 120) : « Tels sont les caractères de l'inflammation hy- » drophobique que nos recherches nous ont dévoilée » dans les organes de la respiration. . . . . Ce n'est » point une vérité stérile *que nous croyons avoir établie;* » il nous sera facile d'en tirer quelques conséquences qui » ne seront pas sans intérêt ». L'auteur fait ensuite voir que l'existence du virus lyssique dans la sécrétion bronchique et non dans la salive, détruit les hypothèses de plusieurs auteurs sur la cause, l'explication des symptômes et le traitement de la rage.

M. Trolliet a donc mieux précisé les faits et ajouté de

parties d'où elle provient sont primitivement enflammées, et que de là résultent tous les autres symptômes?

N'étant point encore en état de résoudre cette question, nous la renvoyons à la fin de ce chapitre, et nous nous bornons à observer pour le moment que cette bave n'existe pas ordinairement au début de la rage, qu'elle manque même quelquefois dans tout le cours de la maladie, et que dans ces cas, peut-être beaucoup moins rares qu'on ne pense, la morsure des animaux enragés n'est point suivie de dangers, leur mort ayant lieu avant la reproduction du virus qui la cause.

§ II. *Réflexions sur le siége et la nature de la rage.*

Après avoir jeté un coup-d'œil sur les principaux symptômes de la rage, et cherché à quelle cause on peut les rapporter, il nous reste à indiquer son siége et sa nature; mais n'adoptant pas les idées généralement reçues, il nous est impossible de rendre compte d'une seule maladie, et d'en donner une théorie intelligible, sans faire connaître comment nous en-

---

nouvelles preuves à une opinion que nous avions déjà émise , mais n'a point été le premier à l'adopter.

17*

visageons toute la pathologie : nous nous trou-
vons ainsi engagés à traiter une question de la
plus haute importance, et nous craignons de
ne pouvoir nous placer à la hauteur de notre
sujet ; nous ferons toutefois ce qui dépendra de
nous pour exposer, d'une manière claire et précise, les changemens qui nous semblent indispensables à la doctrine de M. Broussais, telle
qu'elle est développée par lui ou ses partisans,
pour qu'elle puisse s'appliquer à toutes les maladies connues, et en particulier à la rage, qui
nous occupe. C'est en cherchant une théorie
naturelle de cette dernière maladie, et non en
considérant la pathologie en général, que nous
avons été conduits au résultat que nous allons
faire connaître.

Nous avions pensé et émis en 1816 que la
rage était due à l'absorption d'un virus particulier introduit dans l'économie, et agissant sur
le cerveau et les nerfs d'une manière spécifique.
Nous nous prononçâmes plus positivement, et
nous développâmes cette opinion dans ce Mémoire, (chap. iii, § vi.), écrit à la fin de la même
année : elle était au reste celle des anciens médecins, et n'avait été abandonnée que depuis un
demi-siècle.

La doctrine de M. Broussais parut : nous ne
la connaissions pas lorsque nous avions admis

l'absorption d'un virus. Travaillant de nouveau le sujet qui nous avait occupés, nous cherchâmes à y adapter les idées de cet auteur; nous ne pûmes y réussir, ni apporter de modification à la théorie que nous avions adoptée; sans elle il fallait nier les observations de nos prédécesseurs, les faits les plus positifs, ou n'arriver qu'à des explications fausses, et le plus souvent incompréhensibles pour nous. Nous crûmes que si c'était la faute de notre esprit, nous nous éclairerions par la comparaison du virus lyssique aux autres virus, qui sont plus connus, plus faciles à observer, et dont pourtant on niait déjà l'existence, parce qu'elle ne pouvait évidemment s'accorder avec la doctrine nouvelle. Cette existence ne fut pas pour nous long-temps en doute : nous reconnûmes un certain nombre de maladies produites par des virus, dont chacun avait une action propre et une marche à lui; et la même physiologie qui s'appliquait parfaitement à toutes ces affections n'était point celle des autres maladies (1).

Nous en restâmes long-temps là, et nous en conclûmes que, malgré l'enthousiasme avec lequel on avait reçu la doctrine de M. Broussais, elle était loin de rendre compte de tous les faits

____

(1) *Voyez* chap. iii, § vi de ce mémoire.

et d'avoir le degré de certitude que son auteur lui attribuait avec une sorte d'inspiration prophétique. Nous trouvions qu'elle ne rendait pas compte non plus d'une manière satisfaisante d'un grand nombre de maladies dues à d'autres causes qu'à des virus, et nous nous attendions à voir enfin briller la vérité au milieu des controverses que cette doctrine élevait; notre espoir fut trompé : on attaqua sans succès ce qu'on ne pouvait se refuser à admettre; on ne vit pas le côté faible, et nous ne pûmes, pendant long-temps, sortir du doute ni de l'obscurité où nous étions plongés.

Enfin une idée simple nous apparut : comme un trait de lumière elle éclaira, à nos yeux, ce qui jusqu'alors avait été couvert pour eux de ténèbres épaisses; nous pensâmes que la physiologie des virus, expliquée précédemment, devait être celle de la grande partie de la pathologie que la doctrine de M. Broussais n'expliquait point pour des esprits sévères; nous suivîmes cette seule idée, et nous vîmes qu'en effet cette physiologie des virus rendait compte, avec une merveilleuse facilité, des faits observés de tous temps, faits que l'auteur cité avait été obligé de nier, de tronquer, d'expliquer d'une manière peu satisfaisante et souvent évidemment fausse, ou enfin de ne pas entrer à leur égard dans une discussion approfondie. Ainsi nous avons été conduits à étendre la théorie de la rage, que nous avons adoptée, d'abord aux maladies virulentes, puis à toutes celles qui n'avaient point encore de physiologie fondée sur une observation impartiale. Ainsi nous avons été conduits, presque sans nous en douter, d'un fait à un autre. La théorie que nous avions adoptée nous a paru les expliquer tous, et aucun d'eux n'avait pu être arrangé pour elle.....

Nous avons fait des reproches à la doctrine de M. Broussais, il faut les justifier. Quel moyen a-t-il employé pour prévenir les objections et expliquer toute la pathologie avec une théorie applicable seulement à une partie des maladies ? 1°. Il a donné une extension extraordinaire et vicieuse au sens du mot sympathie ; il a caché sous ce voile impénétrable tout ce qui, par cette théorie, restait inexpliqué.

2°. Ne voulant reconnaître qu'une forme de maladie pour chaque organe, sans avoir égard à la nature des agens divers qui le modifient, ou du moins à leurs effets différens dans l'économie, il a attribué à la violence de l'inflammation, au climat, à la chaleur, etc., ce qui était évidemment dû à des causes spécifiques, et par suite il n'a reconnu aux divers médicamens qui agissent sur l'économie d'une manière active, qu'une seule propriété identique pour tous, celle d'irriter.

De ces premières erreurs sont résultées beaucoup de fausses explications : nous allons en faire connaître quelques-unes, dues à lui ou à ceux qui ont adopté entièrement sa doctrine. Un cancer se développe dans une partie quelconque de l'économie, *il n'est jamais que le résultat d'une irritation chronique ;* cependant vous l'amputez, et plusieurs mois ou plusieurs années après, il reparaît *dans un autre organe sur lequel il avait agi sympathiquement avant d'être enlevé ;* des tubercules existent dans le poumon, *ils sont toujours, sans exception, dus à l'inflammation de la muqueuse bronchique ;* on en trouve en même temps dans les autres organes, dans les muscles, etc., *ils sont dus à la faculté qu'ont tous les organes de s'affecter de la même manière, encore par sympathie !....* des ulcères au voile du palais, des douleurs ostéocopes, des exostoses et autres résultats de la siphilis ancienne sont produits par *suite des sympathies qu'ont les tissus affectés avec le gland qui, quelques années auparavant, présentait un ulcère guéri* par un traitement local ou incomplet !..... *la goutte n'est qu'une inflammation sympathique due à l'irritation chronique de l'estomac et du duodénum. La rage est une inflam-*

mation du cerveau et du poumon, bien que dans aucun autre cas l'inflammation de ces organes ne produise les symptômes de la maladie dont il est question ; *même, suivant presque tous les partisans de cette doctrine, ce n'est qu'une irritation produite par une plaie sinueuse, irritation qui persiste après la formation de la cicatrice, et qui attire une trop grande quantité de sang ; ce fluide ne pouvant plus en être expulsé par la suppuration, engorge la partie, exalte sa sensibilité; la douleur qui en résulte est si vive que de là naissent tous les symptômes de la rage!....* Des miasmes délétères déterminent des maladies qui ont, dans tous les individus soumis à la même cause, des symptômes analogues, différens de ceux des maladies sporadiques. A leur suite on trouve un état inflammatoire de presque tous les viscères; *mais ce n'est que le résultat de leurs sympathies avec l'estomac et le foie ou ses annexes, seuls affectés d'une manière idiophatique, et dont l'irritation a acquis une plus grande intensité par la chaleur et le climat*, bien que dans le même climat et par des années plus chaudes, ces mêmes inflammations ne produisent point et n'eussent jamais produit de telles sympathies!..... Plusieurs maladies se terminent promptement et inévitablement par la gangrène (la pustule maligne, le charbon, l'an-

gine gangreneuse, etc.) : *la violence de l'inflammation en est la seule cause*, quoique ces
maladies soient épidémiques et que des inflammations plus violentes des mêmes organes, dans
d'autres épidémies, n'aient presque jamais cette
terminaison fâcheuse.

Nous n'ajouterons pas ici tant d'autres explications qui portent leur réfutation avec elles;
celles que nous venons de citer prouvent assez
que M. Broussais a confondu les effets des sympathies avec les complications dont les maladies
sont susceptibles et les altérations de toute
l'économie connues sous le nom de diathèses.
Il a méconnu les résultats de l'action immédiate sur les divers organes des causes morbi-
fiques circulant dans les vaisseaux; il a regardé
ces résultats comme dépendant du climat, de
la chaleur, de la violence de l'inflammation, etc.,
auxquels ils étaient tout-à-fait étrangers.

Avant tout il fallait dire ce qu'on doit entendre par le mot sympathie : nous donnons
le nom de sympathie morbide aux phénomènes
que produit ordinairement, ou que peut produire un organe malade dans des parties plus
ou moins éloignées , auparavaut saines, qui
n'avaient point ressenti les effets de la cause
morbifique, et qui s'affectent seulement par la
souffrance de l'organe primitivement lésé. Si

d'après cela on veut reconnaître les sympathies
de chaque organe, il faut examiner les phénomènes qu'il produit dans les cas divers où il est
enflammé directement par une cause mécanique ou toute autre qui n'a pu agir que sur lui;
les autres symptômes qu'on remarquera ensuite
dans des maladies où il sera encore enflammé,
ne seront pas dus à des sympathies de cet organe, mais à des complications, mais à ce que
la cause morbifique aura agi en même temps
sur d'autres organes ou sur un système entier.

Tant qu'on n'aura pas reconnu d'une manière
précise et positivement énoncé toutes les sympathies que chaque organe, chaque tissu, chaque système enflammé ou irrité seul, peut produire, on sera toujours dans le vague ; on
regardera comme sympathie tout ce qu'on ne
pourra comprendre ; on leur attribuera tous
les symptômes, toutes les altérations qui seront
dues à d'autres causes, parce qu'il sera toujours
très-facile de se tirer d'affaire et de couper court
à toute discussion, en disant : C'est une sympathie..... La première chose que les partisans
de la nouvelle doctrine devaient donc faire,
était de montrer quelles sympathies chaque organe pouvait développer, et d'en donner des
preuves irréfragables; mais une portion de cette
doctrine se fût alors écroulée.

Le cœur et l'estomac sont de tous les organes ceux qui reçoivent le plus promptement et le plus souvent la souffrance des autres ; aussi dès le début de presque toutes les maladies un peu graves, qu'on puisse ou non les localiser, remarque-t-on la fièvre, la chaleur, la soif, l'anorexie, l'enduit de la langue, etc. On a été conduit de là, en confondant l'effet avec la cause, à regarder presque toutes les affections, jusqu'à l'époque actuelle, comme des fièvres, et maintenant comme des gastrites primitives, qui sont au reste très-fréquentes ; mais on s'est également trompé en voulant rapporter dans tous les cas le mouvement fébrile à l'inflammation de la muqueuse gastrique : elle dépendait souvent de l'irritation déterminée sur le cœur par la cause morbifique, ou de la sympathie immédiate de cet organe avec une autre partie souffrante.

Ainsi, dans la variole, l'irritation de l'estomac qui est constante, a été regardée comme la cause de la fièvre, tandis que celle-ci est produite par l'action du virus sur le cœur, ou par le travail inflammatoire qui se prépare sur l'organe cutané : en veut-on la preuve ? L'éruption faite, l'irritation de l'estomac continue à–peuprès au même degré, bien que les vomissemens cessent ; cependant la fièvre se calme pour ne reparaître qu'au moment où la peau devient le siége d'un travail nouveau, celui de la suppuration ; cette fièvre est donc liée avec la phlegmasie cutanée. D'ailleurs elle est toujours en rapport, par son intensité, avec l'abondance future de l'éruption, puis en second lieu avec la violence de l'inflammation de la peau au moment de la suppuration. L'état de l'estomac est à-peu-près le même, que la maladie soit grave ou non, et dans une épidémie de variole que nous observons dans ce moment même (avril et mai 1822), cet état varie à peine dans tous les individus qui en sont atteints, et n'aggrave en rien le pronostic. Jetez les yeux sur l'éruption, le danger est constamment en rapport avec la quantité des boutons, et l'on peut d'après cela, sans crainte de se tromper, annoncer dès les premiers jours ce qui arrivera.

Comparez les effets de la vaccine à ceux de la variole : ces deux maladies paraissent avoir le même principe, et devraient être accompagnées des mêmes symptômes généraux ; cependant cette dernière éruption étant bornée, le travail qui a lieu vers la peau ne détermine point de fièvre, point ou peu d'irritation gastrique, et ces symptômes sont souvent développés par l'inflammation consécutive et par la suppuration des boutons : faites un grand nombre de piqûres ; déterminez une éruption sur toute la peau, et vous aurez, comme dans la variole, une fièvre d'invasion due à cette éruption qui se prépare.

Il serait facile d'étendre ces considérations aux autres affections cutanées, à la rougeole, à la scarlatine, aux érysipèles, etc.; et dans combien de maladies nous verrions la fièvre paraître avant tout autre symptôme, parce que le cœur est affecté, tantôt par la cause morbifique, tantôt sympathiquement, avant qu'on puisse distinguer ce qui se passe dans l'organe primitivement malade, même lorsqu'il est soumis immédiatement à nos regards, comme la peau.

Ainsi l'on n'a pas fait ce qu'on pouvait faire pour déterminer les diverses sympathies, et ne pas confondre avec elles les phénomènes qui ne leur sont pas dus : voilà une première cause d'erreurs.

Une seconde cause d'erreurs non moins graves est de n'avoir reconnu qu'un seul mode d'irritation pour chaque organe. Nous avons déjà dit qu'elle conduit à regarder la rage comme une simple inflammation du cerveau et du poumon; la fièvre jaune, la peste, les typhus comme de simples gastro-entérites; les maladies essentiellement gangreneuses comme analogues à des inflammations pures des organes qu'elles affectent. Elle a conduit en outre à ne faire aucune

différence entre les diarrhées et les dysenteries,
les angines et les catarrhes pulmonaires; maladies qui ont chacune une marche propre, qui
débutent avec leur caractère, et qui ne se chan-
gent point les unes dans les autres, quel que
soit le degré d'inflammation qui les accompagne.
Cette seconde cause d'erreurs a conduit à nier
que chaque modificateur eût une action particulière sur l'économie, parce qu'on n'a vu que
l'inflammation développée par lui, et que l'inflammation présente toujours dans chaque organe, après la mort, les caractères qui lui sont
propres, et qui ne varient point ou varient
peu dans chacun d'eux.

Ainsi, l'on a regardé toutes les causes des
maladies comme agissant de la même manière,
comme de simples irritans, et causant la mort
par cette seule irritation; ainsi, l'on a regardé
tous les remèdes actifs, tous les poisons, comme
agissant de la même manière, en irritant, et
l'on a dit que c'est cette seule irritation qui leur
donne le pouvoir de guérir ou d'interrompre
l'action des organes nécessaires à l'entretien de
la vie. On a nié que chacun d'eux eût une action
propre à lui sur l'économie, et d'après tout cela
les causes des maladies ne sont que des irritations; les effets des remèdes et des poisons ne
sont que des irritations; la vie n'est entretenue

que par des irritations , et la mort n'est que la suite des irritations, et tout n'est plus qu'irritation, et la médecine est expliquée par toutes ces irritations !!! Pour plus de facilité encore, on a confondu les inflammations qui sont la suite d'une irritation plus ou moins prolongée, avec les irritations mêmes, qui pourtant peuvent exister et produire des maladies sans que l'inflammation s'ensuive.

Qu'on jette un coup-d'œil observateur et impartial sur les effets dès remèdes et des poisons, on reconnaîtra à chacun un mode d'action à lui, qui ne permet de le confondre avec aucun autre, et qui n'est nullement en rapport avec le degré d'irritation qu'il détermine. Qu'on observe les causes d'une partie des maladies, et l'on verra que chacune de ces causes produit des effets qui sont en rapport avec elle, et qui ne dépendent pas non plus du degré d'irritation qu'elle produit : le virus de la variole développe-t-il la vaccine? etc. Enfin, l'on reconnaîtra les mêmes différences entre beaucoup de maladies qu'il y en a entre leurs causes , et l'on se convaincra que la même théorie ne pouvant s'appliquer à toutes, une partie de l'échafaudage des irritations doit s'écrouler de lui-même (1).

____

(1) Je ue connaissais , lorsque j'écrivis ces dernières

Il est facile de découvrir ce qui a induit en erreur. On a oublié que tout corps animé est composé d'organes et de fluides en circulation, ou plutôt que ces derniers pouvaient et devaient être le siége primitif de beaucoup de maladies; on était effrayé de revenir à l'humorisme tant décrié, tant ridiculisé. L'esprit humain d'ailleurs

---

pages, les principes de la doctrine médicale, adoptée en Italie, que par le nouvel examen de M. Broussais, et par les articles des journaux de médecine publiés en France; j'étais loin de penser qu'elle se rapprochât des principes que je viens de développer, et qui sont en contradiction avec la manière de voir de M. Broussais. Un article de M. Coster, inséré dans le *Journal universel des sciençes médicales* (t. xxvi, p. 257 et suiv., cahier de juin 1822), m'apprend que, comme tous les médecins français, je n'avais pas une connaissance exacte de cette doctrine, avec laquelle, sans m'en douter, je me trouvais d'accord sur plusieurs points. C'est pour moi une forte raison de croire de plus en plus que les erreurs dont la théorie du réformateur français m'a paru entachée, existent réellement.

Dans tout ce qui suit, je m'écarte et de la doctrine de M. Broussais, et de la doctrine italienne, telle que la fait connaître M. Coster, pour revenir à l'humorisme, depuis si long-temps abandonné, parce qu'on avait voulu tout lui rapporter, et qu'on n'avait pas su en fixer les limites. Il me semble qu'une grande partie de la pathologie et de la thérapeutique ne peut être expliquée qu'en admettant l'altération primitive des humeurs.

passe toujours d'un excès à l'autre, et saute par-dessus la vérité : on n'a vu, dans ces derniers temps, que des groupes de symptômes, ou qu'affections des organes, que phlegmasies, bien que souvent l'inflammation ne soit à l'essence de la maladie que ce que les symptômes sont à la lésion organique, parce qu'on a reconnu que pendant long-temps on avait attribué à tort toutes ces maladies aux altérations du sang, de la bile et des autres fluides ; on a nié l'existence des spécifiques, et l'on a voulu tout rapporter à un principe unique, à l'irritation, parce que trop long-temps on n'avait vu que causes, que maladies, que remèdes spécifiques, etc.

Pourquoi M. Broussais n'a-t-il pas fait pour toutes les maladies ce qu'il a fait pour le scorbut? Pourquoi l'a-t-il regardé seul comme dû à l'altération des fluides, et a-t-il établi en sa faveur une exception qu'il serait bien étonnant de trouver unique dans la nature? S'il eût voulu y faire attention, il eût reconnu qu'une partie de la pathologie réclamait la même théorie qu'il avait si bien développée pour cette maladie. Il était sur la voie de la vérité, que ne l'a t-il suivie jusqu'au bout ? Il eût été conduit sans doute à diviser les maladies suivant qu'elles altéraient primitivement les fluides ou les solides, puisque la théorie des unes et des autres n'est point la même, et à donner d'autres bases à la pathologie : il eût, avec cette supériorité de talent dont il a fourni tant de preuves, épuisé un sujet que nous ne pouvons qu'esquisser; toutefois nous allons le faire connaître de notre mieux.

Des solides et des fluides composent le corps humain : l'intégrité des solides est nécessaire au maintien de la santé, et la lésion d'un organe quelconque constitue une maladie; si cette lésion est assez grave non-seulement pour troubler les fonctions d'un organe très-important à l'entretien de la vie, mais encore pour les faire cesser, la mort a lieu sur-le-champ. D'un autre côté, l'abord des fluides et sur-tout du sang est une condition indispensable pour que les organes exécutent leurs fonctions et vivent. Ces fluides doivent avoir une certaine composition, qui constitue leur état normal, pour remplir le but auquel ils sont destinés ; c'est-à-dire nourrir les organes, les maintenir dans leur intégrité et dans l'exercice de leurs fonctions. Si cet état normal est altéré par des causes quelconques, toute l'économie, tous les organes, en ressentiront les effets ; la nutrition ne se fera plus, ou se fera mal ; une maladie existera, bien qu'aucun organe ne souffre encore d'une manière spéciale.

Si l'altération des fluides dure un certain

témps , les organes les plus sensibles ou le plus en rapport avec la cause délétère, s'affecteront bientôt , et rarement le mal se bornera à un seul. Chaque organe malade développera , au reste, d'autant plus facilement les sympathies qui lui sont propres, que tous ceux sur lesquels il agit seront déjà dans un état de souffrance. Mais l'altération des fluides peut être telle, qu'elle anéantisse sur-le-champ les fonctions indispensables au maintien de la vie, et alors la mort aura lieu sans altération organique; elle aura encore lieu de même lorsqu'après l'ouverture d'un vaisseau important, une hémorrhagie privera les organes du fluide indispensable à leur action.

Les maladies et la mort doivent donc être, d'après cela , et sont en effet le résultat de l'altération de ces deux formes de la matière vivante; l'altération peut être primitive dans les solides ou dans les fluides. Les maladies qui en résultent diffèrent tellement suivant que les solides ou que les fluides sont primitivement affectés , que leur théorie n'est point la même, et qu'on doit là-dessus baser la division de la pathologie, comme va nous le prouver l'examen des unes et des autres maladies : 1°. les affections primitives des solides sont plus fréquentes, plus connues , moins compliquées , plus faciles à étudier, et partant doivent être examinées les premières. Ces maladies, très-rarement épidémiques et jamais contagieuses, sont toujours locales ; si plusieurs organes souffrent à-la-fois, c'est parce que la même cause agit sur eux : ainsi un coup violent sur la partie inférieure de la poitrine peut enflammer la plèvre, le péricarde, le poumon, le cœur et l'estomac. En outre la lésion d'un organe peut, par sympathie, déterminer celle d'un organe éloigné : ainsi un coup sur la tête développera l'inflammation et la suppuration du foie.

2°. Les causes de ces maladies ne sont point fixes; elles varient à l'infini : un coup sur la poitrine développera une péripneumonie aussi bien que l'air froid; un verre d'eau glacée causera une gastrite, comme le fera un excès de liqueurs spiritueuses. Quelle que soit la cause qui ait agi, les symptômes de la maladie développée seront toujours les mêmes, et ne varieront point en raison de la nature de cette cause, mais seulement en raison de son intensité, de la violence de l'inflammation, en raison du lieu qu'elle occupe, du tempérament et de la susceptibilité du malade. Tous les symptômes enfin dépendent de la lésion seule de l'organe, du trouble de ses fonctions ou de ses sympathies. Les causes de ces maladies, excepté les variations de température, agissent rarement sur un grand nombre d'individus à-la-fois, aussi ne les voit-on guère régner sous une forme épidémique.

3°. La santé se rétablit par la diminution progressive de l'inflammation, et sans élimination d'une matière morbifique qui n'existe pas ; il n'y a point de véritable crise. On peut arrêter la marche de ces maladies par d'abondantes saignées, et les faire avorter : elles n'ont point de durée fixe.

4°. Le danger est toujours en rapport avec la gravité de l'inflammation, et la mort est toujours la suite de la lésion organique.

5°. Le traitement est de même nature, quelle que soit l'origine de la maladie ; on ne doit considérer, dans les diverses prescriptions , que la lésion, l'intensité du mal, le lieu qu'il occupe et les fonctions de la partie lésée , sans égard à la cause productrice. Je ne parle ni de l'âge, ni du tempérament, ni d'autres circonstances, qui doivent toujours être prises en considération ; mais il ne peut point y avoir de spécifiques pour ces maladies.

6°. La théorie de l'irritation, développée par M. Broussais, s'applique à toute cette classe.

Les affections primitives des fluides nous présentent une autre manière d'être :

1°. Souvent elles sont épidémiques ou con

tagieuses, jamais locales ; et elles ne peuvent l'être, puisque la cause circule dans tous les organes avec le sang et la lymphe , qui n'ont plus les qualités nécessaires à l'entretien de la vie ou de l'exercice régulier des fonctions : aussi n'a-t-on jamais pu tomber d'accord sur le siége de ces maladies.

2°. Toute l'économie ressent l'influence de la cause délétère ; elle en reçoit une disposition particulière, qui varie suivant l'espèce de cause ; chaque espèce de cause agit sur tous les organes ; mais chacune agit spécialement sur quelques-uns , qui sont plus sensibles à son action, bien qu'ils puissent l'être moins à l'action d'un autre. Les organes les plus irrités s'enflamment ; mais quoiqu'ils soient alors soumis aux mêmes lois physiologiques que dans leurs inflammations locales, ces inflammations ont quelque chose de spécifique et en rapport avec la cause qui les a produites, puisque chaque cause dé— termine une seule maladie toujours la même , et n'en peut produire d'autre. Le virus de la variole, par exemple, ne donne ni la vaccine, ni la siphilis, ni la rage , etc.

3°. Les symptômes sont aussi en rapport avec cette cause, et non entièrement avec l'altération des organes et de leurs fonctions ; puisque ces organes, dans leurs inflammations locales, ne

produisent point les symptômes qu'on remarque dans ces maladies, ils ne peuvent dépendre
de leurs sympathies. Les symptômes d'ailleurs
ne sont nullement en rapport avec la violence
des inflammations et des altérations organiques.

4°. La destruction du principe morbifique,
son élimination par des sueurs ou autres sécrétions abondantes, ou par des suppurations, est
indispensable pour que la santé puisse se réta-
blir. Il y a donc dans ces maladies de véritables
crises ; ces crises peuvent quelquefois avoir
lieu avant que les organes aient éprouvé une
irritation assez forte pour s'enflammer ; mais le
plus souvent ils s'enflamment, et ces inflammations ont souvent une durée fixe ; elles ne peuvent, comme celles qui sont locales, ni être en-
levées dans leur début, ni arrêtées dans leur
marche par d'abondantes saignées, et il est facile d'en voir la raison : la cause qui les a produites existant toujours dans l'économie , et
agissant à tout moment sur les organes, vous
aurez beau diminuer l'inflammation, elle re-
naîtra sans cesse tant que la cause ne sera point
détruite : c'est l'hydre à cent têtes.

5°. Les dangers dont elles s'accompagnent ne
sont point non plus en rapport avec les inflam-
tions, mais avec la cause qui les produit, et ce
n'est pas le plus souvent les altérations orga-

niques qui conduisent à la mort ; elle peut
avoir lieu instantanément avant qu'aucune inflammation ait eu le temps de se développer,
comme on le remarque après l'action des plus
violens poisons et des gaz les plus délétères.
Toutefois les altérations organiques peuvent
aussi être presque sur-le-champ produites par
certaines causes, bien que le plus souvent elles
aient besoin pour cela d'un temps plus ou
moins long.

6°. Le traitement de ces maladies varie pour
chacune d'elles ; il ne doit point être basé sur
l'altératiou organique, mais il doit être en rapport avec la cause de la maladie, et comme
cette cause n'est poiut connue dans sa nature,
le traitement ne peut être qu'empirique. On
peut espérer de trouver pour chacune d'elles
des remèdes spécifiques comme pour la siphilis. On peut obtenir la guérison en excitant
des sécrétions abondantes, des crises factices.

Les inflammations *secondaires* qu'on remarque dans ces maladies ne seront jamais détruites
par les irritans dérivatifs, qui n'agissent point
sur la cause du mal ; elles peuvent réclamer, dans
leur traitement, des moyens antiphlogistiques,
sur-tout localement, et des évacuations sanguines ; mais si vous portez celles-ci au-delà
d'un certain degré, vous rendrez le mal plus

dangereux ; vous pourrez troubler la marche de la maladie et empêcher les crises salutaires que la nature préparait, en lui ôtant les forces nécessaires pour les opérer. Ne soustrayez donc du sang que dans les cas de pléthore marquée, ou de congestions qui deviendraient promptement mortelles. Au lieu de proscrire les toniques, les excitans, les antispasmodiques, les évacuans (1), du traitement de ces maladies, cherchez les remèdes qui conviennent dans chacune d'elles, et dans quels cas ; déterminez les circonstances où ils doivent être employés seuls, et celles où l'on doit leur adjoindre des saignées locales ou générales. Rien de tout cela n'est encore fait peut-être, mais les premiers

---

(1) Depuis que ce passage est écrit, une épidémie de dysenterie a confirmé l'opinion que j'avais adoptée. Dans cette épidémie, comme dans celle observée par Zimmermann (Zimmermann, *Traité de la dysenterie*, traduit de l'allemand, Paris, 1787), les alimens et le vin augmentaient les douleurs, les selles et la quantité de sang mêlé avec elles. L'ipécacuanha et les laxatifs diminuaient tous ces symptômes, et déterminaient des selles sans douleur et non sanglantes ; ils agissaient comme évacuans et nullement comme irritans, à moins que l'estomac ou le péritoine ne fussent enflammés. Les bains tièdes, toujours utiles, le devenaient encore plus dans cet état, où les sangsues étaient quelquefois nécessaires.

matériaux existent dans les auteurs classiques qui, on a beau dire, ont écrit autre chose que de l'ontologie.

On conçoit que les maladies de ces deux classes peuvent se compliquer; que souvent l'altération prolongée des solides détermine celle des liquides, et que presque toujours l'altération des fluides entraîne celle des solides, mais non pas constamment, comme le prouvent l'action de quelques poisons et l'aspect de souffrance, de langueur inaccoutumées que présentent, pendant les épidémies, les individus qui ne tombent pas malades, et qui ressentent cependant les effets du miasme délétère. Voilà pourquoi la constitution atmosphérique, ou une épidémie régnante, impriment un caractère particulier à toutes les affections d'une autre nature qui se développent pendant leur durée : à une lésion organique se trouvent alors réunies une altération spéciale des fluides et ses suites. C'est à cette dernière altération, nous le répétons, que sont dues presque toutes les épidémies, très-peu de causes générales de maladies agissant d'une manière directe sur les solides.

Les maladies des solides n'ayant point de causes spéciales, et ne présentant que des symptômes en rapport avec l'altération organique et les fonctions de la partie lésée, doivent être étudiées dans chaque appareil de fonctions, puis dans chaque organe en particulier. Cet ordre est éminemment physiologique ; il réunit les maladies d'après les plus grands traits de ressemblance qu'elles puissent présenter, puisqu'il classe à côté les unes des autres celles qui intéressent la même fonction et qui troublent de la même manière l'harmonie vitale.

Le catarrhe pulmonaire, la pneumonie, la pleurésie, la phthisie, l'hydropisie de poitrine, l'asthme, maladies qui ont tant d'analogie entre elles et qu'il est si facile de confondre, si difficile de distinguer les unes des autres, ne se trouveront plus éparses dans six ordres de trois classes différentes, comme dans la classification tantôt anatomique, tantôt symptômatique du professeur Pinel, et nous ne parlons ici que de la nosologie, qu'on regarde à juste titre comme la meilleure, et qui a bien un autre mérite que celui de la classification. La péricardite se trouvera à côté de la cardite, la céphalite auprès de la phrénésie, etc. Il nous semblerait inutile d'insister plus long-temps sur les avantages qui résultent pour l'étude des maladies, de cette manière de les classer ; ils sont visibles, même pour les yeux les moins clairvoyans.

Les altérations des fonctions et des organes qui les exécutent, doivent donc servir de base à la division des maladies primitives des solides; mais il n'en sera plus de même pour celles des fluides, puisque les lésions organiques qui en résultent sont souvent nombreuses, quelquefois nulles, et que les symptômes sont toujours plus en rapport avec l'espèce de cause qui les a produits qu'avec l'altération des organes.

L'altération des fluides ne peut non plus servir à établir une division de ces maladies, car cette altération ne peut être caractérisée; on peut bien toujours dire qu'elle existe, mais rien de plus. On ignore même souvent quel fluide est altéré; nous pouvons même ajouter que l'existence de certains fluides est encore mise en doute : exemple, le nerveux.

Ce n'est donc ni sur l'état consécutif des solides, ni sur l'état primitif des fluides, qu'on peut établir les divisions de cette classe. Où donc en chercher les bases?..... Dans les diverses espèces de causes qui altèrent les fluides. Chacune de ces espèces a une action différente des autres, et produit des effets qui se rapprochent sous beaucoup de rapports. Les virus n'agissent ni comme les venins, ni comme les poisons, ni comme les miasmes délétères, etc. Chacune de ces causes produit des maladies qui ont entre elles des traits de ressemblance qu'elles n'ont point avec celles qui sont dues à une autre espèce, et d'aucune manière on ne peut mieux rapprocher les affections qui ont le plus d'analogie.

Voici donc la division qui nous semble la meilleure pour l'étude générale de la pathologie. Bien qu'on puisse sans inconvénient changer l'ordre des subdivisions, le suivant nous a paru le plus avantageux et le plus en rapport avec les principes de l'analyse.

Nous ne nous dissimulons pas toutefois qu'un certain nombre de maladies pourraient se rapporter à plusieurs ordres de la seconde classe, que, par exemple, quelques-unes sont en même temps épidémiques et virulentes, etc.; mais on doit les classer suivant leur caractère le plus prononcé ou le plus certain.

TRÁITÉ DE PATHOLOGIE.

Prolégomènes : effets de la surirritation et du défaut d'irritation dans les divers tissus.

CLASSIFICATION DES MALADIES (1).

Ire. CLASSE. *Affections primitives des solides.*

Maladies locales.

Symptômes, danger, traitement en rapport

---

(1) Cette classification s'applique à toute la pathologie, divisée à tort en chirurgicale et en médicale. Les opérations

avec l'altération organique, jamais avec la nature de la cause.

Guérison par la diminution progressive de l'altération organique, sans élimination d'une matière morbifique.

Mort lorsque cette altération est portée trop loin pour que la partie affectée puisse remplir les fonctions dont elle est chargée.

IIe. CLASSE. *Affections primitives des fluides.*

Maladies générales ou spécifiques.

Symptômes, danger, traitement en rapport avec la nature de la cause qui les produit, et jamais uniquement avec les altérations organiques qu'elle détermine.

---

que nécessitent les maladies pour leur curation , ne sont qu'une partie de la thérapeutique ; leur manuel seul constitue le chirurgien. Une nosologie qui ne comprend que les affections du ressort de la médecine ou de la chirurgie, est incomplète ou inexacte relativement à la classification : elle montre l'embarras de l'auteur, qui a mis de côté la moitié d'un tout indivisible, pour hacher plus facilement l'autre moitié. La difficulté qu'on éprouve à faire entrer dans les cadres nosologiques les effets des virus , des venins, des poisons, etc., et les affections dites chirurgicales, prouve assez que les auteurs de ces cadres n'ont point encore envisagé la médecine dans son ensemble, sous un point de vue vrai et philosophique.

Guérison par l'élimination d'un principe morbifique, par de véritables crises.

Mort lorsque la nature manque du pouvoir ou de la force nécessaire pour se débarrasser de la cause du mal, et rarement due à la désorganisation, hors les cas de maladies compliquées.

Ire. Classe. *Ordres.*

Maladies:

1°. De l'appareil transpiratoire.

2°. De l'appareil locomoteur.

3°. De l'appareil digestif.

4°. De l'appareil urinaire.

5°. De l'appareil respiratoire.

6°. De l'appareil circulatoire.

7°. De l'appareil sensitif et nerveux.

8°. De l'appareil reproducteur de l'homme et de la femme.

On étudiera dans chaque appareil les lésions des divers organes qui le composent, et l'on formera ainsi les genres d'après les mêmes principes que les ordres.

IIe. Classe. *Ordres.*

1°. Diathèses, maladies produites par une constitution propre des fluides, naturelle, ou acquise par une longue suite de causes, le plus souvent héréditaire.

2°. Asphyxies.

3°. Maladies épidémiques et miasmatiques.

4°. Anémies: maladies produites par des alimens qui ne fournissent pas assez de matières nutritives, par les hémorrhagies, etc.

5°. Maladies dues à des matières en putréfaction introduites sous l'épiderme.

6°. Affections produites par les poisons et les médicamens qui agissent par absorption.

7°. Maladies produites par les venins.

8°. Maladies produites par les virus.

On étudiera dans chaque ordre les diverses causes, pour former les genres et les espèces (1).

----

(1) Nous ajoutons un tableau analytique, afin qu'on puisse envisager cette division d'un seul coup-d'œil.

TRAITÉ DE PATHOLOGIE.

Prolégomènes : effets de la surritation et du défaut d'irritation dans les divers tissus.

CLASSIFICATION DES MALADIES.

PREMIÈRE CLASSE.

AFFECTIONS PRIMITIVES DES SOLIDES.

CARACTÈRES.	ORDRES.
1°. Maladies locales.	1er. Maladies de l'appareil transpiratoire.
2°. Symptômes, danger, traitement en rapport avec l'altération organique, jamais avec la nature de la cause.	2e. De l'appareil locomoteur.
	3e. De l'appareil digestif.
	4e. De l'appareil urinaire.
3°. Guérison par la diminution progressive de l'altération organique, sans élimination d'une matière morbifique.	5e. De l'appareil respiratoire.
	6e. De l'appareil circulatoire.
	7e. De l'appareil sensitif et nerveux.
4°. Mort lorsque cette altération est portée trop loin pour que la partie affectée puisse remplir les fonctions dont elle est chargée.	8e. De l'appareil reproducteur de l'homme et de la femme.

On étudiera, dans chaque appareil, les lésions des divers organes qui le composent, et l'on formera ainsi les genres d'après les mêmes principes que les ordres.

DEUXIÈME CLASSE.

AFFECTIONS PRIMITIVES DES FLUIDES.

CARACTÈRES.

1°. Maladies générales ou spécifiques.

2°. Symptômes, danger, traitement en rapport avec la nature de la cause qui produit ces maladies, et jamais uniquement avec les altérations organiques qu'elle détermine.

3°. Guérison par l'élimination d'un principe morbifique, par de véritables crises.

4°. Mort lorsque la nature manque du pouvoir ou de la force nécessaire pour se débarrasser de la cause du mal, et rarement due à la désorganisation, hors les cas de maladies compliquées.

ORDRES.

1er. Diathèses : maladies produites par une constitution propre des fluides, naturelle, ou acquise par une longue suite de causes, le plus souvent héréditaire.

2e. Asphyxies.

3e. Maladies épidémiques et miasmatiques.

4e. Anémies : maladies produites par les alimens qui ne fournissent pas assez de matière nutritive, par les hémorrhagies, etc.

5e. Maladies dues à des matières en putréfaction introduites sous l'épiderme.

6e. Affections produites par les poisons et les médicamens qui agissent par absorption.

7e. Maladies produites par les venins.

8e. Maladies produites par les virus.

On étudiera dans chaque ordre les diverses causes, pour former les genres et les espèces.

On peut sans doute intervertir la disposition
des ordres ; mais toujours nous pensons qu'il
faut, dans la première classe, commencer l'é-
tude par ce qui est le plus visible, le plus connu
et le plus facile à connaître ; qu'il faut placer le
plus près possible les unes des autres les lésions
des appareils dont les fonctions ont entre elles
le plus de rapport ; que pour la seconde classe
on doit d'abord étudier les diathèses, lésions
qui se rapprochent davantage de celles des solides, et qui sont souvent produites par elles ;
puis placer à côté les unes des autres les causes
de maladies qui forment les ordres, suivant
qu'elles ont entre elles un plus grand nombre
de rapports, en commençant toujours par celles
qui sont les plus connues.

Que le lecteur nous pardonne cette longue
digression, elle était tout-à-fait nécessaire pour
concevoir de quelle manière on doit envisager
le siége et la nature de la rage : d'ailleurs, elle
nous paraissait d'une si haute importance, que
nous n'eussions pas cru pouvoir nous dispenser
de l'insérer ici. Nous revenons à notre sujet.

Quel est le siége de la rage ? Les auteurs ne
sont jamais d'accord quand il faut répondre à
cette question. Pour quelques médecins, c'est
une inflammation de l'estomac ; pour celui-ci,
une phrénésie ; pour celui-là, une angine. L'un

la regarde comme une inflammation du diaphragme; l'autre, comme une phlegmasie de la
moelle épinière ; quelques–uns , comme une
pneumonie compliquée de céphalite, etc., etc.

Au milieu de cette étonnante diversité d'opinions, les auteurs les plus sages se sont bornés
à la décrire et à la classer parmi les névroses
sans prétendre lui assigner aucun siége. On ne
peut, en effet, pas plus la localiser que toutes
les maladies que nous avons réunies dans la
deuxième classe. Les fluides sont primitivement
affectés; tous les organes ressentent leur altération : ceux qui y sont les plus sensibles, ou qui
sont plus en rapport avec elle, appellent une
plus grande quantité de sang, mais ne sont pas
pour cela le siége de la maladie et ne produisent
pas tous les symptômes. Ceux-ci ne sont pas
non plus la suite de la sympathie des organes
entre eux , mais bien de l'action immédiate et
propre du virus lyssique sur les divers systèmes
et principalement sur le système nerveux.

Ainsi, la rage n'a point de siége particulier ;
on pourra caractériser ses effets sur divers organes : on aura fait voir que le virus agit spécialement sur tels et tels; mais on n'aura point
déterminé le siége qu'elle occupe. On ne trouvera point de lésion organique capable à elle
seule de produire tous les symptômes que pré-

sente cette maladie; et pourtant si l'on voulait, avec les partisans de la nouvelle doctrine, que toute la pathologie ne consistât qu'en lésions organiques, il faudrait faire concorder avec elles les diverses affections auxquelles la matière vivante est exposée : la chose est impossible.

Il nous reste à chercher quelle est la nature de la rage; mais nous avouons notre ignorance. Pour nous, la nature des maladies que nous avons rangées dans la deuxième classe est la connaissance exacte des phénomènes qu'elles présentent. Nous avons fait ce qui était en notre pouvoir pour exposer d'une manière claire et précise ceux qu'offre la rage; nous ne pouvons maintenant que nous résumer, en disant que cette maladie est une altération inconnue des fluides, qui agit sur une grande partie des organes et spécialement sur le système nerveux; qu'elle consiste, pour nos yeux, dans une exaltation excessive de la sensibilité avec aberration de la même faculté vitale, puisque cela seul est visible. Mais si, en demandant quelle est la nature de la rage, on voulait seulement savoir si c'est une inflammation, nous n'hésiterions pas à répondre que non. Les phlegmasies de tous les organes importans, sur-tout lorsqu'elles sont assez graves pour causer la mort au bout de quelques jours, sont toujours accompagnées de

fièvre : les exceptions très-rares (1) qu'on remarque ne sont qu'individuelles et confirment

---

(1) Parmi ces exceptions , j'en puis citer deux remarquables :

Pendant l'hiver de 1818 , M. Victor Desvalettes , âgé
alors de vingt-sept ans, brun, musculeux, d'un tempérament bilieux fortement prononcé , et d'une constitution robuste, fut atteint d'une angine tonsillaire. A mesure que l'inflammation faisait des progrès , la fréquence
du pouls diminuait; il ne donnait plus que quarante-
cinq pulsations par minute dans le plus fort du mal. Il
revint peu-à-peu à son type normal , en même temps que
l'inflammation baissa.

Dans le mois de janvier 1821 , Victor Hay , âgé de
vingt-neuf ans, domestique , d'un tempérament sanguin,
fort, bien pris, éprouva une gastro-entérite aiguë , avec
symptômes adynamiques et ataxiques ; le pouls, dans le
principe , monta à quatre-vingt pulsations par minute ,
mais sa fréquence n'était nullement en rapport avec l'état
de la maladie. A mesure qu'elle fit des progrès , le pouls
devint de moins en moins fréquent; il ne battait que
trente-six fois par minute très-régulièrement , pendant
sept à huit jours que la maladie resta à son *summum*. Le
paroxysme du soir était marqué par l'augmentation de
tous les symptômes, par le délire , la rougeur plus vive
des pommettes, etc. ; le pouls baissait encore de deux pulsations. A mesure que la santé revint , le pouls reprit de
la fréquence, et battait soixante-douze fois par minute
lorsque le malade put reprendre son travail habituel.
Quoique le sujet de cette observation se plaignît d'une

le principe. Ces mêmes phlegmasies ne sont accompagnées que de symptômes en rapport avec la lésion de l'organe affecté, avec la lésion de la fonction qu'il remplit et avec les sympathies qu'il développe. Si on remarque quelque symptôme extraordinaire, il est dû à une complication, ou encore à une exception individuelle : or, dans aucune phlegmasie on ne remarque, comme symptômes essentiels, ceux qui existent constamment dans la rage. Le trouble d'aucune fonction, par l'inflammation des organes qui lui sont départis, ne ressemble aux phénomènes constans qu'offre la maladie qui nous occupe; de plus, elle n'est point accompagnée de fièvre.

On ne peut donc regarder la rage comme une phlegmasie, et les inflammations des divers organes qu'on remarque à l'autopsie ne sont ni primitives ni essentielles; elles ne sont qu'un effet du virus, qui pourrait causer la mort avant même qu'elles fussent développées.

Le cerveau et ses membranes, la moelle épinière, le poumon et les conduits de l'air, l'estomac et les intestins, la vessie, etc., le sang

____

grande chaleur, et que la peau fût sèche, elle avait conservé, au toucher, sa chaleur ordinaire, ainsi que dans l'observation précédente.

même, peuvent présenter des altérations plus ou moins grandes. La cause du mal est par-tout, ses effets se retrouvent par-tout; mais pour cela la maladie n'est ni une arachnoïdite, ni une céphalite, ni une *pneumonite*, ni une bronchite, ni une gastrite, ni une cystite, ni aucune de toutes les *ites* possibles : c'est une affection *sui generis*, c'est la rage. Attaquer par des remèdes chacune de ces altérations organiques, ce serait faire, ou peu s'en faut, la médecine symptomatique, puisqu'on n'attaquerait point la maladie dans sa source et qu'on ne peut guérir sans détruire la cause à laquelle elle est due : voilà, pour le redire en passant, pourquoi les évacuations sanguines sont si rarement suivies de succès dans les affections générales dues à l'altération primitive des fluides.

Doit-on plutôt considérer la rage comme une névrose? Mais qu'entend-on par le mot névrose? Qu'ont de commun les affections réunies, même par notre plus célèbre nosographe, dans une seule classe, sous cette dénomination? Quels rapports existent entre l'apoplexie, la rage, la paralysie, la manie, les effets des poisons narcotiques, qui devraient aussi prendre place parmi les névroses, etc., si ce n'est qu'une partie des symptômes de ces maladies dépendent d'une lésion idiopathique ou sympathique du cerveau ? Mais si l'on veut réunir toutes celles où l'on remarquera des symptômes dus à l'affection primitive ou secondaire de cet organe, pourquoi séparer des névroses la céphalite, qui devrait être la première en ligne, la phrénésie, les fièvres ataxiques essentielles ou non, et même toutes les affections, puisque toutes peuvent se compliquer du désordre des appareils sensitif et locomoteur ?

La signification du mot névrose (1) n'est donc point déterminée, et on a réuni sous ce nom des maladies qu'on ne pouvait faire entrer dans d'autres classes et dont on était embarrassé. Si pourtant on voulait entendre, par cette expres-

____

(1) Il faut le dire : les mots *névroses*, *maladie de nerfs*, *affections nerveuses*, ne sont ordinairement que des mots vides de sens, un voile dont se sert la légèreté pour couvrir son ignorance, ou pour éviter tout examen approfondi. La phlegmasie à laquelle sont dus tous les symptômes, méconnue dans son principe, fait bientôt des progrès effrayans, et la maladie de nerfs *se change* en une maladie *organique* de l'estomac, du foie ou du cœur, en une pleurésie chronique, en une *fièvre cérébrale*, etc. Le médecin le plus optimiste ne peut plus se dissimuler le danger où est arrivé le malade, ni prévenir une terminaison funeste, que souvent il n'eût pas eue à craindre s'il eût, de prime abord, connu et attaqué la vraie cause de la maladie.

sion, une maladie dont les principaux symptômes dépendent d'une lésion des facultés sensitives ou locomotrices, sans doute la rage serait une névrose ; mais qu'aurait-on gagné à
cela ? Aurait-on dit autre chose que ce que nous
avons dit? La maladie serait-elle mieux connue
que si l'on avait seulement fait remarquer *que
ses principaux symptômes dépendent d'une lésion des facultés sensitives ?*..... On eût inutilement tourné dans un cercle vicieux.

D'après cela, nous ne considérerons la rage, ni
comme une inflammation, ni comme une névrose ; toutefois, elle ne pouvait se trouver que
parmi ces maladies, d'après les diverses bases
adoptées par les nosologistes. Pour nous, cette
maladie est une altération particulière des fluides, produite le plus souvent par un virus
d'une nature spéciale, qui détermine tous les
symptômes de la rage par son action, *spéciale
aussi*, sur le cerveau, sur la moelle épinière,
sur les nerfs, sur le poumon, sur tous les organes enfin, puisque tous peuvent offrir des
traces d'inflammation ; mais si l'on demande en
quoi consiste cette altération des fluides et quel
est son mode d'action sur l'économie, nous
n'aurons point de réponse à faire, ou nous
avouerons notre ignorance. Toutes les causes
des maladies renfermées dans notre seconde

classe agissent chacune à leur manière; c'est
dans les rapports de leur nature avec l'économie, qu'on peut seulement trouver la raison de
leurs effets, et ces rapports sont inconnus. Ce
que nous disons là est si vrai qu'un virus, un
poison , des miasmes , etc. , délétères pour
quelques espèces d'animaux , sont tout-à-fait
inertes pour d'autres espèces. Qu'on les sou-
mette toutes aux causes des maladies de notre
première classe, et ces causes agiront au contraire également sur toutes , sauf les différences
de sensibilité qui existent entre les unes et les
autres.

C'est pour avoir voulu déterminer par impro-
visation cette altération des fluides ; c'est pour
avoir voulu en faire la cause première de toutes
les maladies, que l'humorisme a été complétement abandonné : l'erreur s'est montrée évidente dans un grand nombre de maladies ; on
l'a vue par-tout.

CHAPITRE IX.

TRAITEMENT DE LA RAGE.

§ Ier. *Généralités sur les moyens employés pour guérir cette maladie.*

Sans cesse entourés de difficultés nombreuses et d'opinions divergentes, nous arrivons enfin au traitement de la rage ; mais l'embarras ne fait qu'augmenter, et ce n'est pas sans un profond sentiment de pitié, qu'on jette un coup-d'œil sur la foule immense des remèdes vantés contre cette maladie par l'aveugle empirisme ou par le charlatanisme le plus vil, et reçus avec enthousiasme par la sottise ou la superstition. A la surprise dont on ne peut se défendre en voyant tant de médicamens inertes déclarés préservatifs ou curatifs infaillibles et constans de la rage, succède bientôt cette idée triste, mais simple et naturelle, qu'aucun d'eux ne jouit des propriétés qu'on lui a attribuées. Et à quel autre résultat pourrait-on être conduit ? A les regarder tous comme des spécifiques ; mais alors la rage devrait, pour ainsi dire, être rayée du nombre des maladies auxquelles l'espèce humaine est exposée, puisque les personnes mordues ont presque toutes recours à l'un ou à l'autre de ces remèdes.

Admettra-t-on, au contraire, qu'un seul des mille et mille moyens conseillés contre elle est utile; que sans lui l'homme enragera inévitablement, et qu'après l'inoculation du virus lyssique, il est voué à une mort certaine? Tel est, en effet, le langage des charlatans, dont chacun feint de croire, ou croit réellement, qu'il possède seul le secret de guérir la rage. S'il en était ainsi, que resterait-il à faire à un médecin prudent, obligé de choisir dans cette liasse énorme de formules aussi inconcevables les unes que les autres, ou de médicamens inconnus, qui tous comptent des succès égaux; que lui resterait-il à faire, si ce n'est de répéter au malade ce vers de Corneille :

Devine si tu peux, et choisis si tu l'oses.

Mais non, aucun de ces remèdes, ou secrets, ou vendus à divers gouvernemens, ou prônés dans les écrits, ne jouit, en effet, d'une vertu spécifique ; des faits malheureusement trop certains et trop nombreux ont prouvé qu'aucun d'eux ne peut être efficacement opposé au virus lyssique. Comment donc se fait-il que presque tous ont joui d'une vogue si peu méritée, et qu'ils sont encore aujourd'hui distribués avec quelque apparence de succès? La réponse est déjà faite : soit par ignorance, soit par intérêt, ceux qui les distribuent ont fait croire que toute morsure d'animal *réputé* enragé était nécessairement suivie de la rage; partant de ce principe, faux en lui-même, on a regardé comme de véritables préservatifs tous les remèdes administrés dans l'intention de prévenir cette maladie, lorsqu'après leur administration elle ne s'est pas développée.

Nous ne dirons pas cependant que ces remèdes n'ont jamais été d'aucune utilité : ils ont pu, lorsqu'il n'y avait qu'une légère disposition à la maladie, lorsque l'individu avait en eux une entière confiance; ils ont pu, en éloignant la tristesse et la crainte, en calmant une imagination frappée, en rappelant un espoir déjà perdu, donner à la nature le temps et les forces d'éliminer la cause morbifique, et prévenir ainsi le développement de la rage ; mais ce n'est pas par une vertu spécifique : l'eau pure eût produit le même effet si le malade l'eût prise pour un médicament infaillible dont il eût ignoré la nature.

Ces remèdes ont encore pu dissiper quelques symptômes nerveux pris par les gens du peuple, ou même par des médecins, faute d'un examen assez attentif, pour une rage dévelop-

pée ; mais lorsque la maladie existait véritablement, ils n'ont jamais été et ne pouvaient être
d'aucun secours. Le département de la Manche
en a fait, ces dernières années, une triste
épreuve : à la fin de l'été de 1814, un loup
enragé porta l'épouvante dans quelques communes des environs de Mortain, et mordit plus
de trente personnes. Plusieurs de ces malheureux furent à huit lieues de-là, à Avranches,
demander des secours à feu M. Autin, connu
dans tout le pays pour posséder un remède
infaillible contre la rage quand elle n'est pas
encore arrivée *au troisième accès*. Le remède
fut pris : les blessés restèrent sous les yeux du
guérisseur, enragèrent, et moururent. Cependant « depuis plus de deux cents ans, les ancê-
tres de M. Autin ont préservé de la rage un
nombre infini de personnes ; il en a lui-même
traité plus de cinq cents, et presque toutes
avaient été préservées » , dit M. de Saint-Victor,
compatriote de M. Autin (1). Tels sont ces prétendus spécifiques : *ab uno disce omnes.*

Il serait trop long et inutile de faire connaître ici toutes les substances dont on s'est servi
pour guérir la rage, et la manière de les employer ; mais il est nécessaire d'indiquer la plu-

____

(1) *Gazette de Santé*, 1814, p. 269 et 282.

part de ces remèdes, et les arcanes les plus en vogue, pour les vouer au mépris qu'ils méritent; il est nécessaire de le faire, puisque des charlatans distribuent encore ces prétendus spécifiques. La difficulté de présenter tous ces médicamens dans un ordre convenable nous a empêchés d'en adopter un quelconque, nous avons seulement réuni les substances simples suivant chacun des trois règnes de la nature auquel elles appartiennent, puis nous avons rapporté quelques-uns des remèdes composés, choisis parmi ceux qui ont été les plus renommés. Nous avons classé les minéraux et les végétaux par ordre alphabétique, mais cet ordre ne nous a pas semblé suceptible d'être suivi pour les substances tirées du règne animal.

MÉDICAMENS TIRÉS DU RÈGNE MINÉRAL.

1. Acide muriatique oxigéné étendu d'eau, pris à l'intérieur.
2. Alcalis, l'ammoniaque surtout.
3. Alun calciné.
4. Ambre.
5. Arsenic.
6. Beure d'arsenic (muriate d'arsenic sublimé).
7. Bézoard minéral (oxide d'antimoine).
8. Bol d'Arménie.
9. Calomélas (mercure doux).
10. Céruse.
11. Chaux.
12. Cinabre artificiel (sulfure de mercure).
13. Cinabre naturel.
14. Craie.
15. Craie rouge deLemnos(terre sigillée).
16. Cristal minéral.
17. Eau ferrugineuse.
18. Esprit de Mindererus (acétate d'ammoniaque).
19. Esprit de vitriol (acide sulfurique étendu).
20. Glace sur la tête.
21. Hydrogène sulfuré.

22. Limaille de cuivre.
23. Limaille d'étain.
24. Limaille de plomb.
25. Mercure.
26. Oxide de cuivre (*æs ustum*).
27. Oxide de zinc.
28. Nitrate d'argent cristallisé.
29. Phosphore.
3o. Pierre d'aimant en poudre.
31. Précipité rouge (oxide de mercure.)
32. Sel ammoniac.
33. Sel marin.
34. Sel de nitre.
35. Sel de Seignette.
36. Sels volatils.
37. Soufre.
38. Terre foliée de tartre.
39. Turbith minéral (sulfate de mercure).

MÉDICAMENS TIRÉS DU RÈGNE VÉGÉTAL.

Feuilles, fleurs, tiges, écorces, racines, graines, fruits, moelle, sucs ou extraits.

1. Absinthe.
2. Agaric.
3. Aigremoine.
4. Ail.
5. Alisma plantago.
6. Altea.
7. Alysson.
8. Amandes amères.
9. Amandes de l'Angolam.
10. Ammi.
11. Anagallis.
12. Angélique.
13. Anis.
14. Aristoloche longue.
15. Aristoloche ronde.
16. Armoise.
17. Asclépiade.
18. Avelines.
19. Aunée.
20. Aurone.
21. Balauste.
22. Ballote.
23. Balsamier.
24. Bédéguar.
25. Belladone.
26. Bétoine.
27. Bette.
28. Bryone.
29. Buis.
3o. Calament.
31. Camomille.
32. Camphrée.
33. Cannelle.
34. Capillaire.
35. Cardamome.
36. Cassis.
37. Centaurée (petite).
38. Chamædris.
39. Chardon à foulon.
40. Chardon bénit ou Marie.
41. Châtaignes.
42. Chèvre-feuille.
43. Chiendent.
44. Choux.
45. Ciclamen.
46. Ciguë (grande).
47. Cochléaria.
48. Coloquinte.
49. Concombre.
5o. Consoude (moyenne).

51. Contrayerva.
52. Coronopus hortensis.
Couleuvrée (ou Bryone).
53. Cresson.
54. Cumin.
55. Cynoglosse.
56. Cynorrhodon.
57. Dattes.
58. Datura stramonium.
59. Dictamne.
60. Ebénier.
Eglantier (ou Cynorrho-don).
61. Elaterium.
62. Ellébore blanc.
63. Ellébore noir.
Enula campana (ou au-née).
64. Épi-d'eau.
65. Épine blanche.
66. Épithine.
Éponge d'églantier (ou Bé-déguar).
67. Euphorbe.
68. Excroissance fongueuse de frêne.
69. Fénouil.
70. Figuier.
71. Frêne.
72. Froment.
73. Fumeterre.
74. Galéga.
75. Garance.
76. Gaïac.
77. Genêt.
78. Genièvre.
79. Gentiane.
80. Gérofle.
81. Glands de chêne.
82. Grateron.
83. Gui de chêne.
84. Héliotrope.
85. Hépathique terrestre.

86. Herbe musquée.
87. Hièble.
88. Houx-fragon.
89. Hypericum.
90. Iris.
91. Ive musquée.
92. Ivette.
93. Joubarbe (petite).
94. Lapathus silvestris.
95. Laurier.
96. Lentilles.
97. Lepidium.
98. Lichen cinereus.
99. Licium.
100. Lierre.
101. Lierre terrestre.
102. Livèche.
103. Lobelia inflata.
104. Marguerites.
105. Marrube blanc.
106. Marrube noir,
107. Méchoacan.
108. Mélisse.
109. Menthe.
110. Mercuriale.
111. Mézéreum (ou bois gentil).
112. Micocoulier.
113. Millefeuille.
Millepertuis (hypericum).
114. Mirobolans.
115. Moutarde.
116. Nénuphar.
117. Nicotiane.
118. Nielle.
119. Noix muscade.
120. Noix vomique.
121. OEillet.
122. Oignon.
123. Oranger.
124. Origan.
125. Orobe.
126. Ortie.
127. Oseille longue.

128. Oseille ronde.
Pain de pourceau (ou ci-
clamen).
129. Paquerettes (grandes).
13o. Paquerettes (petites).
131. Pariette.
Passerage (ou Lepidium).
132. Patience.
133. Pavots.
Petit-chêne (ou Chamæ-
drys).
134. Pilosèle.
135. Piment.
136. Pimprenelle.
137. Pin (pommes et résine du).
138. Pirole.
139. Pivoine.
140. Plantain.
Plantain d'eau (alisma plantago).
141. Poireau.
142. Poivre blanc.
143. Poivre commun.
144. Polypode de chêne.
Pomme épineuse (ou da-
tura stramonium.)
145. Potamogeton.
146. Pouillot.
147. Pourpier de marais.
148. Pyrèthre.
149. Quinquina.
15o. Raifort.
151. Raves.
152. Reine des prés.
153. Rhubarbe.
154. Roquette.
155. Roses musquées.
Roses trémières (altea).

Rosier sauvage (églantier,
cynorrhodon).
156. Rue.
Rue de chèvre (galega).
157. Sabine.
158. Safran commun.
159. Safran oriental.
16o. Salsepareille.
161. Sassafras.
162. Sauge commune.
163. Sauge (petite).
164. Saxifrage.
165. Scabieuse.
166. Scille.
167. Scolopendre.
168. Scorsonère.
169. Scordium.
170. Scutellaria lateriflora.
171. Serpentaire de Virginie.
172. Serpolet.
173. Souci.
174. Spica.
Stramoine (datura, pomme
épineuse).
175. Sureau.
176. Tanaisie blanche.
177. Térébinthe.
178. Tilleul.
Toque (Scutellaria).
179. Tormentille.
18o. Trèfle.
Trique-madame (petite
joubarbe).
181. Valériane.
182. Véronique.
183. Verveine.
184. Vigne.
185. Vipérine.
Ulmaire (reine des prés).

Extraits et produits végétaux.

186. Amidon.
187. Assa-fœtida.
188. Benjoin.
189. Camphre.
190. Cire.
191. Diagrède.
192. Elaterium.
193. Encens.
194. Gomme-gutte.
195. Huille de lin.
196. Huile de noix.
197. Huile d'olives.
198. Huile des philosophes.
199. Huile rosat.
200. Huile vieille.

201. Miel.
202. Mirrhe.
203. Opium.
204. Opobalsamum (beaume de la Mecque).
205. Opoponax.
206. Poix.
207. Résine de pin.
208. Sang-dragon.
209. Styrax calamite.
210. Succin.
211. Suie.
212. Térébenthine.
213. Vinaigre.

La bière, l'eau-de-vie et les vins pour excipiens.

MÉDICAMENS TIRÉS DU RÈGNE ANIMAL.

1. Cancres ou écrevisses de rivière.
2. Yeux d'écrevisses.
3. Noir des pattes d'écrevisses.
4. Cancres de mer ou homards.
5. Écailles d'huîtres ordinaires, sur-tout celles de dessous.
6. Écailles d'huîtres pourprées, ou à bord noir, ou d'huîtres mâles!!!....
7. Foie.
8. Sang.
9. Chair.
10. Chair salée.
11. Graisse.
12. Peau (pour servir de tasse).
13. Urine.
14. Salive.

} du chien enragé.

15. Cendres de la tête.
16. Poil de la queue.
17. Vers sous la langue.
18. Sel dépuré.
19. Dent en amulette.

} du chien enragé.

20. Sang menstruel de chienne sous le verre du malade.
21. Le foie.
22. L'huile.

} de petits chiens.

23. Cervelle.
24. Crête.

} de coq.

25. Fiente rousse ou blanche de poule.
26. Fiente de coucou.
27. Fiente de pigeon.
28. Fiente de chèvre.
29. Fiente de veau.
30. Fiente d'agneau.

31. Fiente de renard.
32. Fiente de cheval.
33. Eau distillée de fiente d'homme.
34. Caillette de lièvre.
35. Caillette de renard.
36. Caillette de petit chevrenil.
37. Caillette de petit chien.
38. Bouillon de coucou.
39. Bouillon de fouine.
40. Bouillon de blaireau.
41. Bouillon de veau.
42. Bouillon de tête de mouton.
43. Foie de bouc.
44. Nids et petits d'hirondelle.
45. Laine.
46. Plongeon.
47. Sang de perdrix.
48. Graisse d'hiène.
49. Graisse d'oie.
50. Graisse de veau marin.
51. Graisse de porc.
52. Peau d'ours.
53. Peau de serpent.
54. Peau de phoque.
55. Peau de veau marin.
56. Peau de loup en habit.
57. Urine d'un jeune homme vierge.
58. Sang menstruel de femme guérit l'hydrophobie et fait enrager les chiens.
59. Crâne de pendu.
60. Fourmis broyées.
61. Poissons salés, sur-tout la sardine.
62. Coquille et chair de limaçon, sur-tout de limaçon rouge.
63. Chair de cheval marin.
64. Chair de licorne.
65. Cheveux brûlés.
66. Queue de musaraigne.
67. Castoréum.
68. Musc.
69. Lait.
70. Beurre.
71. Corne de cerf.
72. Vers de terre.
73. Vers luisans.
74. Lombrics.
75. Cloportes.
76. Éponges.
77. Chair de vipère.
78. Sel de vipère.
79. Cantharides.
80. Scarabés onctueux (vers de mai).
81. Hannetons.
82. Mouches de la fleur du napel.
83. Cochenilles.
84. Huile de scorpion.
85. Huile animale.
86. OEufs sans le germe.

MÉDICAMENS COMPOSÉS.

Bien que le nombre des médicamens simples dont nous venons de faire l'énumération soit immense, nous n'avons encore indiqué qu'une partie de ceux qu'on a vantés contre la rage, mais cette exposition suffit pour faire juger de la confiance que tous doivent inspirer. On les a combinés de mille et mille manières différentes ; on les a donnés en poudre, en sucs, en extraits, en électuaires, etc. Nous allons faire connaître quelques-unes de ces compositions, qui sont innombrables, mettant même de côté la thériaque, composée de soixante-cinq substances ; le mithridate, composé de quarante-six ; l'orviétan, de cinquante-quatre ; l'eau de Luce, l'éther, la poudre de Dower, et autres préparations magistrales connues et employées dans beaucoup d'autres maladies. Nous passerons sous silence les précautions superstitieuses qu'on exige pour la récolte des plantes et leur dessication ; nous ne dirons point comment elles doivent être cueillies, avant le lever du soleil, pendant la pleine lune de juin, avec la main droite ou la main gauche, etc. ; nous nous bornerons à indiquer les formules qui ont joui de plus de réputation, et qui sont généralement distribuées : la plupart ont la propriété de guérir la rage, pourvu qu'elle ne soit pas encore au troisième et quelquefois au septième accès ; quelques-unes cependant ne font qu'en préserver.

1º. *Poudre de Paulmier* (pulvis contra rabiem).

Prenez : Feuilles de rue,
de verveine,
de sauge,
de plantain,
de polypode,
d'absynthe commune,
de menthe,
d'armoise,
de mélisse,
de bétoine,
d'hypericum,
de petite centaurée,
de chaque une poignée ; faites sécher ; pulvérisez.

On prendra un demi-gros de cette poudre, avec un gros de sucre, dans du vin, du cidre, du bouillon, etc., ou incorporée avec le beurre, le miel, etc., tous les matins à jeun, trois heures avant de manger, pendant quatre à huit jours. On lavera en même temps la plaie, deux ou trois fois par jour, avec du vin dans lequel on aura délayé un gros de la poudre.

La poudre de Le Joyant, curé de Notre-Dame de la Quinte, près le Mans, en 1757, ne diffère de celle-ci que par la reine des prés et les écailles d'huître calcinées qu'on y fait entrer. Gohl y ajoute encore l'ellébore noir et les mirobo-lans. Au reste, chaque guérisseur y joint, selon son caprice , ou une fausse interprétation de ses lectures, quelques-unes des substances que nous avons dit avoir été vantées contre la rage.

2°. *Poudre des Anglais.*

Prenez : craie. . . . . 4 gros ,
        bol d'Arménie. . . . . 3 gros ,
        alun . . . . 10 grains,
        aunée. . . . . 1 gros ,
        huile d'anis.. . . . . 5 gouttes :

le tout réduit en poudre et divisé en six prises, à prendre en six jours, chaque prise délayée dans une tasse d'eau avec du lait.

3°. *Poudre du Tonquin , ou de Georges Cobb.*

Prenez : musc. . . . . seize grains,
        cinabre naturel . . . . } de chaque
        cinabre artificiel . . . . . . } 20 grains,

pour une dose toutes les quatre heures, ou toutes les heures si l'hydrophobie est développée : on donne dans un verre d'eau-de-vie de riz , ou en forme d'opiat dans du miel, ou dans un sirop quelconque.

4°. *Remède de Soleysel,* infaillible contre la rage.

Prenez : racine d'églantier. . . . . . . } de chaque
        de scorsonnère . . . . } 1 once.

rue. . . . . ⎫
petite sauge . . . . ⎬ de chaque
fleurs de camomille ou de pe- ⎬ demi-poignée.
tites paquerettes. . . . . . ⎭
gousses d'ail. . . . . N°. 4.
sel marin. . . . . 2 gros.
pilez et broyez dans un mortier ;
ajoutez vin blanc sec. . . . . deux verres.

Agitez de temps en temps; coulez et exprimez. Donnez un verre matin et soir.

M. Faget remplace la scorsonnère et la camomille par le buis ou l'écorce de frêne. D'autres y ont fait des changemens d'une égale importance. Les guérisseurs du pays que nous habitons le donnent ordinairement comme il suit :

5°.

Prenez : sel gris. . . . . demi-cuillerée,
rue . . . . ⎫ de chaque
paquerettes, tiges et racines. . ⎭ une poignée;
écailles d'huîtres calcinées ⎫ une forte
(celles du dessous sont pré- ⎬
férées) . . . . ⎭ cuillerée ;
seconde écorce de racine d'é- ⎫ gros comme
glantier . . . . ⎭ une noix.

Pilez le tout, faites-en neuf bols. Faites macérer un de ces bols pendant une nuit dans un verre de vin blanc ou de poiré; passez; prenez, chaque matin, à jeun pendant neuf jours, et restez ensuite deux heures sans manger. Le marc sert, avec la moitié d'une gousse d'ail, à panser la plaie, qu'on gratte et qu'on fait saigner à chaque pansement. Quelques-uns ajoutent à ce remède les vers luisans, ou plusieurs des plantes précitées, comme dans la composition suivante :

6°.

Prenez : rue verte.	
paquerette.	
camomille	
passerage.	
menue sauge.	
herbe musquée.	de chaque
lierre terrestre.	une
tanaisie.	
verveine..	poignée ;
menthe.	
absynthe	
polypode de chêne.	
armoise.	
racine de rosier sauvage. . . .	
une gousse d'ail..	
gros sel de cuisine.	deux fortes cuillerées.

Pilez le tout : ajoutez une chopine de vin blanc; laissez infuser toute la nuit ; passez et donnez un verre, chaque matin, à jeun pendant trois jours au moins.

7°. *Électuaire.*

Prenez : feuilles de rue sèche. . . . .   } de chaque
——— de scordium. . . . . } deux gros;
racine de serpentaire de Vir-
ginie. . . . . : . . . .   demi-gros,
fleurs d'hypericum. . . . . . .   trois gros,
thériaque de Londres. . . .   une once,
sirop d'écorce de limons. . .   *q. s.* pour un

électuaire à diviser en neuf doses : on en donnera une chaque matin.

8°. *Autre électuaire.*

Prenez : poudre de la substance dure
et interne de la noix. . . . } de chaque
sauge. . . . . } une once;
miel purifié bouillant. . . . . . .   *q. s.* pour un

électuaire, dont on donnera une demi-cuillerée , chaque matin , à jeun pendant neuf jours.

9°. *Omelette.*

Prenez : racine d'églantier , tirée de
terre avant le lever du so- } quarante
leil , séchée , râpée et pul- } grains;
vérisée. . . . . }
œufs sans le germe. . . . .   N°. 3.
huile de noix. . . . .   trois onces.

Faites une omelette.

Quelques-uns remplacent l'églantier par deux gros de poudre d'écailles d'huîtres calcinées; ils choisissent l'écaille du dessous et celles dont le bord est noir; d'autres veulent qu'on se serve des écailles d'huître mâle..... Comment distinguent-ils le mâle de la femelle dans cette espèce, où chaque individu est hermaphrodite?... Au reste, toutes ces omelettes doivent se manger sans pain, deux heures au moins avant le déjeuner.

Il serait inutile et fastidieux de copier une centaine d'arcanes plus ou moins semblables à ceux que nous venons de rapporter : le gros sel de cuisine, l'ail, le rosier sauvage, la rue, l'absinthe, les paquerettes et les écailles d'huître, sont les substances qui entrent le plus souvent dans leur composition ; chacun peut avoir un remède dont il fera un secret, en ajoutant à ces corps quelqu'une des plantes qu'il choisira dans la longue série de celles que les auteurs ont vantées.

Enfin, outre ces moyens, on a encore conseillé contre la rage les bains de mer; les bains de surprise ; les bains d'huile ; les bains de terre ; les douches; les lotions; les aspersions froides ; les succions de la plaie ; les ventouses ; les frictions ; les fumigations ; les saignées; les sangsues ; les vésicatoires; les sinapismes; les lavemens ; les vomitifs ; les purgatifs drastiques ; les scarifications ; les ligatures ; les cautérisations des plaies ou du front, ou de la main avec un fer rouge , et sur-tout avec la clef d'une église ; les amputations ; la musique ; les amulettes ; les talismans ; les caractères magiques et autres superstitions. On a pratiqué la bronchotomie, essayé le galvanisme, tenté les morsures de vipères, pour préserver ou guérir de la rage. Pour en mettre les chiens à l'abri, on a conseillé de les éverrer, c'est-à-dire de leur ôter un ver qu'ils doivent avoir sous la langue et que pourtant ils n'ont point ; ou de leur enlever avec les dents le dernier nœud de la queue sans toucher aux autres.

Nous n'en finirions pas s'il fallait examiner en particulier tous ces moyens ; apprécier la valeur ou plutôt la nullité de chacun d'eux ; indiquer les précautions qu'il faut prendre pour en assurer *l'efficacité*, ou les pratiques superstitieuses dont ils doivent être accompagnés. Il suffit d'être médecin, d'ailleurs, pour savoir à quoi s'en tenir sur ces effets miraculeux de substances inertes, et nous renvoyons les curieux aux ouvrages qui contiennent ces détails, particulièrement aux *Recherches sur la rage* de M. Andry et au *Dictionnaire universel des sciences médicales*. Qu'il nous suffise de dire que malheureusement aucun de ces remèdes ne jouit des vertus qu'on lui suppose, et que nous en sommes encore réduits à chercher le véritable spécifique de la rage.

Ce sont pourtant des *docteurs graves*, pour nous servir des expressions de l'auteur des *Lettres provinciales*, qui ont recommandé tous ces médicamens : *ó animi abjectio !* Ils ont passé de leurs écrits chez les gens du peuple, d'autant plus crédules qu'ils sont plus ignorans, qu'ils ne pensent pas que ce qui est imprimé puisse être faux, et qui sont facilement portés à regarder leur remède comme un secret, parce que, ne connaissant point d'autre livre que celui où ils l'ont trouvé, ils croient être les seuls au monde à l'avoir. Combien l'erreur doit ensuite se transmettre facilement du père aux enfans !

Laissant donc tous ces médicamens que l'expérience et la raison nous montrent également inefficaces, nous allons faire connaître le seul traitement rationnel que les plus célèbres médecins s'accordent à adopter aujourd'hui, comme il le fut dès la plus haute antiquité.

Nous avons distingué trois périodes depuis le moment de la morsure d'un animal enragé jusqu'à la terminaison de la maladie que cette morsure développe ; nous avons étudié la marche de la maladie, le diagnostic et le pronostic dans ces trois périodes ; nous chercherons de même le traitement qui convient à chacune d'elles, et nous ne le diviserons point, comme l'ont fait tous les auteurs jusqu'à ce jour, en préservatif et curatif : ces termes ne conviennent point lorsqu'il s'agit de la rage. Le traitement préservatif ne préserve pas toujours, et le curatif ne guérit presque jamais, s'il guérit quelquefois : ainsi ces mots ne peuvent qu'indiquer le but auquel le médecin désire arriver par les moyens qu'il emploie aux diverses époques de la maladie, et non les effets du traitement.

Nous ne rapporterons que ce qui nous paraîtra véritablement utile pour la curation de la rage, et ce qui est avoué par les praticiens les plus distingués ; nous élaguerons les hypothèses et, autant que possible, les sentimens opposés des auteurs sur plusieurs moyens. Si l'on veut de plus amples détails, on les trouvera dans la plupart des ouvrages sur cette maladie ; mais il nous a semblé qu'il était plus avantageux de dire en peu de mots ce qu'il convient de faire dans ces circonstances difficiles, que de disserter longuement sur beaucoup de points d'une faible importance, et pour savoir, par exemple, si l'on doit laver la plaie avec de l'eau froide ou tiède, de l'eau pure ou

de l'eau salée, ou acidulée, ou alcaline, ou avec
du vin, etc. A quoi aboutit un long discours
quand tout y est hypothétique, quand celui
qui l'écoute n'a, pas plus que celui qui le prononce, de moyens pour y distinguer la vérité
du mensonge, et quand les questions qu'on y
traite sont insolubles de leur nature, ou par le
défaut de connaissances encore assez précises?

§ II. *Traitement de la première période.*

1°. *Traitement local.* Le plus tôt possible après
la morsure d'un animal enragé, on lavera la
plaie, ainsi que les environs, avec une grande
quantité d'eau souvent renouvelée. Le but de
toute lotion est de dissoudre et d'enlever le virus dépo é dans la plaie par la dent de l'animal, avant qu'il soit absorbé: or, comme on
ignore le temps nécessaire pour que cette absorption ait lieu, il faut faire les lotions immédiatement après la mosure et avec le premier
liquide qu'on pourra se procurer. On perdrait
en préparations, dont l'effet est très-incertain,
un temps trop précieux. Lavez donc la plaie
dans un ruisseau, dans une fontaine, dans une
rivière, dans l'eau qui sera la plus près de vous,
et préférez celle qui sera la moins froide, parce
qu'elle a, pour tous les corps, une propriété
dissolvante plus grande, et qu'elle favorise da-

vantage l'écoulement du sang : par les mêmes raisons, si vous avez de l'eau tiède à votre disposition, servez-vous en de préférence ; mais s'il faut la faire chauffer, commencez toujours les lotions avec l'eau froide, puis vous laverez de nouveau avec l'eau tiéde. Si vous attribuez une grande efficacité aux dissolutions salines ou aux acides étendus, si le malade les désire, vous pourrez, après cela, faire de nouvelles lotions avec l'eau chargée de sel de cuisine ou de savon, ou acidulée, ou avec la lessive des savonniers (dissolution de potasse caustique), ou avec le vin, ou avec tout autre liquide recommandé par les auteurs ; mais quel effet prétendez-vous en obtenir ? La nature du virus lyssique, sa composition vous sont entièrement inconnues, vous ne pouvez donc espérer de le décomposer chimiquement ; même vous êtes, à cet égard, dans une telle ignorance, que les praticiens les plus distingués ne peuvent s'accorder entre eux, et recommandent, suivant leur caprice ou des idées hypothétiques, les liquides les plus opposés dans leurs effets chimiques : les acides, les alcalis et les sels. Tout est donc abandonné au hasard lorsqu'on tend à décomposer ce virus, et les ablutions seules ont des effets certains qui ne peuvent être contestés.

Laissez ensuite la plaie saigner, favorisez même l'écoulement du sang par l'application d'une ventouse, ou en faisant le vide au moyen d'une seringue sans canule, ou d'une pompe appropriée à cet usage, si vous en avez une à votre disposition ; frottez-la, comprimez les bords avec un linge un peu dur pour en exprimer, autant que possible, tout le sang qu'elle contient. Si la plaie est superficielle et qu'elle ne saigne point ; si l'épiderme seul est détruit et emporté, enlevez avec un instrument bien tranchant une portion du derme qui l'environne, sans pénétrer pourtant trop avant; si des lambeaux de peau ou de chairs ecchymosées, ou contuses, déchirées par les dents de l'animal, existent, réséquez-les sur-le-champ; si les plaies sont sinueuses, profondes, et qu'elles ne puissent être facilement soumises aux lotions, faites des incisions convenables pour en découvrir toute l'étendue; dans tous les cas, sondez ces plaies, qui sont toujours plus profondes qu'elles ne paraissent, et ne craignez pas de les agrandir; rendez toujours leur entrée plus large que le fond, puis continuez après les lotions tièdes.

Lavez avec un liquide irritant les parties couvertes de vêtemens déchirés par la dent de l'animal, afin que si la peau a été excoriée, la douleur l'indique, et que vous puissiez y donner les mêmes soins qu'aux plaies profondes.

Pendant ce traitement préparatoire, qui seul serait souvent préservatif, il faut se procurer les choses nécessaires pour procéder à la cautérisation de la plaie. Deux espèces de moyens, les corps incandescens et les caustiques, peuvent produire l'effet qu'on veut obtenir. Parmi les premiers, le cautère actuel est incomparablement préférable à tous les autres, et l'on ne doit avoir recours aux charbons enflammés, à l'huile bouillante, à la poudre à canon, ou à l'amadou, qu'on enflamme, que dans le cas où l'on ne pourrait se procurer un fer convenable et le feu nécessaire pour le faire rougir, ou les caustiques utiles. Le but de cette cautérisation est de détruire le virus, d'en rendre l'absorption impossible, ou, si l'on veut, de s'opposer à l'irritation qu'il détermine sur les nerfs. Dans l'une comme dans l'autre manière de voir, on reconnaît qu'on prévient ainsi ses effets, parce que non-seulement on change sa nature, mais qu'on prive de la vie les parties avec lesquelles il se trouvait en contact, et qu'ensuite elles ne sont plus en rapport avec le reste de l'économie.

Ayant donc, dans un réchaud, plusieurs cautères de formes appropriées à celle de la mor-

sure et rougis à blanc, on procède le plus tôt
possible à la cautérisation. On doit attendre
toutefois que la plaie ne saigne plus, ou ne
saigne pas beaucoup ; on la prive, autant que
l'on peut d'humidité, en la pressant avec des
tampons de charpie fine, ou une éponge, ou
tout autre corps absorbant, pour que l'action
du cautère ne soit pas en partie annullée, et
employée à évaporer les fluides dont cette plaie
serait couverte. Si le sang donne beaucoup, la
plupart des praticiens conseillent de panser
avec de la charpie, et d'attendre qu'il ne coule
plus ; mais on peut s'opposer par la compres-
sion à l'écoulement du sang et employer sur-
le-champ le traitement utile, dût-on même
revenir une seconde fois à la cautérisation
quelques heures après. Ces précautions étant
prises, on porte, avec le plus grand soin, l'action
du cautère sur toute la surface dénudée, et
dans la crainte de laisser un seul point *imbrûlé,*
on replace, à plusieurs reprises, et avec courage, un second, un troisième fer rougi dans
la plaie, jusqu'à ce que toute l'humidité qui la
recouvre soit évaporée, et que tous ses environs soient détruits à plus d'une ligne de profondeur. Il ne peut qu'être utile ensuite d'étendre légèrement sur l'escarre un des caustiques
suivans, qu'on doit avoir eu le soin de se procu-

rer. Celui qu'on emploie de préférence est le beurre d'antimoine liquide (hydro-chlorate d'antimoine), parce qu'il brûle plus profondément, plus vite et avec moins de douleur; que les escarres qu'il forme tombent plus promptement, et que son action n'est jamais suivie d'accidens; à son défaut, on peut se servir des acides minéraux concentrés ou des caustiques solides. Si celui dont on a fait choix est liquide, on l'applique de la manière suivante :

Les mêmes précautions que pour la cautérisation avec le fer rouge étant prises, on trempe dans le caustique une tige de bois nue ou entourée d'une bandelette de linge effilé et fixée autour de la tige avec un fil ; on laisse égoutter le caustique dont elle s'est imprégnée, puis on porte ce pinceau, qui doit être assez mince pour parvenir aisément jusqu'au fond de la plaie, sur toute la surface dénudée et même sur la peau environnante. On recommence cette opération plusieurs fois de suite ; on place d'abord le pinceau sur les endroits qui exigent une cautérisation plus profonde, et on l'y laisse appliqué plus long-temps que dans les autres. L'escarre produite par ce procédé diffère suivant le caustique dont on s'est servi ; celle que détermine le beurre d'antimoine a lieu sur-le-champ, elle est blanche et a à-peu-près deux lignes d'épaisseur; on doit reporter ce caustique dans la plaie jusqu'à ce qu'on ait obtenu une telle cautérisation; elle est ordinairement suffisante.

Si l'on se sert d'un caustique solide, on place dans la plaie un morceau de pierre infernale, ou, mieux, de potasse concrète, plus ou moins volumineux, en raison de l'escarre qu'on veut produire et de la grandeur de cette plaie. Si celle-ci est très-étendue, on la saupoudre du caustique qu'on a écrasé; dans tous les cas, on recouvre de charpie sèche, et on maintient le tout au moyen d'un emplâtre agglutinatif et d'un bandage approprié. On lève l'appareil au bout de trois à quatre heures, et une escarre noire, épaisse de plusieurs lignes, a été produite pendant ce temps. On pourrait, à défaut de ces caustiques, étendre sur la plaie une pâte formée avec parties égales de chaux vive, récente, pulvérisée, et de savon tendre.

Mais est-ce aux caustiques ou au fer rougi qu'on doit donner la préférence pour cautériser une morsure d'animal enragé? L'un et l'autre de ces moyens a ses partisans : tous les deux ont des avantages et des inconvéniens qui peuvent les rendre tour-à-tour plus ou moins utiles, suivant le caractère du blessé et la nature de la plaie. Il est nécessaire de déterminer celui de ces deux moyens qu'on doit préférer, suivant les circonstances où l'on se trouve.

La cautérisation par le fer rougi est moins douloureuse, et la douleur dure beaucoup moins long-temps ; mais on en borne moins facilement l'effet aux parties qu'on veut brûler. L'inflammation consécutive est bien moins grave et n'est accompagnée d'aucun des accidens qui peuvent suivre l'emploi des caustiques; enfin l'évaporation des liquides, produite par ce moyen, paraît très-avantageuse à beaucoup de praticiens, qui croient enlever ainsi tout le virus de la plaie. Mais ce procédé est très-effrayant; peu de malades ont assez de courage pour s'y soumettre : l'opération est beaucoup plus difficile, exige plus d'adresse et de précautions. Le cautère n'agit que sur les lieux où il est appliqué ; s'il n'est pas d'une forme appropriée à celle de la plaie, on manque le but qu'on se propose d'atteindre. L'escarre formée par le fer peut enfermer sous elle le virus, qu'elle préserve de l'action du cautère et de la décomposition ; enfin, on n'est pas certain d'avoir appliqué exactement le corps igné dans tous les angles, dans toutes les anfractuosités d'une plaie inégale.

Les caustiques, tout en produisant une douleur plus forte et plus durable, effraient bien

moins les blessés ; ils s'étendent eux-mêmes
sur toutes les parties dénudées et jusqu'au
fond des plaies. L'escarre formée n'empêche
point de nouvelles applications d'attaquer les
parties encore saines : par suite, ce procédé est
plus certain dans ses effets, plus facile dans
son exécution ; on doit, en général, lui donner
la préférence. Mais cependant, dans les plaies
de la bouche, les caustiques seraient en partie
entraînés par la salive, portés sur des parties
non lésées et même dans l'estomac, d'où pourraient résulter une inflammation grave et même
un empoisonnement mortel ; dans les plaies
des paupières, ils pourraient porter leur action
jusqu'au globe de l'œil : le cautère actuel doit
être, dans ces cas, uniquement employé ; tandis
qu'on doit le proscrire dans le traitement des
plaies voisines des grandes articulations, des
nerfs, des tendons principaux et sur-tout des
artères, dont la lésion serait très-dangereuse
ou mortelle, pour avoir recours aux caustiques.
Ainsi les caustiques sont préférables dans beaucoup de morsures, mais ne peuvent être employés dans toutes, et alors l'usage du cautère
actuel est particulièrement indiqué.

Si l'on a à traiter quelqu'une de ces plaies
où des vaisseaux doivent être ménagés, on
brûle avec le caustique ce qu'on peut, sans trop

approcher de l'artère mise à nu ; puis, si elle est encore recouverte de tissu cellulaire, on y touche avec la pierre infernale ; sinon , on la recouvre avec de la poudre très-fine de cantharides, après avoir mis le plus grand soin aux lotions, qui sont encore alors d'une plus haute importance, et qu'on a fini par rendre acides ou alcalines. Les gros nerfs, et les tendons surtout, demandent moins de précautions et peuvent pour l'ordinaire être cautérisés, quoique légèrement ; les os ne seront point ménagés , et ou les ruginera avant d'avoir recours à la cautérisation. Si les plaies sont à la tête, on la rasera entièrement, pour n'être pas exposé à en méconnaître quelqu'une. Si une artère très-volumineuse était ouverte, il serait nécessaire, avant tout, d'en faire la ligature au-dessus de la plaie. Si la cautérisation ne paraissait pas pouvoir sûrement prévenir l'absorption du virus, et qu'elle n'eût pas de grands avantages sur l'amputation , qui préserverait plus efficacement de la contagion, c'est à celle-ci qu'on devrait avoir recours. On n'hésiterait donc point à extirper un doigt presque séparé, ou dont les tendons seraient déchirés ; on amputerait de même un bras si la main avait été en quelque sorte dévorée par un loup furieux : c'est, au reste , à l'homme de l'art à savoir prendre le parti le plus avantageux dans ces circonstances difficiles.

Il nous semble ensuite utile de faire quitter au blessé ses habits, qui peuvent être imprégnés d'une quantité plus ou moins grande de virus, et de lui faire prendre un bain tiède, le plus tôt possible après la cautérisation. Ce bain a plusieurs avantages réels : il diminue l'irritation nerveuse; il lave le malade, favorise la transpiration et enlève les portions de virus qui ont pu être déposées sur la peau , soit auprès de la morsure, soit ailleurs.

Si la plaie saigne dans le bain, au sortir de l'eau, on la cautérise de nouveau, et, après cela, on procède au pansement, qui doit être fait avec de la charpie couverte d'une couche de cérat, comme après une simple brûlure; mais s'il restait quelques doutes sur l'exactitude de la cautérisation, si sur-tout les plaies étaient profondes, il vaudrait mieux panser, jusqu'à la levée du premier appareil, avec de la charpie légèrement imbibée du caustique et entourée de charpie sèche.

Bien que ces pansemens nous semblent devoir suffire, et que, par la cautérisation, on ait rempli le but qu'on s'était proposé, nous ne pouvons nous dispenser de dire que la plupart des praticiens conseillent d'appliquer sur la plaie, au second pansement, un vésicatoire beaucoup plus large que l'escarre. On lui trouve l'avantage d'enlever l'épiderme, sur lequel a pu être déposée la bave de l'animal, de hâter la chute de l'escarre et d'exciter une suppuration plus abondante; mais cette suppuration est-elle aussi utile qu'on l'a cru? Est-il aussi important qu'on le répète par-tout de l'entretenir pendant quarante ou cinquante jours, au moyen d'onguens irritans ou de corps étrangers introduits dans la plaie? Nous doutons beaucoup qu'elle ait les avantages qu'on lui suppose, et nous ne craindrions pas de la proscrire s'il ne valait mieux, pour préserver de la rage, prendre des précautions, même inutiles, que d'en négliger une seule, quoiqu'à peine avantageuse. Cependant si la plaie était grande ou profonde; si les bords en étaient très-gonflés, rouges, enflammés; enfin, si elle devait, par sa nature, fournir pendant long-temps une suppuration abondante, on ne la panserait qu'avec des substances douces et relâchantes, même tous les excitans seraient nuisibles.

Tel est le seul traitement local qui soit fondé sur la raison, et qu'on doive mettre en usage; mais lorsque la morsure est faite depuis plusieurs jours ou plusieurs semaines, et que la plaie est cicatrisée, doit-on encore l'employer? Doit-on inciser la ci-

catrice en croix, cautériser profondément, et
entretenir la suppuration jusqu'à ce que toute
crainte soit à-peu-près dissipée? L'idée hypothétique que le virus restait dans l'endroit où il avait
été déposé, et que de-là il développait tous les
symptômes de la rage, soit par l'irritation des
nerfs, soit sympathiquement, a seule conduit à
donner ces conseils; nous les proscririons si l'on
pouvait savoir quel temps est nécessaire pour
que le virus soit absorbé : mais, dans l'ignorance
où nous sommes à ce sujet, nous dirons qu'il vaut
mieux cautériser inutilement et trop tard, que de
risquer de ne pas le faire lorsque cela peut encore être utile. C'est dans ces circonstances qu'il
serait sur-tout important de posséder un médicament qui, donné à l'intérieur, équivalût
à la cautérisation, malheureusement aucun de
ceux qu'on peut employer ne soutient la comparaison : disons toutefois quels sont les moyens
auxquels on doit avoir recours de préférence
parmi le grand nombre de ceux qui ont été
proposés.

2°. *Traitement général.* Il est facile de calculer les effets et les avantages des moyens
locaux que nous avons conseillés pour préserver de la rage : enlever le virus de la plaie; le
décomposer; prévenir son absorption en privant
de la vie les parties sur lesquelles il a été dé-

posé : tel est le triple but qu'on se propose
d'atteindre et auquel on arriverait constamment
si quelques morsures échappées aux yeux de
l'observateur, ou l'absorption trop prompte du
virus, ou le défaut d'une cautérisation assez
profonde et exacte, ne rendaient quelquefois
tous les moyens locaux inutiles ; mais enfin on
peut, comme nous venons de le dire, calculer
leurs effets ; on voit pourquoi et comment ils
guérissent ou ne guérissent pas. Nous sommes
loin d'être aussi heureux dans le traitement interne, et la raison devient inutile lorsqu'il faut
choisir un médicament parmi ceux qu'on a
vantés ; cela doit être : on ne connaît ni la nature du virus, ni sa manière d'agir sur l'éco-
mie, ni même le mode d'action propre à chaque médicament, et ces connaissances seraient
pourtant indispensables pour baser un traitement rationnel. Nous en sommes donc réduits
uniquement à l'empirisme ; à profiter des essais
de nos devanciers, et à faire choix des moyens
qui ont été employés un plus grand nombre
de fois sans que la rage se soit ensuite développée.

Mais à combien d'erreurs inévitables par la
nature du sujet, ne sommes-nous pas exposés
en procédant ainsi ! D'abord rien ne peut nous
faire connaître si le virus a été déposé dans la

plaie ; si les moyens locaux l'ont enlevé ou détruit ; si l'individu est disposé à contracter la
rage, et s'il en serait atteint en négligeant tout
moyen curatif. D'un autre côté, les remèdes vantés comme préservatifs comptent tous de nombreux succès, et cependant aucun d'eux n'a
constamment préservé de la rage : comment savoir après cela s'ils ont un effet quelconque,
et auquel de ces médicamens on doit accorder
la préférence?

Quoi qu'il en soit, puisque nous n'avons aucune méthode plus sûre à notre disposition, il
faut bien calculer les observations données par
les médecins qui méritent le plus la confiance,
et qui ont fait connaître franchement les réus-
sites et les non-réussites des traitemens qu'ils
avaient adoptés, puis avoir recours à celui qui,
dans leurs mains, a été le moins souvent suivi
de l'apparition de la rage.

Laissant de côté toute explication futile sur
la cause productrice de la maladie, et le mode
d'action attribué aux médicamens qu'on a prescrits en raison de l'hypothèse qu'on avait adoptée à cet égard ; ne faisant attention qu'aux
résultats des divers traitemens et à la confiance
que doivent inspirer les praticiens qui y ont
eu recours, on ne peut rester un instant indécis sur le choix qu'on doit faire, et ne pas re-

connaître que les préparations mercurielles méritent la préférence sur tous les autres moyens.
Sans doute elles ne préservent pas constamment
de la rage; mais est-il permis de penser qu'elles
n'en aient jamais préservé, lorsqu'elles ont tant
de fois été employées avec un succès apparent?
Guérissent-elles donc toujours la siphilis, et si
quelquefois elles ne réussissent pas dans cette
maladie, peut-on conclure qu'elles ne réussissent jamais? Sait-on de quelle manière elles
agissent pour détruire le virus de la vérole, et
doit-on refuser plutôt, dans la rage, l'emploi
d'un moyen purement empirique, parce que de
fausses théories ont conduit les auteurs à l'a-
dopter? Parce que Desault y avait recours pour
tuer des vers qu'il regardait comme la cause de
la rage; parce que Sauvages croyait, en em-
ployant les mercuriaux, nettoyer les glandes
du gosier de la mucosité infectée; parce que
Erhmann voulait avec eux exciter la salivation
et chasser le virus qu'il supposait exister dans
la salive, etc., etc.; enfin parce que toutes ces
explications n'ont aucun fondement, est-ce une
raison pour ne pas croire que le remède dont
il s'agit puisse être utile? Et toutes ces hypothèses des auteurs ne parlent-elles pas plutôt
en sa faveur? n'indiquent-elles pas que chacun

a adopté celle qui lui semblait le mieux expliquer l'efficacité du moyen thérapeutique?

D'autres raisons nous portent encore à recommander l'emploi des préparations mercurielles : c'est précisément le motif qui les a fait
exclure dans ces derniers temps, et sur-tout
depuis le Mémoire couronné de Le Roux, *Du
traitement de la morsure des animaux enragés.*
Le solidisme ayant fait de jour en jour des progrès, on n'a pas voulu admettre l'absorption
du virus; on a soutenu qu'il restait dans la
plaie; qu'il suffisait toujours pour guérir, même
lorsque la cicatrice était formée, de brûler, de
détruire la partie sur laquelle avait été déposé
le principe délétère; que tout moyen qui agi-
rait sur toute l'économie ne pouvait qu'être
nuisible : ces erreurs dans la théorie ont fait
exclure tous les remèdes empiriques, et l'on
ne s'est pas aperçu que, dans l'état actuel de
nos connaissances médicales, ces remèdes sont
presque les seuls que l'on puisse opposer aux
causes des maladies qui agissent primitivement
sur les fluides, puisque la nature de ces causes
et leur mode d'action nous sont complétement
inconnus.

Nous croyons donc qu'il est utile, après la
cautérisation, d'avoir recours aux préparations
mercurielles; mais nous sommes loin de les

regarder comme un spécifique, comme un préservatif certain de la rage ; et il est difficile de
décider laquelle de ces préparations mérite la
préférence. On a donné en poudre ou en pilules, le cinabre, l'éthiops minéral, le turbith
minéral et le mercure doux ; mais la méthode la
plus généralement conseillée est celle des frictions mercurielles, sur-tout autour de la plaie. On
emploie ordinairement un gros d'onguent mercuriel chaque jour (au reste cette dose doit varier suivant l'âge, le sexe, le tempérament, etc.),
et on continue pendant dix, quinze, vingt,
trente jours, en proportionnant le temps aux
craintes que l'on doit concevoir, suïvant que
la cautérisation de la plaie a été plus ou moins
exacte, et faite plus ou moins promptement
après la morsure. La salivation, ne pouvant être
d'aucun secours, doit être prévenue par les
mêmes moyens que dans le traitement de la
siphilis ; mais cette salivation est-elle tellement à
craindre qu'on doive remplacer l'onguent mercuriel par un corps gras simple , tel que
l'axonge ? Est-ce uniquement aux frictions de la
plaie avec un corps gras, quel qu'il soit, qu'on
doit attribuer les succès qu'on a obtenus avec
l'onguent mercuriel ? Cette opinion erronée
d'un auteur moderne que nous avons plusieurs
fois cité avec éloge, est si dangereuse dans ses

(539)

conséquences, qu'il nous est impossible de ne
pas la relever, d'autant plus que M. Trolliet
conseille de s'en tenir à ces frictions, et de ne
cautériser les plaies que lorsqu'elles commencent à se cicatriser (1). Nous le demandons,
comment un corps gras qui s'attache aux parties, qui ne se mêle à aucun fluide, qui n'en
absorbe aucun, qui reste dans les inégalités
d'une plaie et qui finit par être pompé par les
absorbans, peut-il enlever de cette plaie le virus qui y est déposé? Si encore on conseillait
les frictions avec le miel ou tout autre corps
miscible à l'eau, et qu'on fît succéder des lotions tièdes à ces frictions, on pourrait concevoir qu'elles auraient un effet avantageux ; mais
faites avec les graisses, elles ne peuvent être
d'aucun secours, à moins qu'elles ne contiennent un agent particulier qui ait une action
propre sur le virus ou sur l'économie.

Pendant tout ce traitement, on donnera une
boisson sudorifique et légèrement tonique, une
décoction de salsepareille, de quinquina, ou une
infusion de sureau, et matin et soir on fera
prendre six à dix gouttes d'ammoniaque (alcali volatil fluor) dans une tasse de ces tisanes.

Tels sont les moyens généraux en faveur

____

(1) *Ouvrage cité*, p. 345.

22*

desquels militent le plus grand nombre des observations authentiques qui nous ont été conservées, moyens que presque tous les médecins célèbres ont regardés comme les plus capables de prévenir la contagion; mais ce n'est point en détruisant le virus que ce traitement est utile, puisqu'il ne réussit pas toujours : le fluide délétère, bien que sa nature nous soit inconnue, devrait se comporter d'une manière toujours analogue avec les divers agens mis en rapport avec lui, s'ils agissaient sur lui : toute l'action des remèdes consiste donc à imprimer à l'économie une nouvelle manière d'être, qui diminue ou détruit la disposition à être attaqué de la rage, et les soins hygiéniques concourent à produire le même effet.

Nous avons vu précédemment, au chapitre *Des causes de la rage*, que toutes les passions, que les excès de tous genres, les écarts de régime, une santé altérée, etc., favorisaient non-seulement le développement de cette maladie, et faisaient naître la disposition à la contracter après la morsure des animaux enragés, mais que ces diverses causes suffisaient quelquefois pour la produire sans inoculation préalable : est-il nécessaire d'ajouter que pendant le traitement de la période d'incubation, on doit soustraire les personnes qu'on soigne à l'influence pernicieuse de ces causes; qu'il est de la plus haute importance de rassurer le malade sur son état; de lui cacher, s'il est possible, le danger auquel il est exposé, ou de le lui faire oublier par des distractions, des promenades et autres moyens connus; d'éloigner de lui, avec le plus grand soin, tout ce qui serait capable de frapper vivement son imagination, sur-tout l'inquiétude, la colère et l'amour; d'ouvrir son cœur à tous les sentimens doux et affectueux de l'amitié et de la confiance; de lui recommander fortement de ne se livrer à aucun excès dans les alimens, qui seront choisis, doux et faciles à digérer; d'éviter les ragoûts, les excitans, les liqueurs fortes, et enfin de faire un exercice journalier sans le porter jamais jusqu'à la fatigue?

Si malgré toutes ces précautions la santé paraissait s'altérer, on combattrait promptement par les moyens appropriés, toutefois en évitant les médicamens actifs et excitans, les symptômes de pléthore, d'irritation gastrique ou intestinale, ou de toute autre affection morbide : ces moyens ne réussiront certainement pas plus que le traitement général que nous avons recommandé, à détruire le virus en le décomposant; mais ils contribueront à donner les forces nécessaires pour résister à son action, ou à imprimer à l'économie une manière d'être nouvelle, qui la rendra capable de l'éliminer par des crises insensibles, naturelles, ou provoquées par les médicamens que nous avons conseillés et qui nous ont réussi dans les cas suivans.

Le 17 et le 18 mai 1820, un chien enragé parcourut les communes de Saint-Georges et de Contest : il mordit plusieurs personnes et des animaux domestiques; le 18, à trois heures du soir, il entra dans Mayenne, et y fut tué après avoir encore mordu trois individus et plusieurs chiens. Le premier blessé qui réclama nos soins fut Jean Moche, du bourg de Saint-Georges; depuis sa morsure il n'avait eu que le temps de venir de ce bourg, éloigné de plus d'une lieue de Mayenne. Agé de dix-huit ans, il était faible, très-petit, et ne paraissait en avoir que douze à treize. Au reste peu inquiet de son accident, il semblait ne pas y attacher plus d'importance qu'à une morsure simple; il avait été mordu au coude droit, au travers de la manche d'une veste de coton et de sa chemise. Une seule dent avait fait plaie et avait pénétré perpendiculairement à la peau, jusqu'à deux à trois lignes de profondeur, en face de l'apophyse olécrâne. Cette plaie fut lavée pendant long-temps et sondée; sa direction, sa forme conique et évasée, firent penser que des incisions seraient inutiles, et le blessé ne montrant aucune frayeur du fer rouge, on le porta à trois reprises différentes dans la plaie. L'opération fut supportée avec fermeté ; aucune plainte n'échappa au patient, qui dit même n'avoir que peu souffert. On pansa avec un bourdonnet de charpie imbibée d'acide nitrique concentré et recouverte de charpie sèche; on conseilla le traitement interne que nous avons prescrit; mais il fut abandonné pour avoir recours à un remède qu'on distribue à Ernée. Il n'est rien arrivé à ce blessé; mais l'honneur de la cure, si cure il y a, doit être abandonné au spécifique d'Ernée, que nous engageons pourtant à employer toujours avec de semblables antécédens.

Nous avions à peine terminé le pansement de cette morsure, lorsque deux autres blessés arrivèrent : François Garot, de Mayenne, tisserand, âgé de 19 ans, fort, mais lymphatique, très-effrayé de son accident, avait été mordu depuis une demi-heure à la partie moyenne et externe de la cuisse droite, au travers d'un pantalon de toile. La plaie n'était qu'une égratignure longue d'un pouce; elle avait très-peu saigné, et on l'avait lavée avec de l'eau, du poivre, du vinaigre et du sel; l'on avait aussi fait plusieurs applications conseillées par diverses personnes. On lava de nouveau, et à défaut de beurre d'antimoine liquide on cautérisa avec l'acide nitrique concentré. Le blessé, toujours tremblant et ne sachant auquel des moyens qu'on lui conseillait il devait donner la préférence, prit un grand nombre de remèdes, entre autres l'omelette d'écailles d'huîtres, un spécifique que l'on distribue au Horp ou à Niort, et il en fit tant qu'il se rendit malade, entra à l'hôpital, d'où il sortit bientôt guéri : il ne lui est rien arrivé.

Julien Hodou, de Mayenne, âgé de neuf ans, nerveux, vif, irascible, très-volontaire, avait été mordu depuis une demi-heure, et immédiatement après le chien avait été tué. Cet animal avait engueulé toute sa main gauche, et cinq à six petites plaies qui n'avaient qu'effleuré la peau, se remarquaient aux doigts ; une autre plaie beaucoup plus profonde, et qui seule donnait du sang, existait à la partie postérieure du poignet. Après les lotions, on voulut cautériser les petites plaies des doigts avec le fer rouge ; mais les cris et les efforts de l'enfant s'y opposèrent ; on les cautérisa avec l'acide nitrique. On sonda la plaie du poignet ; elle était profonde et s'étendait quatre à cinq lignes sous la peau, vers le métacarpe ; le fond en était plus large que l'ouverture, qui n'avait que les dimensions de la dent laniaire; elle fut dilatée, malgré les pleurs et l'opposition du blessé. Deux incisions mirent à découvert toute la plaie ; on fit beaucoup saigner, on lava de nouveau, puis, avec les précautions indiquées, on cautérisa au moyen de l'acide nitrique concentré; on pansa avec la charpie imbibée de ce caustique. Les mouvemens continuels de cet enfant, qu'on ne pouvait contenir, firent qu'on porta l'acide sur plusieurs points où il était inutile, et que, n'étant pas sûr de ce qu'on faisait, on en mit une plus grande quantité, dans la crainte de ne pas assez cautériser. Cet enfant, qui nous parut, sinon le seul dangereusement mordu, l'être au moins beaucoup plus gravement que tous les autres, resta jusqu'au bout fidèle à nos conseils. La plaie suppura long-temps ; on fut obligé de réprimer avec la pierre infernale les végétations charnues, mais aucun accident n'a été la suite de cette morsure.

Rosalie Riche, âgée de trois ans trois mois, renversée par le chien, avait trois écorchures légères à la partie supérieure de la cuisse, à l'aine et à la partie inférieure de l'abdomen du côté droit ; on remarquait aussi trois ecchymoses : on ignorait si les écorchures avaient été faites au travers des habits. Le lendemain, dix-sept heures après la morsure, cette enfant nous

fut apportée : les petites plaies étaient dessé—
chées; elles furent rafraîchies avec le bistouri,
lavées et cautérisées. On promena sur la peau
voisine et sur les ecchymoses un pinceau im-
bibé du caustique. Les plaies suppurèrent, et
les soins que nous avons conseillés furent seuls
suivis; elle a toujours joui d'une bonne santé.

· René, âgé de huit ans et demi, de Fontaine-
Daniel en Saint-Georges, avait été mordu le 17,
à cinq heures du soir, au travers de sa veste et
de sa chemise. On s'était borné à laver les plaies
avec de l'eau salée et à les couvrir de compresses
trempées dans cette eau ; il ne réclama nos
soins que cinquante heures après son accident.
Il avait, à la partie moyenne et postérieure de
l'avant-bras gauche, six petites plaies produites
par la même morsure ; elles étaient desséchées,
et l'épiderme seul avait été enlevé. Nous rafraîchîmes les plaies, fîmes saigner, lavâmes; puis
nous en vînmes à la cautérisation et aux autres
moyens prescrits. René n'a éprouvé depuis aucun accident.

Ces cinq individus ont-ils été préservés de la
rage par le traitement qu'ils ont suivi ? Il n'est
point en notre pouvoir de déterminer si le virus
avait été déposé dans leurs plaies, bien qu'on
ne puisse guère en douter pour celles de Hodou,
dont la main entière avait été prise dans la

gueule de l'animal peu d'instans avant sa mort. Il ne nous est point non plus possible de savoir si ces individus étaient disposés à contracter la rage, et si le virus chez eux eût ou n'eût point été sans effet ; mais nous avons toutes les preuves qu'il nous soit possible d'avoir en faveur de l'efficacité du traitement : 1°. cinq personnes sont mordues par le même chien en deux jours, et en trois lieux différens, éloignés de cinq kilomètres au moins l'un de l'autre ; cela seul devrait faire regarder ce chien comme certainement enragé. 2°. Plusieurs animaux sont aussi mordus par lui ; on en tue quelques-uns, on en conserve d'autres, auxquels on donne les spécifiques vantés. A leur suite, une vache enrage au hameau de la Louvellière, en Contest ; un cheval enrage au Moulin neuf, dans la même commune, après avoir été mordu par ce chien et après avoir pris les remèdes de Niort : ce cheval mord et déchire la lèvre supérieure d'un autre cheval dont il était voisin à l'écurie, et meurt au bout de trois jours. Deux mois après, le dernier cheval éprouve les mêmes accidens que le premier et meurt dans cinquante heures (1).

---

(1) C'est un fait à joindre à tant d'autres, qui prouvent, contre l'opinion de beaucoup d'auteurs, que la morsure des herbivores enragés communique la rage ; mais leurs morsures sont rarement dangereuses, parce qu'elles ne font

Ainsi le chien qui mordit nos blessés était véritablement enragé; mais on ne pourrait en conclure avec certitude que le traitement les a préservés de la rage : les habits avaient pu empêcher le virus d'arriver jusqu'aux plaies de plusieurs, les autres n'avaient peut-être pas de disposition à en être affectés. Une partie des animaux qui avaient été mordus n'ont point enragé, soit parce que les organes avaient été préservés, par les poils, du contact du principe morbifique, soit parce que le défaut de disposi-

---

pas fréquemment plaie, et ne sont le plus souvent que des contusions. La rage des deux chevaux dont nous parlons a présenté des phénomènes qui doivent être notés. Le premier cheval sauta une jument huit jours avant sa maladie, elle a eu un poulain bien portant. La rage des deux animaux débuta par des envies fréquentes d'uriner, avec impossibilité de le faire; elle fut accompagnée de la paralysie du train de derrière. Le jeune homme qui soignait ces chevaux a été long-temps en proie aux terreurs les plus vives; il éprouva une affection mélancolique profonde, avec constriction spasmodique de la vessie, difficulté d'uriner, douleurs et resserrement de la verge, et il s'est cru, pendant plusieurs mois, destiné à mourir de la même maladie que ses chevaux, maladie dont, suivant lui, il éprouvait les premiers symptômes : les bains, les calmans, les paroles rassurantes, le temps sur-tout, ont guéri cette hypocondrie. Nous pourrions citer plusieurs exemples d'affections semblables produites par la crainte de la rage.

tion avait annullé ses effets, soit enfin parce que les bains de rivière, qu'on fit prendre sur-le-champ à quelques-uns, avaient enlevé le virus et empêché la contagion d'une manière plus efficace que les spécifiques auxquels on a ensuite eu recours.

Peu de temps après, nous eûmes à traiter la domestique d'un fermier qui avait été mordue au bras par le chien de la ferme, qu'elle soignait habituellement et qu'elle voulait remettre à l'attache. On pensa que ce chien, naturellement doux, était enragé, et on le tua sur-le-champ : il est probable qu'on se trompait. Cependant la morsure ayant été faite à nu, les plaies étant très-peu profondes, nous regardâmes comme plus prudent de les cautériser, d'autant plus que la personne ne souffrirait pas beaucoup dans l'opération ; et d'ailleurs, puisqu'on n'a jusqu'à présent aucun moyen pour savoir si une personne mordue par un animal qu'on croit enragé doit être ou non affectée de la rage, on est obligé, dans le doute, de la soumettre à un traitement qu'il serait toujours très-avantageux de pouvoir lui éviter, puisqu'il n'est pas sans inconvéniens..... Combien de vœux on doit former pour que les promesses de deux médecins russes ne soient pas vaines! et bien qu'aucune observation faite en France ou dans les pays voisins, ne soit venue à l'appui des faits qu'ils énoncent, que par conséquent on ne puisse ni s'en rapporter entièrement à leur dire, ni négliger d'employer le traitement que nous avons conseillé, nous n'en pensons pas moins qu'on doit faire une sérieuse attention à leurs rapports, et que les effets qu'ils croient avoir observés n'ont rien d'incroyable ni d'extraordinaire ; il nous semble même qu'il est difficile de vouloir en imposer, ou de s'en laisser imposer, lorsqu'il s'agit de faits positifs et qui seront si promptement démentis s'ils sont faux. On peut courir après la célébrité ; mais on ne court pas ainsi sans motif après le ridicule. Nous allons donc rapporter les observations des deux médecins dont nous parlons, telles qu'elles ont été imprimées dans le *Journal universel des sciences médicales* : il est du devoir de tout homme de l'art d'en vérifier le contenu, de faire briller la vérité si on l'y trouve, ou de repousser le mensonge dès qu'il sera reconnu.

Lettre de M. Antoine-Marie Salvatori, médecin à Pétersbourg, à M. le docteur Morrichini, professeur à Rome (1).

« Je m'empresse de vous annoncer une obser-

____

(1) Extrait du *Giornale arcadico* de Rome, et inséré

vation que j'ai faite l'année dernière, durant
mon séjour dans le gouvernement de Pultava,
sur un nouveau moyen de guérir la rage.

Les habitans du district de Gadici ont fait, je
ne sais ni quand ni comment, l'importante découverte que dans le voisinage du frein de la
langue d'un homme ou d'un animal mordu par
un autre animal, ou par un homme devenu en—
ragé, il se manifeste quelques pustules blan—
châtres qui s'ouvrent spontanément vers le treizième jour après l'accident, époque à laquelle
se déclarent les premiers symptômes de l'hydrophobie. La méthode que suivent les habitans
de Gadici consiste à ouvrir ces pustules avec
un instrument tranchant, ayant soin de faire
rejeter par le malade l'ichor qui s'écoule, et de
lui faire gargariser plusieurs fois la bouche avec
de l'eau salée : cette opération doit être faite
le neuvième jour après la morsure. On est tellement certain de l'efficacité de cette méthode,
que dans ce pays l'hydrophobie n'inspire pas
la moindre crainte. Je ne puis aujourd'hui citer
qu'un seul exemple de cette efficacité, mais
j'en garantis l'authenticité. On ne saurait ap-

***

dans le *Journal universel des Sciences médicales*, t. xv,
p. 373.

porter trop d'empressement à publier une découverte aussi intéressante. »

Notice sur un nouveau remède contre la rage,
rendu public par Marochetti (1).

« Monsieur Marochetti, chirurgien d'un ho-
pital à Moscou, communiqua, l'année passée,
à la Société physico-médicale de cette ville un
petit traité sur l'hydrophobie, dans lequel il
parle d'une découverte qui, si elle est confirmée, ne peut manquer d'avoir les suites les
plus heureuses. Ce médecin se trouvant, en 1813,
dans l'Ukraine, fut prié de donner des soins à
quinze personnes qui avaient été mordues par
un chien enragé : Pendant qu'il faisait les pré-
paratifs nécessaires (sans doute pour cautériser
les plaies), une députation de plusieurs vieillards vint le prier de faire traiter ces infor-
tunés par un paysan qui, depuis plusieurs
années, jouissait d'une grande réputation pour
la guérison de l'hydrophobie, et dont M. Marochetti lui-même avait entendu parler. On
céda aux prières de ces vieillards, à condition :

____

(1) Extrait d'une *Collection de traités de médecine*,
par une Société de médecins à Saint-Pétersbourg, inséré
dans la *Gazette de santé*, puis dans le *Journal universel*,
t. xxiv, p. 115, octobre 1821.

1°. Que M. Marochetti serait présent à toutes les opérations du paysan; 2°. que, pour vérifier en même temps si les morsures avaient été faites par un chien enragé, M. Marochetti choisirait un malade, qu'il traiterait par les moyens jusqu'alors usités en pareille circonstance. Une demoiselle de seize ans fut choisie pour cette épreuve.

Le paysan donna aux quatorze malades confiés à ses soins une forte décoction de sommités fleuries de genêt jaune (une livre et demie par jour), et il examinait deux fois dans la journée la face inférieure de la langue, endroit où devaient se former, selon lui, de petits boutons contenant le virus hydrophobique. Ces boutons survinrent en effet, et furent observés par M. Marochetti lui-même; à mesure qu'ils se formaient, ils étaient ouverts et cautérisés avec une aiguille rougie au feu; après quoï, le malade se gargarisait avec la décoction de genêt. Le résultat de ce traitement fut que les quatorze malades ont été renvoyés guéris après six semaines, pendant lesquelles ils n'avaient bu que la décoction indiquée plus haut; deux seulement, qui avaient été mordus les derniers, n'offrirent point de boutons au-dessous de la langue; mais la jeune fille fut attaquée, le septième jour, des symptômes de l'hydrophobie,

et mourut huit heures après l'attaque. M. Marochetti revit, trois ans après, les quatorze malades, qui tous se portaient très-bien.

Cinq ans plus tard, en 1818, M. Marochetti,
se trouvant en Podolie, eut une nouvelle occasion de confirmer cette découverte intéressante.
On lui confia le traitement de vingt-six personnes qui avaient été mordues par un chien
enragé : les malades furent neuf hommes, onze
femmes et six enfans. Il leur fit aussitôt donner la décoction de genêt, et l'examen attentif
de leur langue donna le résultat suivant : les
boutons se manifestèrent sur cinq hommes, sur
trois enfans et sur toutes les femmes : les plus
grièvement blessés en furent atteints le troisième jour; les autres le cinquième, le septième
ou le neuvième. Chez une femme qui n'avait été
mordue que très-superficiellement à une jambe,
ils ne parurent que le vingt-unième jour. Les
sept blessés qui n'en offrirent aucun, burent,
comme les autres, la décoction de genêt pendant six semaines, et tous furent parfaitement
guéris.

Tels sont les faits : voici les réflexions qu'y
ajoute M. Marochetti. Il pense que le virus hydrophobique, après avoir séjourné pendant
quelque temps dans la plaie, se fixe au-dessous
de la langue, aux orifices des canaux de la glande

sous-maxillaire, qui se trouvent sur les côtés du frein, que là il développe une inflammation particulière, qui produit ces petits boutons, dans lesquels on peut sentir, à l'aide d'un stylet, un liquide fluctuant, qu'il croit être le virus hydrophobique. L'époque à laquelle ces boutons paraissent est ordinairement entre le troisième et le neuvième jour après la morsure. Si on ne les ouvre pas dans les premières vingt-quatre heures après leur apparition, le virus est absorbé, et le malade perdu sans ressources ; c'est pourquoi M. Marochetti conseille d'examiner la langue des malades aussitôt après la morsure, et de continuer cet examen pendant six semaines, en leur faisant boire tous les jours une livre et demie de décoction de genêt, ou leur donnant la même plante en poudre, quatre fois par jour, à la dose d'un gros chaque fois. Si, pendant ce temps, les boutons ne se forment pas, on ne doit pas craindre que la rage se développe ; mais aussitôt qu'ils paraissent, il faut les ouvrir, les cautériser promptement, et faire gargariser le malade avec la décoction indiquée plus haut. »

Les mêmes résultats sont annoncés par les deux médecins, qui n'ont pas observé les mêmes faits, et leurs observations en acquièrent plus d'importance. M. Marochetti a vu lui-même

survenir les boutons un grand nombre de fois,
et leur apparition a lieu ordinairement, selon
lui, du troisième au neuvième jour. M. Salvatori n'ayant été témoin de la chose qu'une fois,
et n'ayant pas de renseignemens précis, dit
qu'on doit cautériser ces boutons le neuvième
jour; aucune autre différence ne se remarque
entre leurs rapports, si ce n'est la décoction de
genêt fleuri en place d'eau salée; mais la décoction de genêt, l'eau salée, l'eau pure, ont
sans doute le même effet, et ce n'est pas par
l'administration de ces moyens que ce nouveau
procédé de prévenir la rage peut être efficace,
mais bien par la cautérisation des boutons qui
paraissent ou doivent paraître sous la langue.

Que ces faits soient vrais ou faux, cela ne
change rien à la théorie de la rage que nous
avons adoptée; s'ils sont vrais, c'est une connaissance de plus sur cette maladie, et partant
une preuve de plus en faveur de cette théorie :
loin de changer toutes nos idées sur la rage,
comme celles de deux auteurs modernes (Trolliet et Villermé (1)), ces faits leur prêteraient
une nouvelle force, et les rendraient plus évi-
dentes encore s'ils étaient avérés.

____

(1) *Dictionnaire des Sciences médicales*, t. LVII,
p. 100, art. *Rage*.

Depuis que nous avons eu connaissance des observations des deux médecins russes, un seul fait a été soumis à notre observation : Agate Cornu, âgée de vingt-neuf ans, très-sensible, facile à effrayer et à agiter, fut mordue, le 10 octobre 1822, par la chienne dont nous avons fait l'autopsie, au doigt médius de la main gauche. Elle se lava avec de l'eau salée, et ne fit rien de plus. Trente-deux heures après la morsure, nous rafraîchîmes la petite plaie et la cautérisâmes avec le fer rouge. L'escarre, large de quatre lignes, s'étendit jusqu'à l'os. La suppuration a duré long-temps. Les frictions mercurielles, les sudorifiques et l'alcali volatil, ont été mis en usage pendant trois semaines. Nous avons, chaque jour, examiné le dessous de la langue, il ne s'y est rien développé; mais on doit prendre garde de confondre avec les boutons dont parlent MM. Salvatori et Marochetti des cryptes muqueux, transparens, de la grosseur au moins d'un grain de millet, qui se trouvent naturellement sous la langue de beaucoup de personnes.

La malade dont nous parlons perdit le sommeil, éprouva de très-vives douleurs de tête, sur-tout au synciput, une fatigue extrême, des frayeurs, des agitations, une sensibilité extraordinaire; même un mois après sa morsure, elle fut obligée de sauter du lit où elle était couchée avec sa fille, pour résister au désir qu'elle avait de la mordre. Nous ne fîmes que la rassurer et lui répéter que ce qu'elle éprouvait était dû à la frayeur, qu'il n'était pas possible qu'elle enrageât : peu-à-peu ces symptômes nerveux se sont dissipés, et jusqu'à ce jour, 8 octobre 1822, il ne lui est rien arrivé de plus fâcheux (1).

§ III. *Traitement de la seconde période.*

Lorsque le virus, resté pendant plus ou moins long-temps sans avoir donné de signes de sa présence dans l'économie, commence à produire les effets qui lui sont propres, à quels moyens doit-on avoir recours ? La plupart des auteurs conseillent de faire de larges incisions sur la cicatrice, et de cautériser avec un fer rouge ou un caustique très-actif ; mais quel avantage peut-on retirer de ces brûlures ? Une fausse théorie, l'idée qu'il n'existe pas de virus lyssique ou que s'il existe, il n'était point absorbé et que de son

---

(1) Jusqu'à ce moment-ci, 5 mars 1823, cette femme n'a éprouvé aucun accident relatif à sa morsure. Le furet qui fut mordu par le même chien est mort à la fin de décembre 1822 ; pendant sa maladie, il n'a voulu ni boire ni manger, et il a présenté cette paralysie des membres postérieurs si fréquente dans la rage de plusieurs animaux.

action locale résultaient tous les symptômes morbides, a seule déterminé les médecins à adopter ce traitement. Nous croyons avoir prouvé que cette manière d'envisager la rage est erronée; et que peut-on espérer de ce traitement si le virus a été absorbé, si après avoir été mêlé aux fluides, il agit immédiatement sur les organes qui deviennent le siége principal de la maladie? Au lieu de s'opposer à son action, il la favorisera, il hâtera infailliblement l'apparition de la rage, par la douleur, la crainte et l'inquiétude auxquelles il donnera lieu. Nous croyons donc la cautérisation et même l'amputation de la partie mordue non-seulement inutiles, mais même nuisibles. Et qu'on ne nous réponde pas par quelques observations où l'on a cru remarquer des avantages de cette pratique; outre qu'un plus grand nombre de faits déposent contre elle, il est presque impossible de ne pas confondre les premiers symptômes développés par le virus, avec ceux qui sont dus à la frayeur, à l'inquiétude dont les personnes mordues sont continuellement tourmentées, et l'on ne peut rien conclure de quelques apparences de guérison.

Quels moyens doit-on donc mettre en usage à cette époque de la maladie? Si l'on considère que la seconde période n'est que le premier degré de la troisième, que ce n'est que le commencement de la rage, on n'hésitera pas à employer dès-lors le traitement qui convient lorsque cette maladie est plus avancée ; en l'attaquant de bonne heure avec les mêmes armes qui doivent lui être opposées quand elle est à son *summum*, on aura plus de chances de réussite. Ainsi le traitement de la seconde période est entièrement semblable à celui de la troisième, que nous allons étudier.

§ IV. *Traitement de la troisième période.*

Avant de chercher quels remèdes on peut mettre en usage contre la rage développée, il est nécessaire de reconnaître qu'elle n'est pas incurable par sa nature ; qu'aucune désorganisation nécessairement mortelle n'existe ni au moment où elle paraît, ni à celui où elle se termine, et que par conséquent on peut ramener le malade à la santé. Nous nous abstenons de caractériser les raisonnemens de plusieurs modernes, qui, cherchant à déterminer si un nouveau médicament a été utile contre la rage, disent avec M. Mérat, que l'hydrophobie *n'est qu'une névrose susceptible parfois de guérison, tandis que la rage déclarée est toujours incurable*(1) : eh ! qu'importe qu'elle soit ou non in-

____

(1) *Dictionnaire des Sciences médicales*, t. L, p. 392.

curable *jusqu'à ce jour*, si le moyen qu'on propose la guérit?

Admettant qu'on peut espérer la guérison de cette maladie par un médicamment quelconque, connu ou non, il reste à savoir si jusqu'à présent on a obtenu cette guérison, je ne dis pas constamment, mais quelquefois par les traitemens qu'on a employés. Si on la croit essentiellement incurable; si parce qu'une affection guérit on cesse de la regarder comme la rage ; si parce que dans d'autres circonstances le même traitement n'a point été suivi de la même réussite, on conclut que ce n'est point la même maladie qu'on a traitée, qu'on en reste là : tout examen ultérieur est inutile. Mais si l'on admet la possibilité de la guérison d'une maladie qui souvent laisse à peine quelques traces de son existence dans les organes après la mort; si les symptômes qu'on regarde comme caractéristiques de la rage, et une morsure préalable, suffisent pour faire admettre cette maladie ; si on pense qu'un traitement peut réussir quelquefois sans cependant être le plus souvent suivi de succès, qu'on examine avec attention les observations suivantes, et qu'on juge la nature des maladies dont elles présentent le tableau, avant d'en connaître la terminaison, puis l'on

décidera sans partialité si la rage a quelquefois
été guérie.

Première observation.

« Elisabeth Bryant, âgée de vingt-deux ans,
domestique à Bath, d'un tempérament sanguin
et phlegmatique, bien constituée, fut mordue,
le 24 juin 1751, par un chien enragé, qui refusa ensuite de manger, dont la gueule était
remplie d'écume, et qui mourut de lui-même
le lendemain. Un autre chien qui lécha et mangea un morceau de viande que le premier avait
rejeté, fut tué enragé au bout de trois semaines.

Les morsures étaient, l'une auprès de l'ongle
du doigt du milieu de la main droite, et l'autre
sur le dos de la main. Elles guérirent promptement sans aucune application. On fit croire à
la blessée que le chien n'était pas mort de la
rage, et elle ne fit aucun traitement pendant
trois semaines. Les quinze premiers jours, elle
ne ressentit aucun changement ni physique ni
moral ; après ce temps, langueur, perte d'appétit, inquiétudes, inégalités du caractère,
songes effrayans ; la malade rêve sur-tout qu'elle
est poursuivie par des chiens et qu'elle tombe
dans des étangs.

Le 16 juillet, Wright, chirurgien, la fit plon-
ger dans la mer aussi long-temps qu'elle put le

souffrir ; puis la saigna au bras droit, et lui fit prendre une dose de la poudre contre la rage, connue sous le nom de *pulvis antilyssus*; on renouvela cette dose chaque matin pendant quatre jours, et le 20, jusqu'au 23 inclusivement, un nouveau bain froid fut pris aussi chaque matin. Après ces bains, engourdissement, douleur du bras et de l'épaule droite : deux doses du remède de Georges Cobb la soulagèrent. Apparition de règles, puis fréquens saisissemens convulsifs dans les bras et dans les mains, sur-tout dans celle qui avait été mordue; continuation des rêves effrayans ; frayeur en entendant l'aboi des chiens, tremblement à leur vue et frissonnement en les touchant.

Le 26 juillet, deux boutons rouges à tête blanche parurent sur la cicatrice de la morsure du dos de la main, mais disparurent bientôt.

Le 27 juillet, trente-trois jours après la morsure, vers neuf à dix heures du matin, la malade ressentit tout d'un coup dans les cicatrices une douleur lancinante, qui se propagea avec sensation déchirante tout le long du bras et jusqu'à la gorge, où elle est plus violente encore, et produit la suffocation et une sorte de strangulation. Elle n'est pas continue, mais revient par intervalles ; toujours des élancemens commencent dans les cicatrices et se portent à la gorge. La vue de l'eau, le bruit que cause sa chute, l'aboi des chiens, toute sensation vive, font renaître ces douleurs et les augmentent considérablement : par ces causes, suffocation ; respiration courte, précipitée ; soulèvemens à l'estomac, à la poitrine et à la gorge ; contractions fortes aux doigts, aux bras et presque partout ; menaces de convulsions générales. La parole est impossible, la malade ne peut articuler que quelques monosyllabes ; les sons qu'elle rend sont aigres, entrecoupés, sifflés ; impossibilité de boire. Wright lui donne un peu d'eau qu'elle essaie d'avaler ; mais elle la rejette dès qu'elle entre dans sa bouche, avec de l'écume et des glaires. Il fait placer un vase rempli d'eau devant son lit, sans qu'elle s'en doute ; dès qu'elle l'aperçoit, cri furieux, renversement subit de la tête, agonie convulsive, avec tous les symptômes ci-dessus énumérés.

Nugent la voit à onze heures. Visage un peu rouge ; regard violent, effaré et furieux ; pouls élevé et régulier ; langue humide et propre ; nulle altération ; à la vue de l'eau, renouvellement de tous les symptômes décrits.

(Saignée de quinze onces ; poudre de Cobb avec deux grains d'opium de trois en trois heures ; emplâtre de galbanum et d'opium sur la gorge.)

Le soir, la malade est un peu plus tranquille; elle peut parler ; elle se trouve un peu soulagée par la saignée. Elle avale, avec beaucoup de difficulté et de *gestes bizarres*, trois cuillerées de bouillon; il lui semble, quand elle veut boire, qu'un corps monte subitement à sa gorge pour s'opposer au passage des liquides : les effets du globe hystérique, dit l'auteur, sont semblables dans quelques paroxysmes d'hystérie.

(Continuation des mêmes remèdes. Frictions avec l'huile d'olives chaude sur la main mordue et sur le bras. La nuit, peu ou point de sommeil, mais assez de tranquillité. Un peu d'urines sont rendues ; douleurs d'estomac, vomissement de la poudre.)

Le 28, pouls fort, plus fréquent que la veille; parole aiguë ; toujours grande difficulté à avaler. Constipation depuis le 26. (Saignée de douze onces ; lavement avec le vin d'antimoine. Continuation des autres moyens.) Le soir, moins de difficulté à avaler ; une chopine de liquides a été prise dans le jour. Peu d'urines, mais avec sédiment ; point de selles. (Même traitement.)

Un troisième lavement a fait rendre des matières et a paru soulager la malade. Peu de sommeil, mais sueurs et tranquillité; elle boit pendant la nuit une pinte de boissons.

Le 29, mieux général; déglutition plus facile; soif vive, cessation des douleurs d'estomac;
pouls plein. (Saignée de douze onces; eau d'orge
nitrée. Continuation des autres moyens.)

Le soir, les douleurs du bras et de la main
sont tout-à-fait dissipées. La malade peut boire
une tasse de thé, mais craint encore l'eau et
les chiens. Elle reste assise pendant deux heures
dans une chambre trop exposée à l'air, et elle
éprouve du froid. (Deux grains d'opium, le
soir seulement. Au reste, continuation du traitement.)

La nuit, douleurs d'estomac; très-peu de sommeil, sueurs abondantes; urines sédimenteuses
et en quantité ordinaire.

Le 30, douleurs aiguës par tout le corps;
pesanteur; faiblesse; pouls un peu plus faible.
Au reste, déglutition toujours facile. (Poudre de
Cobb de six en six heures seulement; lavement simple. Frictions huileuses; eau de gruau;
infusion de menthe; boissons qu'elle prend en
grande quantité pendant le jour. Plus de nitre
ni d'opium.) Les douleurs d'estomac et de tout
le corps diminuent; sommeil et sueurs abondantes pendant le jour.

La nuit, encore un peu de mal à l'estomac,
mais sommeil bon et sueurs toujours abondantes, urines sédimenteuses.

Le 31 au matin, toutes les douleurs ont disparu ; peu ou point de soif ; déglutition facile, mais encore crainte de voir l'eau ou les chiens. Le soir, la malade a encore quelques douleurs d'estomac et de tête. Faiblesse, pesanteur, assoupissement ; sueurs continuelles ; sédiment dans l'urine ; pouls plein et plus fort. (On ne donne plus que la poudre de Cobb et seulement matin et soir.)

Le 1er. août, pendant la nuit, la malade a beaucoup dormi et sué considérablement. Nulle douleur d'estomac ; langueur et pesanteur dissipées. (Un cautère au bras droit.) Pendant le jour, à la vue d'un vase rempli d'eau, elle pousse un cri ; visage pâle, hideux, exprimant la frayeur ; difficulté de la respiration, mal d'estomac, vertiges, courtes contractions convulsives par tout le corps, et sur-tout dans le bras et la main du côté mordu. Elle refuse de boire, à cause du grand mal d'estomac qu'elle ressent ; mais peu-à-peu cet état diminue et elle peut boire au bout de dix minutes.

Le 2, le sommeil de la nuit a été agité par les mêmes rêves effrayans que la malade n'avait pas eus depuis le 29. Au matin, le mal d'estomac qu'a causé la vue de l'eau n'est pas encore dissipé. Constipation depuis le 30. (Un lavement.) Dans la journée, elle peut regarder l'eau sans frayeur; mais la vue de ce liquide produit encore des vertiges.

Le 3, peu de sommeil pendant la nuit. L'aboi des chiens cause encore des tremblemens, et l'idée d'en voir fait frissonner la malade. (Continuation de la poudre de Cobb.)

Le 4, nuit bonne, presque pas de rêves effrayans. La vue d'un chien cause encore un peu de crainte et de tremblement. (Poudre de Cobb toutes les vingt-quatre heures seulement.)

De jour en jour les forces, l'appétit et la santé reviennent jusqu'au 16. Ce jour, elle fut profondément effrayée par les propos alarmans qu'un étranger lui tint : il lui persuada qu'elle ne pouvait pas guérir, qu'elle mourrait dans peu. Vive inquiétude; mélancolie sombre; insomnie; perte de l'appétit; inflammation aux environs du cautère; cessation complète des sueurs. (Poudre de Cobb; infusion de sureau; opiat.)

Elle se trouvait mieux, mais le 27, ayant revu l'homme qui l'avait effrayée, tous les symptômes revinrent avec une nouvelle intensité; la douleur d'estomac, le désespoir de guérir, et un caractère intraitable en furent la suite; le pouls étant élevé (on fait encore une

saignée de douze onces); des douleurs pi-
quantes dans la main mordue et le long du bras,
avec quelques contractions convulsives , revinrent; ces symptômes sont calmés par un bol composé de douze grains d'assa fœtida , dix grains
de musc et six de camphre , pris deux fois
dans le jour. La nuit suivante est bonne; sommeil; sueurs. L'hydrophobie ne reparut point
pendant cette seconde affection,due à la frayeur.
La santé se rétablit promptement, et bientôt la
malade eut recouvré son embonpoint et ses
forces (1,. »

Deuxième observation.

« Ameir, domestique, âgé de vingt-cinq à trente
ans, d'une taille moyenne, entra, le 5 mai 1822,
à l'hôpital indien de Calcutta. Le corps entier
de cet homme, mais sur-tout ses bras et sa
gorge , éprouvaient des contractions spasmodiques continuelles; à chaque inspiration , les
muscles de son visage étaient agités par une
convulsion rapide; sa tète était toujours en
mouvement; ses yeux, engorgés de sang, semblaient poussés hors de l'orbite; ils étaient tantôt fixes, commé égarés, tantôt roulans. De la

____

(1) *Essai sur l'hydrophobie ,* par Christophe Nugent;
traduit de l'anglais, in-12 , Paris, 1754, p. 1 à 46.

bouche, constamment ouverte, découlait une salive visqueuse, dont le malade essayait de temps en temps de se débarrasser. Son cou était humecté d'une sueur gluante. Il haletait plutôt qu'il ne respirait. Il se frappait la poitrine, en désignant le creux de l'estomac comme le siége d'une forte angoisse. Son pouls, très-difficile à juger, à cause de l'agitation et des spasmes continuels, était tantôt presque imperceptible, quelquefois passablement lent et régulier, et l'instant d'après, si vite qu'on ne pouvait en compter les pulsations. La peau n'était pas chaude. Lorsqu'on questionnait ce malade, il paraissait incapable de répondre; le nom seul de l'eau produisit une violente secousse, et augmenta l'agitation; on lui en présenta dans un verre, il fixa d'abord le liquide, et, après quelques combats visibles entre la volonté et la répugnance, il avança la main; mais, avant qu'il eût atteint le verre, une convulsion ramena son bras en arrière : alors il se retourna et se jeta sur son lit, dans une agonie de terreur et de désespoir, dont toute personne qui n'a pas vu ces affreux symptômes ne peut se former aucune idée.

M. Jhon Schoolbred, médecin de l'établissement anglais du Bengale, au premier aspect de cet homme ne put douter de la nature de la maladie : trois jours auparavant, un homme était mort de la rage dans cet hôpital, et il en avait déjà vu dix-huit y mourir : toujours le diagnostic avait été le même, et les symptômes semblables à ceux que ce malade présentait. Le désir de mordre, qu'il n'avait point, ne paraît pas à l'auteur un symptôme fréquent de la rage, et n'est, pour l'ordinaire, que l'effet de l'impatience avec laquelle l'hydrophobe cherche à se débarrasser des personnes qui le contiennent.

Ne doutant donc point de l'existence de la rage, M. Schoolbred, qui avait lu récemment dans la *Gazette de Madras* les détails d'un cas d'hydrophobie traité avec succès par M. Timon, au moyen de la saignée, du mercure et de l'opium, se détermina à essayer le même traitement.

Il ouvrit largement la veine du bras droit : le sang, dont la couleur était plutôt artérielle que veineuse, en jaillit avec impétuosité. Lorsque seize à vingt onces eurent coulé, les secousses spasmodiques du bras parurent notablement diminuées ; la respiration était plus calme, les traits moins tourmentés, et l'on pouvait entendre le malade, qui annonçait que sa douleur dans la région du cœur et de l'estomac était presque dissipée. Encouragé par ce pre-

mier résultat, on laissa couler le sang, et lorsque le malade en eut perdu quarante onces, on
lui présenta de l'eau. Cette fois il but, avec
calme et avec une apparence de plaisir inexprimable, deux ou trois onces de cette eau,
dont le seul aspect, quelques minutes auparavant, l'avait jeté dans les convulsions les plus
effrayantes. Bientôt après il éprouva trois ou
quatre nausées, mais il ne rendit rien que de
la salive. Son pouls était alors à cent quatre
pulsations, faible, souple et régulier. Il était
prêt à tomber en défaillance; et comme les
symptômes les plus pénibles avaient disparu,
et qu'il venait d'avaler encore quatre onces
d'eau, on ferma la veine. Il faut remarquer, dit
l'auteur, que, pendant la saignée, il indiqua
par signes le besoin d'être éventé; désir bien
éloigné de la sensation que produit ordinairement le mouvement de l'air sur les enragés,
qui le redoutent presque autant que l'eau elle-
même.

Après la saignée, le malade demeura parfaitement tranquille, et dormit environ une heure.
A son réveil, il demanda du sorbet, et il en but
quatre onces avec beaucoup de facilité. Il se
rendormit, et il eut quelques convulsions dans
les membres, mais pas assez fortes pour l'é-
veiller. A son réveil, il parut un peu agité; son

regard était soupçonneux; lorsqu'il saisit la tasse qu'on lui présenta, il la porta brusquement à ses lèvres, et se hâta d'avaler environ quatre onces d'eau, comme s'il craignait que la difficulté n'augmentât s'il différait; il se plaignit de recommencer à sentir de la douleur dans la région de l'estomac. Ces symptômes déterminèrent à hasarder une seconde saignée. La veine du bras gauche fut ouverte, et on laissa couler le sang jusqu'à défaillance complète : il en sortit huit onces. Avant que la défaillance eût lieu, la douleur de l'estomac avait cessé, et le malade put boire quatre onces d'eau sans crainte ni dégoût.

En revenant à lui, il eut encore quelques nausées, mais il ne rendit que de la salive; son pouls était à quatre-vingt-huit pulsations, régulier, doux et faible; il ne se plaignait que d'une grande faiblesse et de quelques vertiges. Ce jour et le lendemain, on lui fit prendre, de trois en trois heures, une pilule faite avec quatre grains de calomel et un grain d'opium.

Le soir du second jour, il prit huit onces de sagou, et se trouva parfaitement calme. Il dit alors que, dix-neuf jours auparavant, il avait été mordu à la jambe (et l'on voyait encore à l'endroit désigné deux cicatrices, mais sans apparence d'inflammation ou de gonflement) par un chien qui mordit aussi un pêcheur. Ignorant ce que l'un et l'autre étaient devenus, il ne fit aucun remède, et la crainte de la rage ne se présenta pas à lui un seul instant. Il demeura en parfaite santé pendant dix-sept jours, à dater de la morsure. Alors il éprouva de la pesanteur et de l'assoupissement; il perdit l'appétit; il craignait que les chiens, les chats et les chacals ne vinssent l'attaquer; il éprouvait une sensation piquante à l'endroit de la morsure. Il continua toutefois son travail, qui consistait à porter de l'eau; mais à midi, le 4 mai, il ne lui fut plus possible de supporter la vue et le contact de celle-ci. Ce fut alors qu'il pensa, pour la première fois, que son mal pourrait bien être la rage, et qu'il se persuada qu'il allait mourir. Poursuivi par des fantômes horribles que lui présentait son imagination, il ne soupa point et ne put rien boire de toute la soirée. Le lendemain matin, tous les symptômes devinrent plus intenses; les spasmes arrivèrent, accompagnés d'angoisses, d'oppression et de douleur dans la région du cœur et de l'estomac. Tout alla de mal en pis jusqu'au moment où il entra à l'hôpital (1). »

----

(1) *Journal général de médecine*, décembre 1814, N°. 220, t. LI, p. 368 et suiv.

« Si ces faits et ces raisonnemens, ajoute
» l'auteur, combinés avec les détails de l'acci-
» dent, avec le temps écoulé avant l'apparition
» des symptômes, avec le rapport du malade
» sur les commencemens de sa maladie, avec
» ceux de ses amis sur son état avant son arrivée
» à l'hospice, avec les symptômes dont j'ai été
» témoin depuis son arrivée; si, dis-je, toutes
» ces circonstances ne suffisent pas pour établir
» la nature véritable du mal, j'ignore, je l'a-
» voue, à quelle autre espèce de preuve il fau-
» drait recourir. Il ne manque que la certitude
» que le chien était enragé : on ne peut pas, il
» est vrai, le prouver par témoignage direct;
» mais on sait qu'un grand nombre de ces ani-
» maux étaient attaqués d'hydrophobie à cette
» époque; et cette objection a bien peu de
» poids. Si donc, après avoir dûment pesé toutes
» ces circonstances, un sceptique me dit qu'il
» doute encore de la nature du mal, je lui de-
» manderai, à mon tour, ce que c'était que ce
» mal, si ce n'était pas la rage dûment décla-
» rée (1)? »

Troisième observation.

« M. Kluyskens, chirurgien en chef des hôpi-

---

(1) *Journal général,* t. LI, p. 382.

taux de Gand, fut consulté, le 24 octobre 1812, par un praticien respectable (*on est fâché qu'il n'en donne pas le nom*), à quatre lieues de Gand, pour un homme âgé de trente-neuf ans, qui, dix jours auparavant, avait été mordu par un chien enragé. Il conseilla de brûler la plaie, et, dans le cas où l'hydrophobie surviendrait, d'avoir recours à de fortes saignées. Le 9 de novembre, le matin à dix heures, le malade éprouva une lassitude générale, un grand accablement; il se mit au lit. Le médecin appelé arrive une heure après, et le trouve dans le plus fort accès de rage : convulsions, contorsions violentes des membres et des muscles de la face; yeux très-saillans et dans un mouvement continuel; expuition avec colère d'une salive visqueuse, qui, en restant quelquefois appliquée sur les lèvres, l'excitait à faire de nouveaux mouvemens pour s'en débarrasser; respiration fortement gênée, quelquefois même interrompue; impatience extrême. En portant les mains des assistans à sa gorge et à son estomac, il indiquait ces parties comme les lieux de ses souffrances. Pouls très-inégal, très-irrégulier; sueurs aux tempes et à la gorge; agitation continuelle, mais point d'efforts pour mordre; parole désagréable, souvent impossible; fureur extrême à la vue de l'eau ; une fois il veut boire et approche le vase de sa bouche, mais alors il éprouve une fureur plus grande que jamais. (Saignée d'un litre.) Perte de connaissance pendant un quart d'heure. Revenu à lui, yeux encore hagards, mais calme parfait; déglutition facile. Le soir, disposition à une récidive, pouls irrégulier, agitation : une saignée moins forte que la première dissipe cet état. La nuit, sommeil calme.

Le 10, une once de casse procure quelques selles, et la santé est presque rétablie ; ce qui dure sept jours.

Le 17 au soir, souper plus abondant qu'à l'ordinaire ; sommeil inquiet la nuit. Le matin 18, nouvel accès moins fort que le premier. Une heure après son invasion, saignée très-forte, presque jusqu'à la syncope ; à peine dix à douze onces de sang s'étaient écoulées, que les symptômes disparurent pour ne plus revenir. On mit le convalescent à une diète modérée pendant vingt jours (1). »

Quatrième observation.

« Un paysan surpris par un loup qui en peu de temps avait mordu un grand nombre de personnes, le saisit, le terrasse et le tient sous lui

____

(1) *Annales de littérature médicale étrangère*, 8e. année, t. XVI, p. 172.

plus d'un quart d'heure, en criant au secours : la terreur fait fuir tout le monde. Enfin l'homme, lassé, vaincu par les efforts extrêmes du loup, fut obligé de lâcher prise : l'animal en s'échappant le mordit à la main.

La plaie se cicatrise promptement, et malgré les bains de mer, la rage se développe au bout de dix-huit jours. L'aversion de l'eau fut le premier signe que le malade en donna ; il en tombait quelques gouttes pendant qu'on l'apportait à l'hôpital, et elles étaient pour lui plus insupportables que n'aurait été une pluie de charbons enflammés.

On le lie sur un lit : il recommande de bien l'attacher, et croit, dans les transports qui l'agitent, pouvoir rompre les cordes dont on se sert. Il conserve toute sa raison, et montre une grande piété. Le moindre bruit le fait trembler de peur ; il craint sur-tout qu'on lui propose de boire sans qu'il soit prévenu, et il recommande souvent de ne pas le faire, toujours en frémissant d'horreur, et avec une voix entrecoupée par un mouvement convulsif qui commence dans la région de l'estomac et le saisit à la gorge.

Le malade, se sentant la poitrine comme pleine de flamme et de fumée qui le brûlait et l'étouffait, demanda une saignée du bras. Le pouls était petit, dur et très-serré, les mains froides et humides. Le médecin craignit qu'une forte saignée ne devînt funeste; mais le malade, dès qu'il eut répandu environ douze onces de sang, s'écria avec un grand soupir : Ah! je commence à être soulagé. . . . . . Le visage devint moins triste, les yeux plus brillans; les mains parurent se réchauffer. A la prière du malade, on laissa couler vingt-cinq à trente onces de sang sans qu'il parût du tout affaibli. Le bruit que faisait la chute du jet du sang dans le bassin excitait en lui des mouvemens convulsifs dans la région de l'estomac, de la fureur, etc. Il priait en criant, avec sa voix entrecoupée et balbutiante, qu'on le laissât plutôt étouffer avec son sang.

Un attouchement léger lui causait un chatouillement insupportable, que ne produisait pas une pression assez ferme. Il disait que l'éclat de la lumière ou des couleurs vives le blessait ; toutes les sensations étaient pour lui comme autant de coups de poignard. Un moucheron qu'il vit voltiger auprès de lui, détermina une frayeur extrême ; il devint furieux ; son redoublement fut terrible. Le mouvement de l'air, qu'on produisit en voulant chasser ce moucheron avec la main, lui fut aussi insupportable. . . . . . . Il se sentait agité de bouleversemens étranges ; il lui semblait être attaché à une roue qui le tournait rapidement en cent manières différentes.

Cependant il conserva toujours l'usage de sa raison : ce ne fut qu'à la fin du troisième et dernier redoublement, trois à quatre heures avant de mourir, que le délire parut. Il rendit beaucoup d'écume avant sa mort, qui eut lieu au commencement du troisième jour (1). . . . . Il ne donnait plus aucune marque de vie, mais à peine il se sentit mouillé par quelques gouttes d'eau bénite que lui jeta un prêtre, qu'il fit un bond impétueux, et il expira à l'instant dans ce dernier effort (2). »

Nous avons puisé exprès cette dernière observation dans un ouvrage peu lu ; elle nous a paru réunir, au plus haut degré, les symptômes caractéristiques de la rage. La saignée diminua l'intensité de la maladie, mais le médecin n'osa la renouveler, à cause de l'état du pouls ; bientôt tous les accidens reparurent et furent promptement suivis de la mort : personne, sans doute, ne se refusera à regarder

____

(1) *Entretiens sur la rage ;* par Hunauld, Paris, 1746, in-12, p. 236 — 241. La pagination de l'exemplaire que je possède est inexacte et commence par la page 199 : ainsi voyez les pages 37 à 42.

(2) *Ibid.*, p. 394 = 195.

cette affection comme une vraie rage. Nous l'a-
vons jointe aux trois observations les plus authentiques que nous sachions avoir été données pour des exemples de cette maladie ter-
minée par la guérison : on peut comparer les
rapports et les différences qui existent entre
elles, et adopter l'opinion qui semblera la plus
probable sur la curabilité ou l'incurabilité de
cette maladie, et sur la nature des affections
dont nous avons donné l'histoire; mais en li-
sant la dernière observation, plus d'un critique
avait sans doute déjà déclaré qu'elle ne présentait pas les vrais caractères de la rage, parce
qu'il s'attendait encore à une guérison après la
saignée; et il n'a changé d'opinion que lorsqu'il a vu la maladie se terminer par la mort.
Les autres maladies dont nous avons rapporté
les histoires, se terminant ainsi, seraient de
même devenues de véritables rages. Si cela est;
si la similitude des symptômes ne suffit pas
pour faire conclure que l'essence de ces maladies est la même; si les trois premières ne sont
pas de vraies rages par cela seul qu'elles guérissent, il est inutile de discuter ce point et de
chercher d'autres preuves : *la rage est incurable, parce qu'on veut qu'elle ne guérisse jamais!* M. Laennec a prouvé dernièrement que
les mêmes raisonnemens avaient eu lieu au su-

jet de la phthisie pulmonaire, qu'on avait au reste beaucoup plus de raisons de croire toujours mortelle.

Pour nous, si, retrouvant aux maladies ci-dessus décrites les caractères de la rage, nous croyons possible d'obtenir quelquefois la cure de cette affection, nous sommes loin de penser qu'un traitement quelconque puisse être suivi de succès dans la plupart des cas : malheureusement les moyens les mieux indiqués ne parviendront presque jamais à guérir cette terrible maladie; mais on n'en doit pas moins, dans l'état actuel de la science, et jusqu'à ce qu'on ait découvert un spécifique de la rage, employer le traitement le plus méthodique et celui qu'indique une saine théorie.

Cette maladie étant due à un virus dont on ignore la composition, la nature et l'action intime dans l'économie, l'on ne peut attaquer directement la cause du mal, et l'on est obligé de ne faire, comme dans toutes les maladies primitives des fluides, qu'une médecine ou symptomatique ou empirique, ou encore de se livrer à des essais dirigés par le hasard.

D'après cela, réfléchissant à la gravité de la maladie, à sa prompte terminaison, l'on est conduit à penser qu'elle doit être attaquée vivement par les remèdes les plus énergiques, sans avoir égard aux complications qui peuvent exister, et à l'état particulier du malade. Réfléchissant ensuite à la nature des symptômes, à l'exaltation extrême et à la perversion de la sensibilité, l'on est conduit à employer tous les remèdes qui peuvent diminuer l'excitation générale du système nerveux, et qui sont connus sous le nom de sédatifs. L'on aura donc recours aux plus puissans d'entre eux, à la saignée, aux narcotiques, aux antispasmodiques, aux bains tièdes, etc.; et les leçons de l'expérience nous ont aussi appris que ces moyens avaient quelquefois été utiles.

Le plus tôt possible, et dès qu'on aura reconnu la rage, ou qu'on croira son développement imminent, on fera une large saignée du bras. On ne doit pas craindre de tirer une grande quantité de sang; deux ou trois livres peuvent être soustraites à la première fois; on peut laisser couler ce fluide jusqu'à la syncope, mais on variera le nombre et l'abondance des saignées suivant l'âge, la force et le tempérament des individus. Elles ont seules guéri deux des derniers malades dont nous avons donné l'histoire, elles paraissent avoir eu la plus grande part au rétablissement de la femme Bryant et de quelques autres malades que nous n'avons pas cités, parce que les observations des médecins qui les ont traités nous ont paru moins authentiques. Presque toujours, si elles ne guérissent pas, elles soulagent; mais combien de fois elles n'ont été d'aucun avantage!.... Combien de malheureux enragés ont été sacrifiés par des hémorrhagies provoquées dans l'intention d'abréger encore une vie prête à s'éteindre !

On emploiera ensuite les extraits d'opium, de belladone, de jusquiame, et autres narcotiques qu'on donnera en pilules ou en lavement. On n'hésitera pas à en donner des doses énormes, plusieurs gros, même plusieurs onces par jour : Vaughan a une fois administré cinquante-sept grains d'opium en quatorze heures, et de plus une demi-once de laudanum en lavement ; Babington en a fait prendre cent quatre-vingt grains en onze heures, et ni l'un ni l'autre n'ont obtenu d'effet narcotique. M. Dupuytren a fait donner en lavement trois à quatre onces de laudanum par jour; il a fait avaler autant d'extrait muqueux d'opium, en commençant par douze grains et doublant la dose à chaque heure, et il a continué ainsi trente-six heures, en revenant à la première dose au bout d'un certain temps : jamais il n'a pu procurer le plus léger assoupissement; nouvelle preuve de l'exaltation excessive de la sensibilité, et de la nécessité de varier la dose des médicamens suivant les maladies où on les emploie. Mais, à ces doses énormes, l'opium agit-il encore comme sédatif? et même, à doses plus faibles, ses effets sur les principaux organes peuvent-ils contrarier ceux du virus lyssique? Son mode d'action n'est-il point capable d'augmenter la violence des symptômes de la rage? Nous n'entrerons pas dans la discussion de ces questions, dont la solution pourrait bien ne pas être à l'avantage du médicament dont nous parlons. On trouvera dans les *Considérations physiologiques* de M. Simon, page 57, ce qu'on a dit de mieux contre l'emploi de ce moyen.

Quoi qu'il en soit, M. Dupuytren voyant que, dans la rage, l'opium ne produisait aucun effet en lavement, ou introduit dans l'estomac, l'injecta dans les veines du nommé Surlu : le 18 juin 1813, deux grains d'extrait aqueux de ce suc en solution dans l'eau furent introduits dans la saphène, et l'injection fut suivie d'un calme de trois à quatre heures. On doubla la dose au bout de ce temps et on introduisit le médicament dans la jugulaire, un nouveau calme fut produit; mais les symptômes reprirent toute leur intensité pendant la nuit, et le lendemain matin, le malade mourut peu de temps après une nouvelle injection de six à huit grains d'extrait d'opium. On peut essayer tous les narcotiques de cette manière ; mais on sait que les injections d'opium, d'eau distillée de laurier-cerise (acide hydro-cyanique) ont été employées sans succès par MM. Magendie et Breschet, dans leurs expériences sur les animaux enragés.

Les antispasmodiques, le musc, le castoréum, l'assa-fœtida, le camphre, l'alcali volatil, etc., seront en même temps donnés en pilules ou en lavement ; les bains tièdes seront prescrits. Ordinairement les malades éprouvent de la difficulté à entrer dans l'eau ; mais dès qu'ils y sont les douleurs diminuent, et le bain est suivi d'un calme plus ou moins marqué. On doit empêcher l'arrivée des vapeurs qui s'élèvent du liquide sur le visage de l'enragé, elles augmenteraient les spasmes et l'agitation. On pourrait faire dissoudre des narcotiques dans ces bains, mais nous n'avons pas connaissance que ce moyen ait jamais été mis en pratique.

On évitera, autant que possible, d'exciter les douleurs du malade ; on le dérobera au bruit, à la lumière, à toutes les sensations vives, qui sont si pénibles pour lui. On ne le forcera point de boire ; mais s'il en demande on lui en donnera dans une tasse de couleur terne, où le liquide ne sera pas exposé à sa vue, dans une théière ou autre vase semblable. On aura pour lui toutes les attentions qui doivent être prodiguées à l'homme arrivé à sa dernière heure, et on écartera, si on le peut, les épines dont est couvert le chemin de la mort. Il est rare, quand on prend ces précautions, que le malade soit agité d'un délire furieux et qu'il cherche à mordre; si cependant on remarquait cette impulsion, il faudrait lui mettre une chemise de force, en lui donnant avec douceur les raisons pour lesquelles on le fait, et en lui montrant que c'est pour son propre avantage. Il n'est pas besoin de dire qu'on ne doit pas le saigner aux quatre membres, ou l'étouffer entre des matelas : cette abominable coutume d'assassiner les hommes, née dans les temps de la barbarie, eût dû disparaître avec eux : le médecin, quand il ne peut être le ministre de la vie, ne doit jamais être le ministre de la mort.

Si l'on était assez heureux pour diminuer l'intensité des symptômes, il faudrait insister sur les moyens qui auraient produit cette amélioration; et si la santé se rétablissait, l'on devrait éviter, avec le plus grand soin, tout ce qui pourrait occasioner une rechute; elle risqua d'être produite chez la femme Bryant par des discours qui l'effrayèrent, et chez l'homme dont Kluiskens a publié l'histoire, par une faute de régime.

Les moyens d'éviter ces rechutes sont assez connus par ce qui a été dit précédemment, surtout au chapitre *Des causes*. Il suffit d'avoir observé qu'elles peuvent être produites, pour mettre le médecin en garde contre elles, et pour apprendre à les prévenir.

Tel est le traitement que la raison indique et que les symptômes de la rage réclament; mais il est si rarement suivi de succès, qu'on ne peut se dispenser de faire en même temps l'essai, ou de substances non encore employées, ou de remèdes vantés par l'empirisme ; tout alors est abandonné à l'aveugle hasard. Parmi les moyens qu'on a le plus préconisés, les frictions mercurielles tiennent le premier rang; cependant il est difficile de concevoir qu'elles puissent être utiles dans le traitement de la rage confirmée : loin d'être un sédatif du système nerveux, le mercure agit d'une manière toute contraire; il irrite les nerfs, augmente leur susceptibilité, et semblerait devoir être proscrit du traitement de cette maladie. Plusieurs médecins pensent aussi qu'au lieu de diminuer la violence des symptômes, les frictions mercurielles ne font que l'augmenter et rendre les malades plus agités; cette opinion était même soutenue lors de la plus grande vogue de ce médicament dans le traitement de la rage. N'ayant point vu em-

ployer ces frictions , et n'ayant pu nous assurer de leurs effets , nous n'osons nous prononcer contre tant de noms illustres qui leur attribuent leurs succès , sur-tout dans le traitement
préservatif; mais nous croyons qu'on ne doit y
avoir recours qu'après avoir employé les saignées et les narcotiques.

Les bains de surprise , les affusions , les morsures de vipères , le galvanisme , l'arsenic et
autres poisons , peuvent être mis en usage. Les
incisions et cautérisations des cicatrices nous
paraissent ne pouvoir qu'être nuisibles; de
même les vésicatoires , dont M. Lalouette, fondé sur une théorie qui ne peut être admise ,
veut qu'on couvre presque tout le corps , doivent considérablement augmenter les douleurs
et tous les symptômes de la rage. Ce médecin
dit cependant qu'il a rendu la déglutition plus
facile en plaçant autour du cou un emplâtre vésicatoire (1). Peut-être produirait-on cet effet
d'une manière plus certaine en plaçant une
grande quantité de sangsues , soit autour du cou,
soit à la région de l'estomac, suivant que la douleur serait plus vive dans l'un ou dans l'autre
de ces endroits : nous n'avons pas connaissance
au reste que ce moyen ait été tenté.

____

(1) Ouvr. cit. , p. 207 et suiv.

On peut donner encore des lavemens chargés d'hydrogène sulfuré ; la poudre de la racine du plantain d'eau, une forte décoction de scutellaire latériflore, ou tout autre médicament mis en vogue dans ces derniers temps. Malheureusement ces remèdes, qui sont des spécifiques certains dans l'Inde, en Amérique, à Saint-Pétersbourg, etc., ne jouissent plus d'aucune efficacité lorsqu'ils sont arrivés chez nous. Mais on ne doit jamais oublier que ce sont des essais qu'on répète ; qu'on n'a rien à risquer ; que la mort est certaine si la maladie est abandonnée à elle-même ; et que, dans cette circonstance, plus que dans toute autre, on peut dire avec Celse :

Melius anceps quam nullum.

FIN.

TABLE DES CHAPITRES.

FIN DE LA TABLE.

ERRATA.

Page 45 ligne 17 : où il est fait, *lisez* où il soit fait.
Page 71 ligne 8 : productive , *lisez* productrice.
Page 87 ligne 3 : rattachent , *lisez* rattache.
Page 174 ligne 8 : modérés , *lisez* tempérés.
Page 189 ligne 24 : relatif , *lisez* relative.
Page 201 ligne 24 : les ont déposées , *lisez* l'ont déposée.
Page 258 ligne 1 : mais quelque soit , *lisez* mais qu'elle soit.
Page 259 ligne 1 : sont , *lisez* soient.